Hefte zur Zeitschrift „Der Unfallchirurg"

Herausgegeben von:
L. Schweiberer und H. Tscherne

269

Springer-Verlag Berlin Heidelberg GmbH

Ingo Klute · Norbert M. Meenen

Die Fraktur der Kniescheibe

Moderne Zuggurtungsosteosynthese
im historischen Kontext

Mit 122 Abbildungen in 206 Einzeldarstellungen

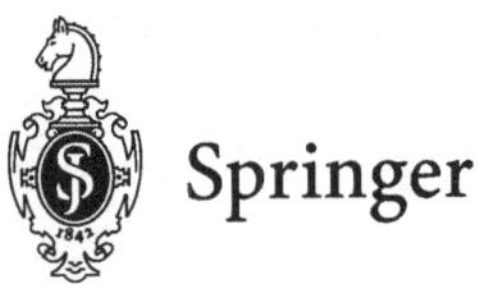 Springer

Reihenherausgeber
Professor Dr. Leonhard Schweiberer
Direktor der Chirurgischen Universitätsklinik München Innenstadt
Nußbaumstraße 20, D-80336 München

Professor Dr. Harald Tscherne
Medizinische Hochschule, Unfallchirurgische Klinik
Carl-Neuberg-Straße 1, D-30625 Hannover

Autoren
Dr. med. Ingo Klute
Jasperallee 39, D-38102 Braunschweig

Priv.-Doz. Dr. med. Norbert M. Meenen
Universitätskrankenhaus Eppendorf
Unfall- und Wiederherstellungschirurgie
Martinistr. 25, D-20251 Hamburg

ISSN 0945-1382

ISBN 978-3-540-63590-1   ISBN 978-3-642-71979-0 (eBook)
DOI 10.1007/978-3-642-71979-0

Die Deutsche Bibliothek – CIP-Einheitsaufnahme
[**Der Unfallchirurg / Hefte**] Hefte zur Zeitschrift „Der Unfallchirurg". – Berlin ; Heidelberg ; New York ; Barcelona ; Budapest ; Hongkong ; London ; Mailand ; Paris ; Singapur ; Tokio ; Springer.
Früher Schriftenreihe
Reihe Hefte zu: Der Unfallchirurg – Bis 226 (1992) u.d.T.: Hefte zur Unfallheilkunde
ISSN 0945-1382

Klute, I.: Die Fraktur der Kniescheibe : moderne Zuggurtungsosteosynthese im historischen Kontext / I. Klute ; N. M. Meenen. – Berlin ; Heidelberg ; New York ; Barcelona ; Budapest ; Hongkong ; London ; Mailand ; Paris ; Singapur ; Tokio : Springer, 1998
(Hefte zur Zeitschrift „Der Unfallchirurg" ; 269)

H. 269. Klute, I.: Die Fraktur der Kniescheibe. – 1998

Umschlaggestaltung: Design & Production GmbH, 69121 Heidelberg
Satz: FotoSatz Pfeifer GmbH, 82166 Gräfelfing
SPIN:10648444   24/3135 – 5 4 3 2 1 0 – Gedruckt auf säurefreiem Papier

Für meine Eltern, Großeltern, Brüder, Charlotte und Sandy
I. K.

Für Ille, Insa, Moritz, Safia, Philippa
N. M. M.

Geleitwort

Die vorliegende medizinisch-historische Untersuchung stellt insofern eine Besonderheit dar, als sie im Gegensatz zu sonstigen geschichtlichen Betrachtungen von einer aktuellen unfallchirurgischen Problemstellung ausgeht und aufzeigt, wie in den jeweiligen Zeitepochen die Lösungsversuche mit den damals verfügbaren Mitteln aussahen.

Am Beispiel des Kniescheibenbruches sind die obligat einwirkenden Kräfte der Fragmentdistraktion zugrunde gelegt. Das durch den Zug des M. quadriceps femoris bedingte Klaffen der Patellafragmente, die *dislocatio cum distractionae*, läßt sich zwar relativ problemlos reponieren, durch fixierende Verbände aber nur unzureichend in der erzielten Stellung retinieren. Sehr frühzeitig macht sich daher dieTendenz einer operativen Behandlung bemerkbar. Während zunächst die geschlossene Reposition und die Fixation durch minimalinvasive operative Verfahren bevorzugt wurden, ging man nach Einführung der Antisepsis und Asepsis zur offenen Reposition und Frakturversorgung über.

Es ist das Verdienst der Autoren, die Historie operativer Knochenbruchbehandlung am Beispiel der Lösungsversuche eines speziellen biomechanischen Problems aufzuzeigen und zurückzuverfolgen.

Den unfallchirurgisch Tätigen sei das vorliegende Werk deshalb mit den Worten Goethes empfohlen: „Was du ererbt von deinen Vätern hast, erwirb es, um es zu besitzen"

Hamburg, August 1997 *K.H. Jungbluth*

Vorwort

Das vorliegende äußerst materialreiche Werk befaßt sich mit der Behandlung der Frakturen der Kniescheibe, einer Verletzung, die wegen der grundlegenden Bedeutung der Kniescheibe für den aufrechten Gang des Menschen für den Betroffenen einschneidende Folgen hat, wenn es nicht gelingt, den Bruch ohne bleibende Defekte zur Heilung zu bringen. Sie erfordert daher die besondere Aufmerksamkeit des Arztes, und dies nicht erst in jüngster Zeit. Mit dieser ersten umfassenden Übersicht über die Entwicklung der verschiedenen Konzepte und Techniken zur Behandlung von Patellafrakturen liefern die Autoren einen höchst verdienstvollen Beitrag zu unserer Kenntnis der Geschichte der Versorgung dieser Knieverletzung. Ihr Interesse an diesem Thema geht indes über das Historische weit hinaus. Ihr eigentliches Anliegen ist es, historische Erfahrungen dem Vergessen zu entreißen und für die gegenwärtige unfallchirurgische Praxis nutzbar zu machen und aus ihnen Anregungen für neue, zukunftsweisende Therapieansätze zu gewinnen.

Der Vollständigkeit halber werden einleitend auch die konservativen Verfahren berücksichtigt, die zu Beginn des Untersuchungszeitraums noch allgemein bevorzugt wurden. Das Schwergewicht der Darstellung liegt jedoch auf den verschiedenen Ansätzen zur chirurgischen Intervention. Die Studie befaßt sich insbesondere mit jenen operativen Therapieprinzipien, die in der aktuellen Diskussion im Vordergrund stehen. Dementsprechend gilt das Hauptaugenmerk den Verfahren zur offenen chirurgischen Versorgung von Patellafrakturen, speziell den verschiedenen Formen der Zuggurtungsosteosynthese, die vor allem in den letzten Jahrzehnten breite Anwendung gefunden haben.

Für ihre Literaturstudie haben die Verfasser nicht weniger als rund dreihundert Quellen, zumeist Originalarbeiten, aus zwei Jahrhunderten zusammengetragen und sorgfältig ausgewertet. Ihre klaren, knappen Beschreibungen der verschiedenen Operationstechniken und ihrer theoretischen Grundlagen werden ergänzt durch geschickt ausgewählte Originalabbildungen aus den besprochenen Arbeiten, welche die wesentlichen Schritte des Vorgehens vor Augen führen und damit in willkommener Weise das Verständnis des Textes unterstützen. Biographische Hinweise zu den bedeutenderen unter den behandelten Autoren erleichtern die historische Einordnung ihrer Leistungen.

Es ist zu wünschen, daß dieses rundum gelungene Buch nicht nur zu einem Standardwerk der Chirurgiegeschichte wird, sondern auch von all jenen Chirurgen, die sich um die weitere Verbesserung der operativen Versorgung von Patellabrüchen bemühen, immer wieder zur Hand genommen wird.

Hamburg, im Juli 1997   *Ursula Weisser*

Inhaltsverzeichnis

Zeittafel: Invasive chirurgische Behandlungsverfahren bei Patellafrakturen

Offene chirurgische Versorgung einer Patellafraktur durch Severino						**1646**
Externe Fixation	Perkutane Methoden	Direkte Naht	Cerclage	Longitudinalnaht	Zuggurtung	
						Malgaigneklammer
Malgaigne 1846		Cooper 1861				Vorantiseptische Zeit
Dieffenbach 1846						
Bruns 1860						Antisepsis **1877** Erste antiseptische Patellanaht
Stimson 1885	Volkmann 1880 Kocher 1880 Ceci 1885	Cameron 5.3.1877 Lister 15.12.1877				
	Anderson 1892 Aitken 1892 Stimson 1894 Heusner 1894 Riedel 1904	Schede 1877 Trendelenburg 1878 Heineke 1884 Bergmann 1900	Berger 1892			Asepsis
		Sultan 1910	Léjars 1906	Payr 1908		**1905** Thiem formuliert die allgemeine Operationsindikation bei Patellafrakturen
		Wilms 1919	Kirschner 1929	Garré 1921 Kirschner 1922	Steinmann 1919	
			Nordmann 1938 Rostock 1943	Hübner 1948		
		Böhler 1957				**1958** Zuggurtungsosteosynthese
Schmidt 1959		Orator 1962 Cole 1963	Axhausen 1959 Orator 1962 Schiling 1965	Paschold 1958	Pauwels 1958 Hachez-Leblanc 1958	
					Müller 1963 Weber 1964	
	Ma 1984		Böstmann 1983 Jaskulka 1989	Weber 1980 Blauth 1986 Mörl 1986		
Lauterbach 1991						
Kombination der Zuggurtung mit anderen Verfahren			Ritter 1985 Bühren 1989 Curtis 1990 Meenen 1992	Lotke 1981	Zuggurtung und Transversalnaht: Wenzl 1971	

1 Einleitung

> Nur wer die Wissenschaft und Kunst
> der Vergangenheit und Gegenwart
> genau kennt, wird ihre Fortschritte
> mit Bewußtsein fördern!
>
> *Billroth 1859*

Die fundamentale Bedeutung der Kniescheibe für den aufrechten Gang macht die Aufmerksamkeit, die ihren Brüchen seit jeher zukommt, verständlich. Aufgrund der exponierten subkutanen Lage der Kniescheibe, der einfach nachvollziehbaren Funktionsabläufe, des erheblichen Funktionsverlustes und des hohen Anspruchs, den die Kniescheibenfraktur an den behandelnden Arzt stellt, stand die Behandlung der Patellafraktur schon früh im Mittelpunkt des Interesses von Ärzten und Patienten. Bei der Patellafraktur verliert der Patient nicht nur die Fähigkeit, das Bein aktiv zu strecken, ihm ist es darüber hinaus unmöglich, das Kniegelenk zu stabilisieren, so daß er nicht mehr auf seinen Beinen stehen kann [259]. Das klinische Bild der Kniescheibenfraktur mit dem durch die Haut als Delle palpierbaren Frakturspalt, Dislokation und Krepitation wurde bereits im 2. nachchristlichen Jahrhundert von Soranos von Ephesos beschrieben [37, (S. 1)]. Die Verunfallten sind entsprechend dem Funktionsverlust hochgradig invalide.

Eine besondere Problematik bei der Behandlung von Patellafrakturen ergibt sich aus dem dislozierenden Muskelzug des Quadrizeps, der die Koaptation der Fragmente erheblich erschwert. Gleichzeitig muß berücksichtigt werden, daß es sich bei Frakturen dieses größten Sesambeins des Körpers um eine Gelenkverletzung handelt. Eine zum Zweck der Frakturheilung eingeleitete immobilisierende Behandlung birgt daher stets die Gefahr der Einsteifung des Kniegelenkes. Die Ergebnisse nach konservativer Behandlung fielen daher häufig unbefriedigend aus. Ambroise Paré (ca. 1510–1590) (1601) hatte keinen behandelten Patienten gesehen, der nicht Zeit seines Lebens gehinkt hätte, und auch noch Anfang dieses Jahrhunderts führte ein Bruch der Kniescheibe vielfach zur Berufsunfähigkeit und Berentung und in einer Reihe von Fällen, sowohl nach konservativer als auch nach operativer Behandlung, zum Tod der Patienten [271].

Die Fraktur der Kniescheibe war daher schon immer eine besondere Herausforderung für Wundärzte und Chirurgen: „Les fractures transversales de la rotule sont un point intéressant de la pratique chirurgicale, par la difficulté qu'il y a à les mener à une guérison satisfaisante" [21, (S. 614)].

Seit der Einführung der antiseptischen Patellanaht durch Sir Joseph Lister (1827–1912) (1877), die gleichzeitig eine Bewährungsprobe für das antiseptische Verfahren Listers war, bestand der Bedarf an zusammenfassenden Arbeiten mit der Fragestellung, ob die offene chirurgische Behandlung überhaupt gerechtfertigt sei. In dieser Anfangszeit gab es noch keine größeren, mit der Knochennaht versorgten Patientenkollektive, und so fanden sich in der Literatur vornehmlich Einzelfalldarstellungen. Autoren, wie etwa Pfeil Schneider (1880), Jules-Fidèles-Marie Chauvel (1841–1908) (1884), Jean-Adolphe-Prosper Jalaguier (1853–1924) (1884) und Conrad Brunner (1859–1927) (1885), übernahmen die Aufgabe, diese Kasuistiken zusammenzutragen und auszuwerten. Mit den sich verbessernden Resultaten und der daraus folgenden breiteren Akzeptanz der chirurgischen Versorgung von Patellafrakturen kam es zur Formulierung der allgemeinen Operationsindikation bei dislozierten Brüchen, so daß bei den Übersichtsarbeiten zu diesem Thema zunehmend die Differenzierung der verschiedenen Operationsmethoden in den Vordergrund rückte [94, 102, 271].

Bei den aktuellen Arbeiten zur Patellafraktur handelt es sich um Follow-up-Studien und biomechanische Untersuchungen der heute vorherrschenden Osteosyntheseverfahren, ohne historische Aspekte in der Patellafrakturversorgung näher zu berücksichtigen [38, 45, 65, 110, 112, 115, 190, 220, 250, 296]. Historische Arbeiten befassen sich dahingegen mit der allgemeinen Entwicklung der Osteosynthese, gehen jedoch nicht den Gesamtkomplex der chirurgischen Fragestellung speziell für die Patellafraktur ein, der ja auch die Anatomie, die Indikationsstellung und die aktuellen Behandlungsverfahren umfaßt, [20, 48, 66, 67, 68, 83, 87, 177, 189, 207, 235, 242, 273].

Wir beabsichtigen in der vorliegenden Darstellung keine im engeren Sinne systematisch-historische Studie nach den Kriterien der Medizingeschichte, sondern führen eine unfallchirurgisch-geschichtliche Analyse durch, die die Aktualität der Zuggurtungsosteosynthese bei Patellafrakturen zum Anlaß nimmt, diese in ihrem historischen Kontext darzustellen. Das Ziel dieser Arbeit ist nicht die vollständige Dokumentation aller jemals durchgeführten Behandlungsformen der Patellafraktur. Wir verfolgen vielmehr die Entwicklung jener heute aktuellen Patellaosteosynthesen, die ihre Ursprünge in den ersten operativen Behandlungsversuchen von Kniescheibenfrakturen hat. Dabei folgen wir retrospektiv dem Hauptstrang der Entwicklung der Patellafrakturbehandlung, die zur modernen Zuggurtungsosteosynthese geführt hat, und orientieren uns an dem einfachen und biomechanisch überzeugenden Prinzip der Zuggurtung.

Die Entwicklungsschritte und deren Bedeutung für die Patellaosteosynthese beurteilen wir bewußt vom heutigen Kenntnisstand aus. Diese Untersuchung befaßt sich u.a. mit der Fragestellung, in welchem Ausmaß die aktuellen Anforderungen an die Frakturversorgung bei der Behandlung von Patellafrakturen in der Vergangenheit bereits berücksichtigt und formuliert wurden. Es soll untersucht werden, inwieweit sich zentrale Aspekte der ventralen Zuggurtung in der Behandlung von Kniescheibenbrüchen finden, bevor Friedrich Pauwels (1885–1980) die Bedeutung dieses biomechanischen Prinzips bei der Behandlung von Patellafrakturen erläuterte [203, 204, 205]. Operationsmethoden, die abseits vom Hauptstrang der Entwicklung liegen und wieder verlassen wurden, sollen nur kurz vorgestellt werden. Es wird gezeigt, ob und inwieweit ältere, bereits verlassene Osteosyntheseverfahren und Behandlungsansätze heute in der Entwicklung aktueller Behandlungskonzepte erneut Beachtung gewinnen.

Kasuistiken und Abbildungen sollen dem Leser die verschiedenen Verfahren möglichst lebendig veranschaulichen. Vorzugsweise greifen wir dabei auf Originalabbildungen zurück. Nur wenn uns diese nicht verfügbar waren, bedienen wir uns Abbildungen anderer Autoren, möglichst von Zeitgenossen des besprochenen Autors, und nur im Ausnahmefall eigener Schemazeichnungen. Zur besseren Einordnung der genannten Autoren finden sich biographische Angaben bei der Erstnennung des Verfassers im Text und im Personenregister am Ende der Arbeit. Bei Zeitgenossen geben die Fußnotentexte nähere Hinweise zu den Zentren, aus denen die Veröffentlichungen stammen. In Sonderfällen gehen wir auf die Biographien von Autoren, die uns für die Entwicklung der Patellaosteosynthese wichtig erscheinen, bereits im Text ein.

Ein kurzer Einblick in die Vielfalt der konservativen Behandlungsmethoden soll die Problematik der Patellafraktur und des damit verbundenen Funktionsausfalls der Extremität verdeutlichen, für die die konservative Behandlung letztendlich keine befriedigende Lösung bringen konnte, und so zwangsläufig die Entwicklung offener chirurgischer Verfahren notwendig machte. Dabei wird die Situation der Chirurgie vor Einführung der operativen Frakturversorgung beleuchtet, bei der die Kniescheibenfraktur aufgrund der bereits beschriebenen funktionellen Bedeutung eine Sonderstellung einnimmt.

2 Anatomie

2.1
Das patellofemorale Gelenk

Die Kniescheibe ist als das größte Sesambein des menschlichen Körpers in die Sehne des M. quadriceps femoris, des kräftigsten aktiven Kniestabilisators eingebettet, und bildet mit dem distalen Femurende und dem Streckapparat das patellofemorale Gelenk. Die Kontinuität des Streckapparates des M. quadriceps femoris, der sich während der menschlichen Phylogenese gemeinsam mit dem aufrechten Gang entwickelte, und als dessen Grundpfeiler er gesehen wird [266], ist eine Voraussetzung für das Gehen auf 2 Beinen.

Der Quadrizeps besteht aus 5 Muskelanteilen, dem M. vastus lateralis, dem M. vastus intermedius, dem M. rectus femoris, dem M. vastus medialis und dem M. vastus medialis obliquus, von denen nur der M. rectus femoris zweigelenkig ist. Die anderen 4 Anteile entspringen als eingelenkige Muskeln dem Femurschaft. Die Knie-

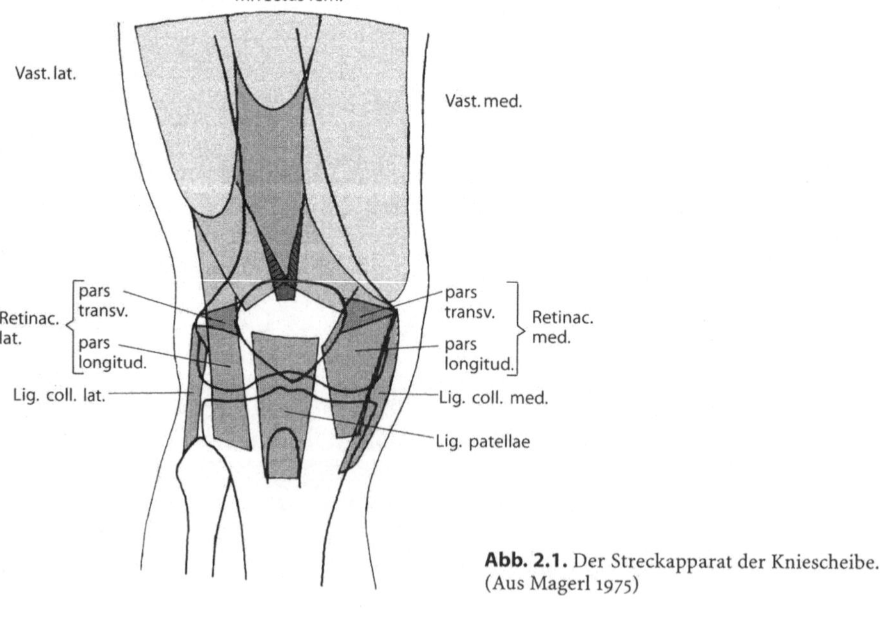

Abb. 2.1. Der Streckapparat der Kniescheibe. (Aus Magerl 1975)

gelenkstrecker setzen über eine gemeinsame Sehne an der Tuberositas tibiae an [266]. Die gut abgrenzbare Sehnenstrecke zwischen Kniescheibe und Tibia wird als Lig. patellae bezeichnet [144].

Zu ca. 50% inserieren die Fasern der Quadrizepssehne an der kranialen Basis patellae. Die verbleibenden Fasern ziehen als Stratum aponeuroticum patellae [35, 36] über die ventrale Fläche der Kniescheibe direkt in das Lig. patellae [156, 266].

2.2
Reservestreckapparat

Der Reservestreckapparat besteht im wesentlichen aus distalen Fasern des M. vastus medialis und lateralis, den Retinacula longitudinalia patellae, die zum Tuberculum tractus iliotibialis (Gerdy-Tuberkel) und zur Facies medialis tibiae ziehen, und dem Tractus iliotibialis, der als Ansatz für den M. tensor fasciae latae und Fasern des M. glutaeus maximus den kräftigsten Anteil des Reservestreckapparates bildet [144]. In der Horizontalen wird die Kniescheibe durch Abschnitte des M. vastus medialis obliquus und des M. vastus lateralis gehalten, deren Ausbildung in starkem Maße variiert. Es finden sich die Retinacula transversalia mediale (Lig. patellotibiale mediale) und laterale [266]. (Abb. 2.1).

30% der zum Strecken des Unterschenkels notwendigen Kraft werden durch die Retinacula und das Stratum aponeuroticum patellae übertragen [35, 36]. Die alleine durch die Retinacula longitudinalia patellae übertragene Streckkraft reicht nicht aus, um das Körpergewicht zu tragen, so daß zwar ein Gehen auf ebenem Untergrund, nicht aber Treppensteigen möglich ist [144].

2.3
Kniescheibe (Patella)

Die Kniescheibe ist bei Daraufsicht ein dreieckiger Knochen, dessen Spitze, der Apex patellae, nach unten gerichtet ist. Der obere Teil mit der Basis patellae ist abgerundet. Sie ist beim erwachsenen Mann ca. 4,5 cm breit, ebenso lang und bis zu 2,5 cm dick. Die ventrale Fläche ist leicht gewölbt und längsgerieft [144] (Abb. 2.2). Die Rückseite der Patella ist, abgesehen von dem Apex patellae, mit hyalinem Knorpel bedeckt und artikuliert mit den Femurkondylen. Der Knorpelüberzug ist mit bis zu 6,4 mm der dickste Gelenkknorpel des Körpers. Die Facies articularis der Kniescheibe wird von einer longitudinalen Vorwölbung, dem Patellafirst, in ein mediales und ein breiteres

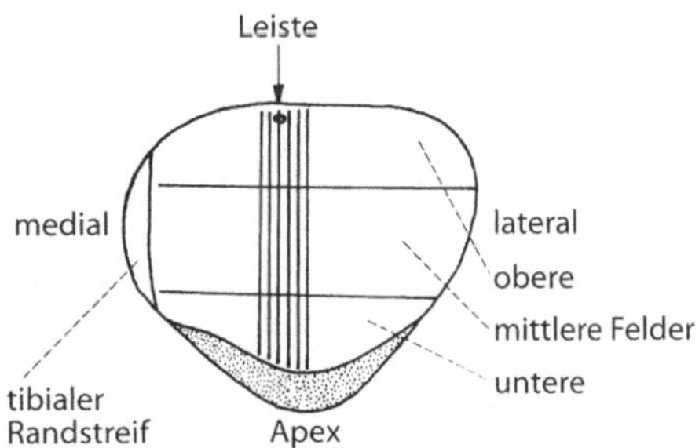

Abb. 2.2. Unterteilung der Patellagelenk-fläche. (Aus Magerl 1975)

laterales Hauptfeld geteilt. Bei beiden Feldern können ein oberer, ein mittlerer und ein unterer Anteil unterschieden werden. Am medialen Rand ist ein tibialer Randstreifen zu erkennen [144, 169].

Die keilförmige Leiste der Facies articularis gleitet in einer durch die Femurkondylen gebildeten Führungsrinne. Die Kniescheibe zentriert die Sehne und sichert die Zugrichtung des Muskels. Eine entscheidende Rolle bei dieser Führung spielt der M. vastus medialis obliquus, der die Patella als einziger Muskel nach medial zieht [156, 169].

Kniescheibengleitlager

Das Kniescheibengleitlager des Femurs stellt die Facies patellaris femoris dar, die durch eine feine Knorpelleiste von den Kondylenrollen abgegrenzt ist. Die Patella kann einen Weg von ca. 6 cm Länge zurücklegen [144, 169]. Die Kontaktfläche zwischen Kniescheibe und Femurkondylen ist abhängig von der Stellung des Kniegelenks. In Extension stehen nur die unteren Anteile der Kniescheibe mit dem distalen Femur in Kontakt, während die Artikulationsfläche bei der Flexion zunimmt. Bei einer Beugung von 45° – 60° ist die artikulierende Fläche am größten. Bei maximaler Beugung senkt sich die Kniescheibe in gewissem Maße zwischen die Kondylen des Femurs. Dabei gleitet sie gleichzeitig ein Stück nach lateral. Dann stehen v.a. die oberen Anteile der Patella mit den Gelenkknorren des Oberschenkels in Berührung. Die Kontaktfläche beträgt bei beginnender Flexion 2 – 3 cm^2, bei 45° – 60° 3 – 4 cm^2 und verringert sich bei 120° – 135° Beugung auf weniger als 1 cm^2 (Abb. 2.3).

Die Kniescheibe hebt die Sehne von den Oberschenkelkondylen ab, verlängert dadurch den Hebelarm des M. quadriceps femoris und erhöht dessen Kraftleistung

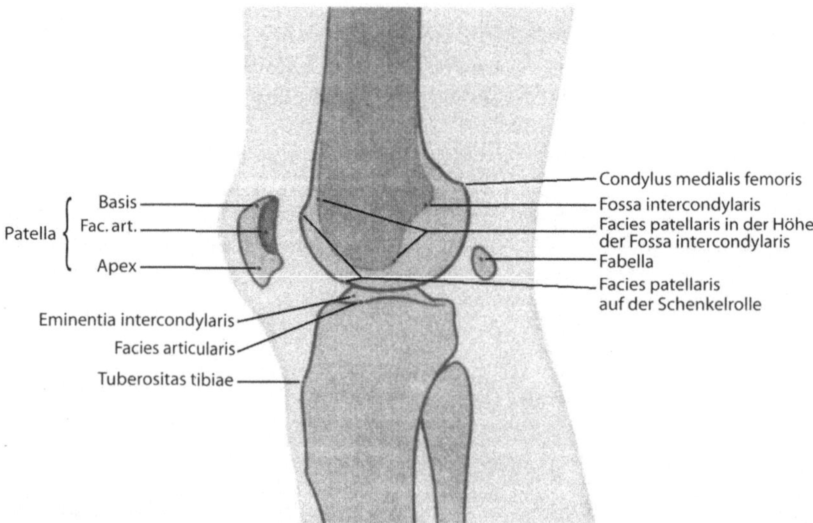

Abb. 2.3a, b. Lage der Kniescheibe bei verschiedenen Stellungen des Kniegelenkes. Artikulationsfläche in **a** Streckung, **b** Beugung. (Aus Lanz u. Wachsmuth 1972)

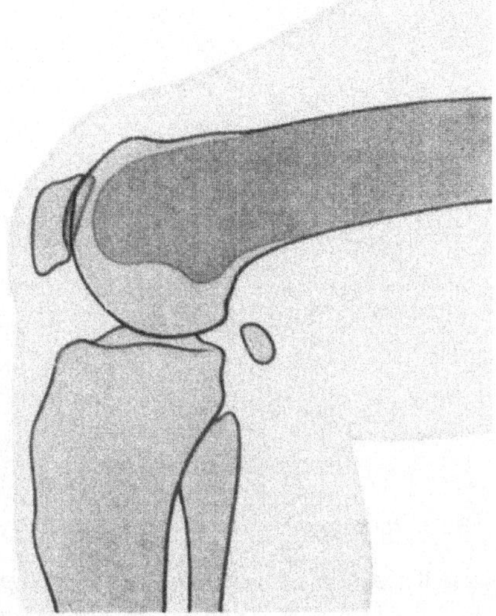

Abb. 2.3b

[123, 156]. Bei stärkerer Flexion liegt die Quadrizepssehne der Kondylenrinne auf und trägt damit zur Druckentlastung der durch die starke Flexion reduzierten femoropatellaren Gelenkfläche bei.

Die Biegebeanspruchung der Patella ist in mittlerer Beugestellung des Kniegelenkes (50°) am größten. Der auf die Kniescheibe einwirkende Anpreßdruck bei einem 80 kg schweren Mann beträgt bei einer Beugung von 90° ca. 600 kg und steigt bei einer Beugung von 45° auf 1000 kg [144].

Formvarianten der Kniescheibe

Gunnar Wiberg[1] teilte 1941 die Formvarianten der Patella in 3 Hauptgruppen ein, denen Franz Baumgartl (*1920) 1964 die Typen II/III und IV hinzufügte (Abb. 2.4). Die anlagebedingte oder posttraumatisch gestörte Kongruenz des Femoropatellargelenkes ist ein entscheidender Faktor bei der Entstehung von Arthrosen. Die Verringerung der Kontaktfläche erhöht den Flächendruck auf pathologische Werte, welches eine Schädigung des Gelenkknorpels zur Folge hat. Nach Baumgartl ist der Typ II mit 55% am stärksten vertreten. Die Jägerhutpatella ist eine Sonderform der dysplastischen Kniescheibe mit fehlender tibialer Gelenkfacette [16].

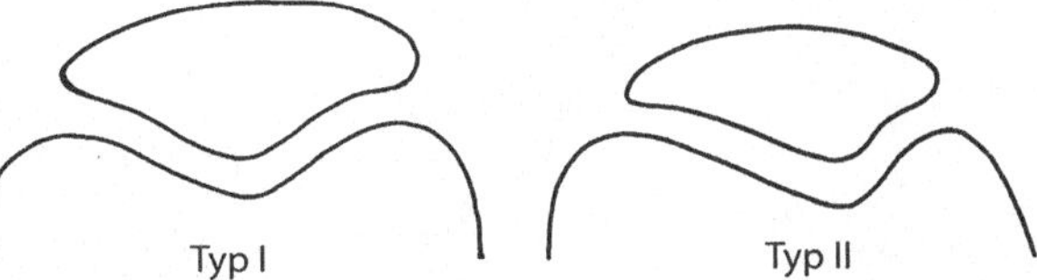

Abb. 2.4. Formvarianten der Kniescheibe nach Wiberg und Baumgartl. (Aus Magerl 1975) (Fortsetzung s. S. 8)

---

1 Wiberg, Gunnar Frederik Georg, Professor für Orthopädie, Ortopediska kliniken, Lund, Schweden.

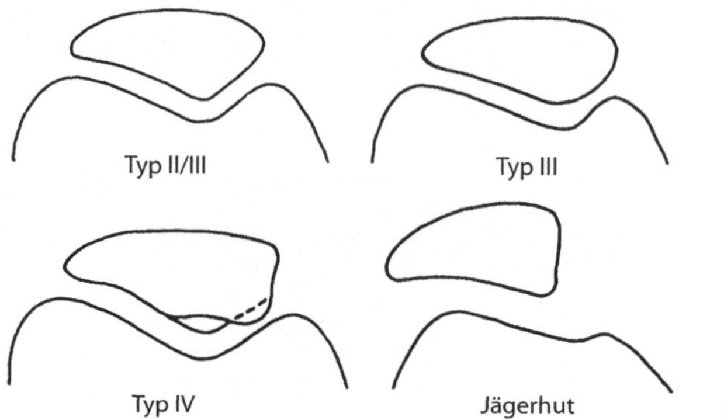

Fortsetzung **Abb 2.4**

Blutversorgung

Die Kniescheibe wird von einem peripatellaren Ringanastomosensystem (Rete patellae) [90] versorgt, das unter den präpatellaren Bursaschichten und der Faszie lokalisiert ist. Dieser Gefäßring wird durch den R. articularis der A. genus descendens, der A. genus inferior lateralis, der A. genus superior lateralis und der A. genus superior medialis gebildet. Äste der A. genus inferior lateralis und der A. recurrens tibialis anterior bilden am unteren Patellapol die distale Anastomose, die unterhalb des Lig. patellae liegt.

Die größten Aa. nutriciae der Patella versorgen die Patella von der Facies anterior patellae aus. Von den 4–5 ventralen Foramina nutricia, die sich im mittleren Drittel der Vorderseite der Patella befinden, verlaufen die Gefäße intraossär schräg von vorne distal nach hinten proximal [90]. Zusätzlich wird die Kniescheibe von einer Vielzahl dünner peripatellarer Arterien versorgt, die nicht der Ringanastomose, son-

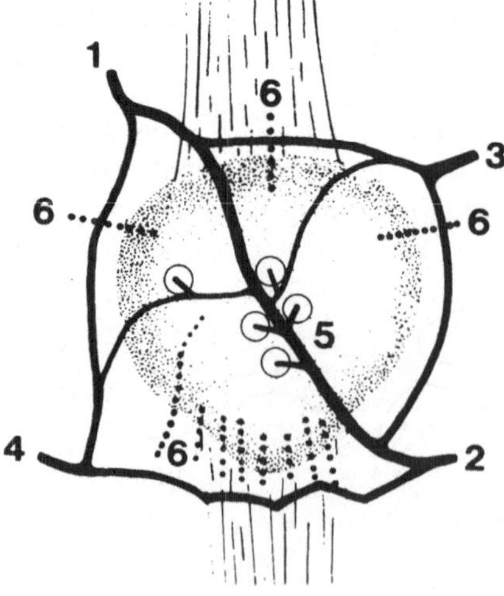

Abb. 2.5. Schematische Darstellung der arteriellen Blutversorgung der Patella: *1* R. articularis der A. genus descendens, *2* A. genus inferior, *3* A. genus superior lateralis *4* Endast der A. genus superior medialis, *5* diagonaler Hauptversorgungsast der Patellavorderfläche. Die Gefäßeintrittspunkte sind durch Kreise markiert, *6* Patellarandgefäße sind am Apex patellae besonders zahlreich. (Aus Hassenpflug 1989)

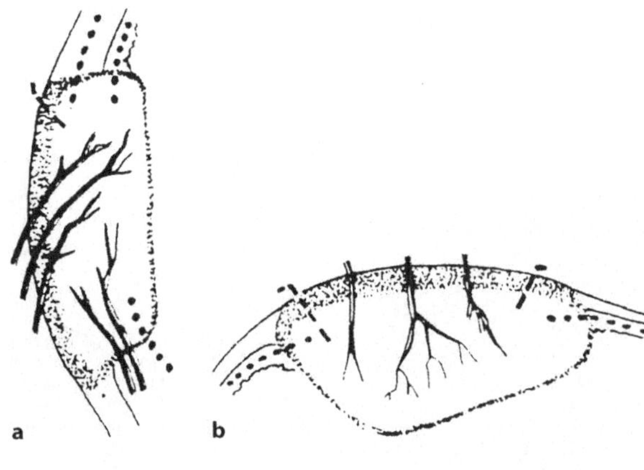

Abb. 2.6a, b. Schematische Abbildung der Blutversorgung der Kniescheibe: Eintritt der Aa. Nutriciae in die Patella, *gepunktete Linien* Patellarandgefäße. (Björkström u. Goldie 1980)

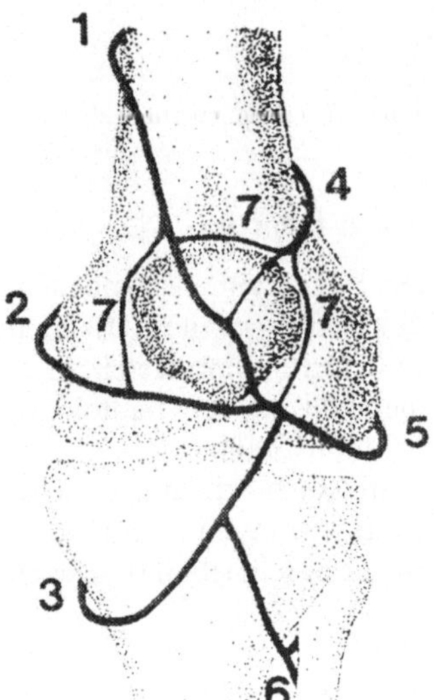

Abb. 2.7. *1* R. articularis der A. genus descendens, *2* A. genus superior medialis, *3* A. genus inferior medialis, *4* A. genus superior lateralis, *5* A. genus inferior lateralis, *6* A. recurrens tibialis anterior, *7* peripatellares Ringanastomosen-System. (Aus Hassenpflug 1989)

dern tieferen peripatellaren Arterien entspringen und die Patella an allen Randabschnitten von der Quadrizepssehne, der Synovia und dem medialen und lateralen Retinakulum aus penetrieren [26, 90] (Abb. 2.5, 2.6, 2.7). Der obere Anteil der Patella ist hauptsächlich auf die Ernährung durch die zentralen und apikalen Aa. nutriciae angewiesen. Aufgrund der wenigen kranialen Aa. nutriciae kann es sowohl nach chirurgischen Eingriffen als auch nach traumatischen präpatellaren Gewebeschäden zu ischämischen Nekrosen des oberen Patellafragmentes kommen. Eine häufige Ursache für ischämische Nekrosen, Chondromalacia patellae und Arthrose ist die gestörte Blutversorgung bei der Frakturversorgung mit der äquatorialen Patellacerclage [26, 239].

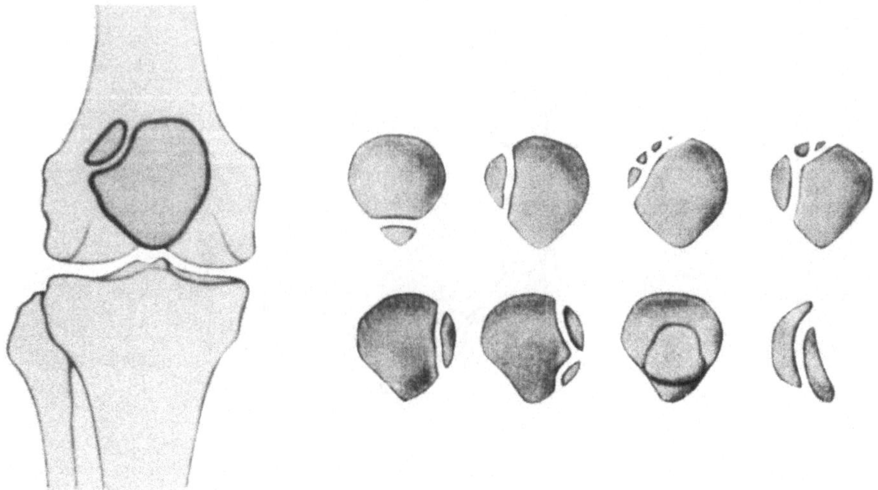

Abb. 2.8 Patella partita. (Aus Lanz u. Wachsmuth 1972)

Patella bipartita

Die Kniescheibe verknöchert im 4.bis 5. Lebensjahr. Manchmal kann es zur Ausbildung eines zweiten Ossifikationskerns und, daraus resultierend, einer durch eine Knorpelfuge zweigeteilten Kniescheibe (Patella bipartita oder multipartita) kommen, die keinen pathologischen Befund darstellt. Typischerweise tritt das kleinere Knochenstück in der oberen lateralen Ecke und in 92% der Fälle beim männlichen Geschlecht auf. Es handelt sich um die häufigste Fehlbildung der Patella [144], (Abb. 2.8). Auch eine doppelt angelegt Patella (Patella duplex congenita unilateralis) wurde beschrieben (Gasco et al., zit. nach [266]).

2.4
Frakturen der Patella

Entstehungsmechanismen

Georg Schmidt[2] (1903) und Johann von Mikulicz-Radecki (1850–1905) (1902), die die Patellafrakturen in indirekte Rißfrakturen und durch direkte Gewalt entstehende Stoßfrakturen unterteilten, fanden bei 52 Frakturen immerhin 9 reine Rißfrakturen und 25 kombinierte Frakturen. Smillie[3] prägte 1954 den Begriff der „dash-board fracture" der Kniescheibe für das direkte Anpralltrauma beim Stoß des Knies an das Armaturenbrett beim Autounfall. Heute steht bei der Entstehung von Kniescheibenbrüchen der direkte Anprall bei Verkehrsunfällen deutlich im Vordergrund [178, 190, 229, 259], wobei mit der Zunahme an Rasanztraumen auch die Schwere der Kniescheibenverletzungen zugenommen hat [190]. Seltener sind Unfälle beim Sport oder durch Stürze auf das gebeugte Knie.

---

2 Schmidt, Georg, Chirurg, Oberarzt im Königin Augusta-Garde-Gren.-Regt. Nr.4, kommandiert zur Breslauer Chirurgischen Klinik (Prof.Dr. v. Mikulicz).
3 Smillie IS, Surgeon in Charge, Eastern Region (Scotland) Orthopaedic Service.

Patellafrakturen beruhen oftmals auf der Kombination von direkten und indirekten Traumen. Durch das Zusammenwirken zweier an sich unkritischer Kräfte kann es dann zur Frakturauslösung kommen, wenn bei angespannter Quadrizepssehne eine direkte Gewalteinwirkung auf die ventrale Patellakortikalis erfolgt.

Indirekte Gewalteinwirkung durch Muskelzug als alleinige Ursache der Fraktur, z. B. bei plötzlicher forcierter Anspannung oder einem Schlag auf die Quadrizepssehne, ist selten und wird durch eine pathologische Knochentextur der Kniescheibe begünstigt [31, 190, 259]. Rogge[4] et al. (1985) fanden in 4,8% der Fälle die indirekte Abrißfraktur, meistens im Rahmen einer Patellaluxation, als Ursache.

Sowohl Schmidt (1903) als auch Hermann Kästner[5] (1924) schlossen aufgrund der mitunter doppelseitig vorkommenden Patellafrakturen auf eine individuelle Prädisposition. Dazu zähle auch das Mißverhältnis zwischen stark entwickelter Streckmuskulatur und schwachem Strecksehnenapparat. Bei Vorerkrankungen des betroffenen oder des kontralateralen Beines komme es gehäuft zu Frakturen, da mit funktionellen Störungen zu rechnen sei und das gesunde Bein überbeansprucht werde. Weiterhin fanden die Autoren in der Literatur Zusammenhänge zwischen tertiärer Lues, progressiver Muskelatrophie, Osteoporose, Geschwulstmetastasen und Patellafrakturen sowie gehäuft Refrakturen bei schlecht konsolidierten Kniescheibenbrüchen.

Häufigkeit

Der Anteil der Patellafrakturen bezogen auf die Gesamtzahl aller Frakturen liegt bei ca. 1%. Das Durchschnittsalter der Patienten liegt bei etwa 38 Jahren, Männer sind im allgemeinen 2- bis 3mal häufiger betroffen. Bei Männern treten Patellafrakturen meist in jüngeren Jahren (Durchschnittsalter: 34 Jahre) bei Arbeits- und Verkehrsunfällen auf, bei Frauen kommen diese später vor (Durchschnittsalter: 47 Jahre), meist durch Ausrutschen und Stolpern [33]. Kleinkinder brechen sich die Kniescheibe so gut wie nie, und auch bei Jugendlichen sind diese Frakturen selten zu beobachten [33, 178, 183, 193, 229, 251, 259].

Frakturformen

Man unterscheidet die Patellafrakturen nach morphologischen Aspekten in :

- Querfrakturen
- Längsfrakturen
- Sternfrakturen
- Mehrfragmentfrakturen
- Trümmerfrakturen
- Polabrisse
- kombinierte Quer- und Trümmerfrakturen

Die Frakturform läßt bei Kniescheibenbrüchen sowohl Rückschlüsse auf den Entstehungsmechanismus als auch auf die zu erwartende Prognose zu und bestimmt die grundlegenden Prinzipien der Therapie [229].

---

4 Rogge D, Oestern H-J, Gossé F, Unfallchirurgische Klinik (Dir.: Prof.Dr. H. Tscherne) der Medizinischen Hochschule Hannover.
5 Kästner, H, Chirurg, Leripzig.

Tabelle 2.1. Häufigkeit [%] verschiedener Frakturformen

Autor	Trümmer-frakturen	Stern-frakturen	Quer-frakturen	Längs-frakturen	Polabrisse	Sonstige
Baumgartl (1964)	21	6	51	7	–	15
Boström (1972) (n = 416)	37	–	13	28	22	–
Freuler (1975) (n = 73)	57,5	15,1	23,3	4,1	–	–
Holz (1990)	40,9	–	52	–	–	7,1
Jaskulka (1989) (n = 47)	50,5	3,1	35,1	2,1	9,3	–
Neumann (1993) (n = 85)	54,8	12,6	20,7	7,4	–	4,5
Nummi (1971) (n = 707)	39,3	–	36,4	24,3	–	–
Pandey (1991) (n = 200)	16,2	8,5	55,5	–	12,3	7,5
Rogge (1985) (n = 80)	32,8	3,2	26,4	12,8	22,4	2,4
Sperner (1989/90) (n = 172)	23,2	–	28,1	20,2	10,8	17,7

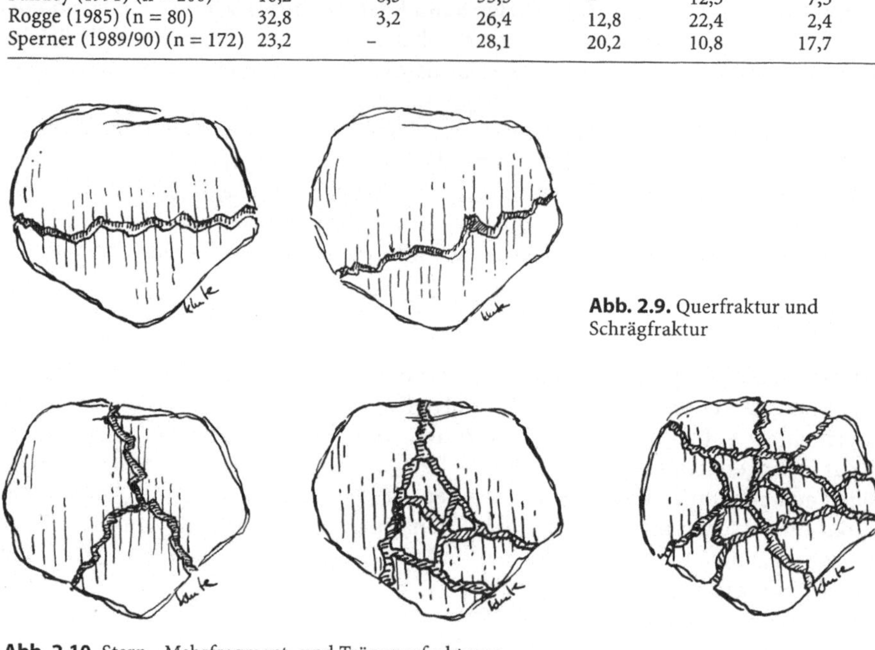

Abb. 2.9. Querfraktur und Schrägfraktur

Abb. 2.10. Stern-, Mehrfragment- und Trümmerfrakturen

Die mit Zunahme der Rasanztraumen steigende Anzahl von Mehrfragment- und Trümmerbrüchen ist prognostisch ungünstig, da die Erfolgsquote in der Therapie von Patellafrakturen bei steigender Zertrümmerung abnimmt [190]. Bei der Patellafraktur wird nicht nur die Kontinuität einer Sehne unterbrochen, sondern gleichzeitig das patello-femorale Gelenk affiziert. Lediglich bei Abrißfrakturen des unteren Patellapols bleibt die Integrität der Gelenkfläche weitgehend erhalten [259]. (Tabelle 2.1).

Zu den Querbrüchen, bei denen die Frakturlinie auf unterschiedlicher Höhe quer durch die Kniescheibe verläuft, werden auch die relativ häufig vorkommenden Schrägbrüche gezählt, bei denen die Frakturlinie diagonal geneigt ist (Abb. 2.9). Sie entstehen überwiegend durch indirekte Gewalteinwirkung [229, 259]. Bei Querbrüchen mit Zerreißung der Strecksehne kommt es zu erheblicher Dehiszenz, und die Streckung ist nur noch bei erhaltenem Reservestreckapparat möglich. Die Rißlinie der Aponeurose stimmt vorwiegend nicht mit der Höhe der Frakturlinie überein,

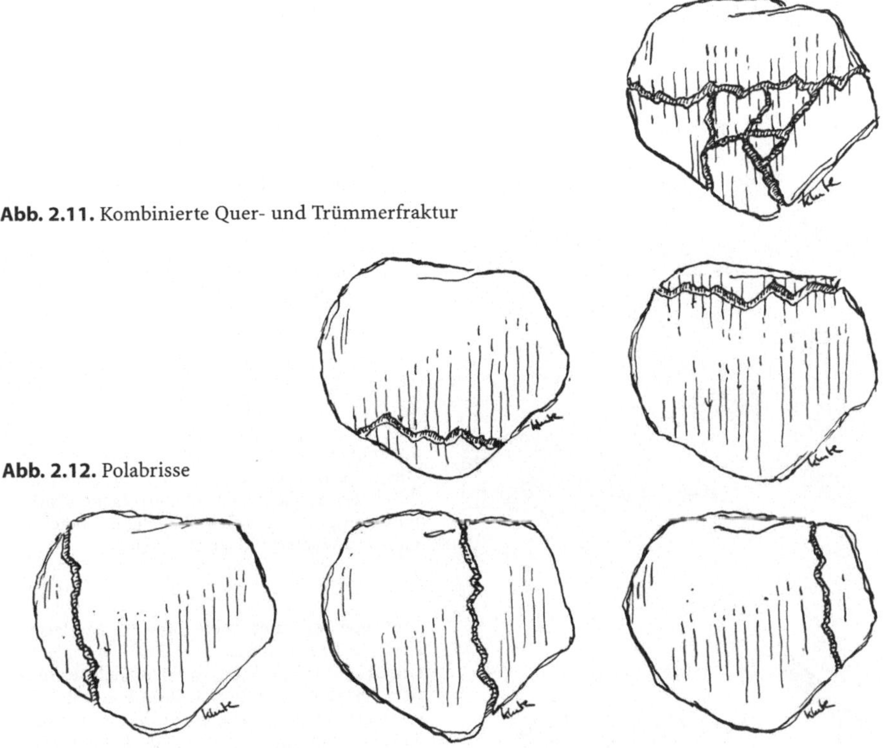

Abb. 2.11. Kombinierte Quer- und Trümmerfraktur

Abb. 2.12. Polabrisse

Abb. 2.13. Längsfrakturen

und die Sehnenfetzen der ausgefransten Rißkante interponieren häufig im Frakturspalt [144].

Die Einteilung in Stern-, Mehrfragment- und Trümmerfrakturen erfolgt nach dem Ausmaß der Frakturierung des Knochens (Abb. 2.10). Die Anzahl der Fragmente und deren Dehiszenz sowie die Zerstörung der Spongiosa nimmt zu den Trümmerbrüchen hin zu. Bei diesen ist die anatomische Rekonstruktion häufig nicht mehr möglich. Sie entstehen wie die kombinierten Quer- und Trümmerbrüche bei direkter Gewalteinwirkung durch Anpralltraumen, Stürze oder Schläge gegen die Kniescheibe. Der Sehnenapparat bleibt dabei oftmals unverletzt, und die Fragmente können dann, bei erhaltener Streckfunktion, nur geringfügig bis überhaupt nicht disloziert sein (subaponeurotische Frakturen).

Bei den kombinierten Quer- und Trümmerfrakturen ist meist die untere Hälfte der Kniescheibe zertrümmert, und die Fragmente sind oft disloziert. Ein in biomechanischer Hinsicht glücklicher Umstand ist, daß meistens das funktionell bedeutungsvollere obere Fragment erhalten bleibt (Abb. 2.11).

Bei den Polabrissen kann man untere und obere Patellapolabrisse unterscheiden (Abb. 2.12). In den meisten Fällen ist der untere Patellapol betroffen, häufig bei Kindern und Jugendlichen. Überwiegend kommen diese Abrisse durch indirekte Gewalt, maximale Quadrizepskontraktion und Kniebeugen zustande [229].

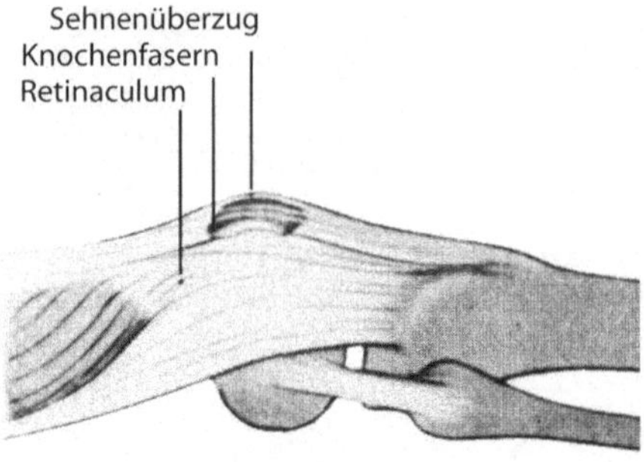

Am gesunden Kniegelenk wird der Zug der Streckmuskeln auf den Unterschenkel übertragen:
durch die Knochenfasern der Patella (Lig. patellae),
durch den Sehnenüberzug der Patella,
durch die Retinacula longitudinalia

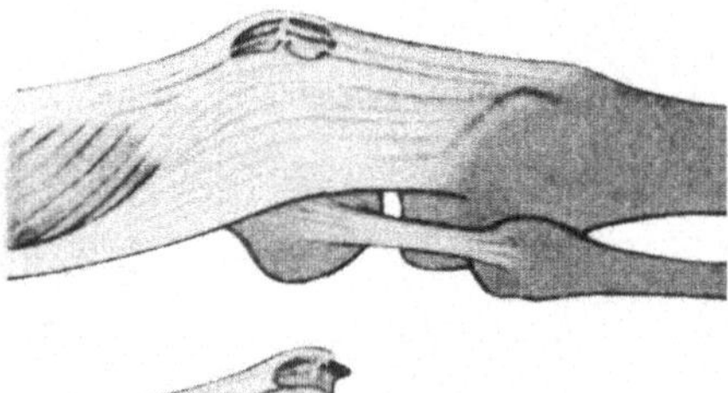

Subaponeurotischer Bruch der Kniescheibe:
Die Kraft der Streckung ist zwar vermindert, die durch den Sehnenüberzug übertragene Kraft reicht indes aus, das Gelenk völlig, auch gegen mäßigen Widerstand, zu strecken

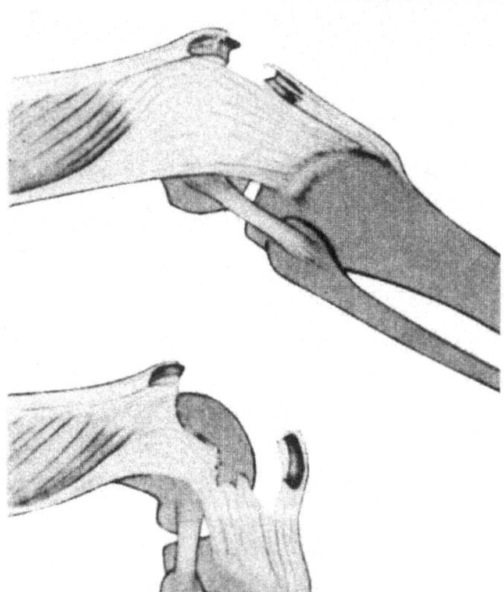

Rißbruch der Kniescheibe mit Auseinanderweichen der Bruchstücke:
Die Kraft der Streckung ist wesentlich vermindert. Die durch die Retinacula (Reservestreckapparat) übertragene Kraft reicht nur aus, das Knie beschränkt zu strecken und nur bei fehlendem Widerstand

Bruch der Kniescheibe mit Zerreißung des Reservestreckapparates:
Aktive Streckung ist dem Verletzten auch in Seitenlage nicht möglich

Abb. 2.14. Strecken des Kniegelenkes und die verschiedenen Brüche der Kniescheibe. (Aus Lanz u. Wachsmuth 1972)

Längsbrüche lassen sich in zentrale Longitudinalfrakturen und mediale und laterale Längsabrisse unterteilen, wobei sich typischerweise der Frakturspalt im lateralen Teil der Kniescheibe findet und diagnostisch gegen die Patella bipartita abzugrenzen ist (Abb. 2.13). Die Fragmente sind meistens kaum disloziert, und die Streckfähigkeit ist meist nur geringgradig eingeschränkt, z.T. sogar unbeeinträchtigt. Die Abrißfraktur der medialen Patellakante bildet eine Sonderform, die bei Patellaluxationen auftreten kann [266].

Subaponeurotische Frakturen. Der Streckapparat der über die Patella hinweggehenden Sehnenanteile kann bei direkten Anpralltraumen unverletzt und die Streckfähigkeit weiterhin erhalten bleiben, ohne daß Bruchlinien palpabel sind (Abb. 2.14). Es kommt selbst bei Frakturen mit mehreren Fragmenten nur zu einer minimalen Fragmentdislokation.

Die Diagnose wird röntgenologisch bestätigt, der Bruch gegebenenfalls konservativ behandelt. Bei der funktionellen konservativen Behandlung unterstützt das erhaltene Stratum aponeuroticum patellae die Heilung der Kniescheibe im Sinne einer Zuggurtung [35, 36, 144, 229].

Diagnostik

Die Diagnose stützt sich auf das klinische Bild der verminderten Streckfähigkeit des Kniegelenkes, die dem Ausmaß der Zerreißung des Streckapparates entspricht, und

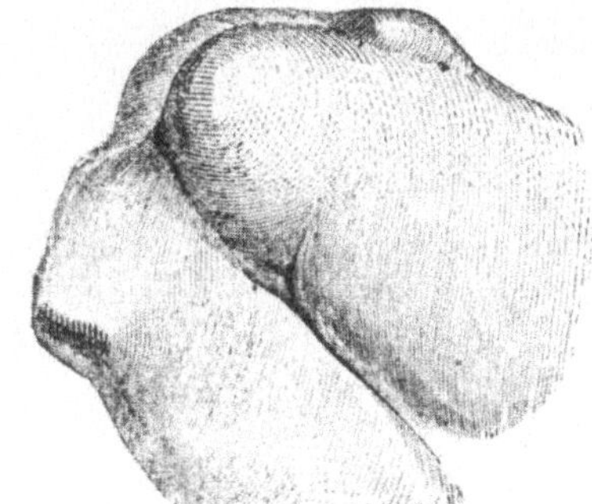

Abb. 2.15. Auseinanderweichen der Fragmente bei einer queren Patellafraktur. (Aus Hamilton 1875)

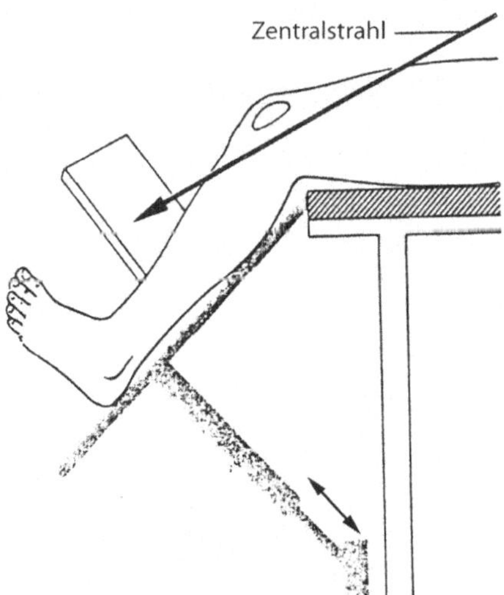

Abb. 2.16. Aufnahmetechnik der Patellatangentialaufnahme (Defilé-Aufnahme): Einstellwinkel in 30°, 60° und 90°. (Aus Zilch 1990 [308])

der durch die Haut palpierbaren, mitunter bereits inspektorisch erkennbaren Dehiszenz (Abb. 2.15). Während bei subaponeurotischen Frakturen und Längsfrakturen die Frakturlinie oftmals nur auf dem Röntgenbild erkennbar ist, kann im Gegensatz dazu bei Querbrüchen und Polabrissen die Diastase so groß sein, daß die Femurkondylen im Frakturspalt tastbar sind. Weiterhin können Weichteilschwellung, Krepitation und ein intraartikulärer Erguß (Hämarthros) auf die Patellafraktur hinweisen. Bei Anpralltraumen läßt sich häufig eine Hautverletzung finden.

Die Diagnose der Patellafraktur kann durch ein Röntgenbild hinreichend gesichert werden. Die Patella sollte röntgenologisch in zwei Ebenen und evtl. im tangentialen Strahlengang (= Defiléaufnahme in 30°, 60° und 90°) dargestellt werden, um auch Längsfrakturen mit geringer Dehiszenz und osteochondrale Fragmente diagnostizieren zu können (Abb. 2.16) [144, 169, 190, 229, 266, 308].

3 Konservative Verfahren

Die übliche Therapie von dislozierten Kniescheibenbrüchen besteht heute in der operativen Versorgung. Die Indikation zur konservativen Therapie bleibt stabilen subaponeurotischen Frakturen ohne Dehiszenz oder Stufenbildung an der Gelenkfläche sowie Frakturen, bei denen der Streckapparat intakt ist, vorbehalten. Ferner werden Frakturen konservativ versorgt, wenn eine allgemeine oder lokale Kontraindikation gegen eine Operation spricht [35, 36, 117, 208, 229]. Braun[6] et al. (1993) halten die konservative Therapie bei folgenden 3 Frakturformen für berechtigt:

1. Längsbrüche ohne Gelenkinkongruenz, mit einer Dislokation von weniger als 1 mm.
2. Querbrüche ohne Gelenkbeteiligung.
3. Querbrüche mit Gelenkbeteiligung, aber mit einer Dislokation der Fragmente mit weniger als 1 mm und einer Inkongruenz der Gelenkfläche von weniger als 1 mm.

Freuler[7] et al. (1975) fordern, auch bei Längsfrakturen zu operieren, da der Zug der Retinakula eine Distraktion der Fragmente verursacht und eine knöcherne Konsolidierung bei konservativem Vorgehen verhindert. Nach Rogge et al. (1985) kann in ca. 25% aller Patellafrakturen auf eine Operation verzichtet werden. Braun et al. (1990, 1993) berichten, daß von 258 Patellafrakturen im Zeitraum von 1983 bis 1989 56 konservativ behandelt werden konnten.

Die konservative Therapie wird mit der Punktion des Hämarthros eingeleitet. In den ersten 4 Wochen wird das Kniegelenk mit einem Tutorgips, bei einer Neubildung des Hämarthros mit einer Gipslonguette ruhiggestellt. Der Patient darf mit Hilfe von Unterarmgehstützen das Bein teilbelasten. Die Atrophie des M. quadriceps kann zwar nicht verhindert, jedoch durch isometrische Quadrizepsübungen gemildert werden. Nach Entfernung des Gipses wird die Beweglichkeit und Streckfähigkeit des Knies durch Krankengymnastik und aktiv unterstützende Bewegungstherapie trainiert. 4–6 Wochen nach der Abnahme des Gipsverbandes haben die Patienten Beweglichkeit und Gehfähigkeit meist wiedererlangt. Die Behebung des Endstreckungsdefizites ist dabei schwieriger als die Übung der Beugefähigkeit. Die Behandlung ist in der Regel nach 8–10 Wochen abgeschlossen [208]. Braun et al. beginnen ungefähr am 4. Tag nach dem Unfall mit frühzeitiger Krankengymnastik und passi-

---

6 Braun W, Klinik für Unfall- und Wiederherstellungschirurgie Augsburg (Leiter: Prof.Dr. A. Rüter).
7 Freuler F, Orthopädisch-traumatologische Abteilung der Chirurgischen Klinik, Kantonsspital St. Gallen (Chefarzt: Priv.-Doz. Dr. M.E. Müller), Brunner C, Rüter A, Klinik für Unfall- und Wiederherstellungschirurgie Augsburg (Leiter: Prof.Dr. A. Rüter).

ven Bewegungsübungen auf einer CPM-Motorschiene. Je nach Ausmaß der Schmerzen lassen sie eine Teilbelastung des Beines mit Unterarmgehstützen zu. Eine längerfristige Immobilisierung in einem langen Beingips halten sie für unnötig und gefährlich, da dadurch eine Einsteifung des Gelenkes riskiert wird. Der Verlauf der Heilung wird in der 1., 2. und 6. Woche röntgenologisch kontrolliert. Jaskulka[8] et al. (1990) machten die Erfahrung, daß nur 52% ihrer konservativ behandelten Patienten bei der Nachuntersuchung ein zufriedenstellendes Ergebnis zeigten, und fordern deshalb, die Indikation zu konservativen Verfahren in Zukunft noch enger zu stellen. Bei 46 Patienten handelte es sich 12mal um minimale Fissuren, 29mal um nahezu unverschobene und in 5 Fällen um dislozierte Frakturen, die aufgrund einer bestehenden Kontraindikation nicht operiert werden konnten. Von den 56 von Braun et al. konservativ behandelten Patienten konnten 40 nachuntersucht werden. In 80% der Fälle waren die Patienten schmerzfrei und 90% konnten ihr betroffenes Bein ebenso frei bewegen wie das gesunde Bein.

Bis zur Einführung der Knochennaht bei Patellafrakturen am Ende des 19. Jahrhunderts war das konservative Vorgehen das Mittel der Wahl bei allen Kniescheibenfrakturen, und es wurden zahlreiche Verbände und mehr oder weniger komplizierte Apparate zur Versorgung dieser Frakturen erfunden. Angesichts der Vielfalt und Anzahl der verschiedenen Verbandstechniken, Schienen und Apparate stellte schon Horst Bretschneider (1819–1859) (1851, S. 44) fest, daß eine „ausführliche Beschreibung der großen Zahl der zur Heilung des Querbruches der Kniescheibe ausgegebenen Verbände ... durchaus überflüssig" sei. Gerade diese Vielfalt beweist nach Carl Thiems (1850–1917) (1905, S. 731) Ansicht, „daß keiner dieser Apparate etwas Vollkommenes leistet".

Bei der Zusammenstellung und Systematisierung der Verbände und anderer konservativer Verfahren stützen wir uns insbesondere auf die Übersichtsarbeiten von Eduard Albert (1841–1900) (1891), Friedrich Jakob Behrend (1803–1889) (1845), Laurent-Jean-Baptiste Bérenger-Féraud (1832–1900) (1870), Bretschneider (1851), Frank Hastings Hamilton (1813–1886) (1875), Joachim Friedrich Henckel (1712–1779) (1802, 1830), Adam Kaspar Hesselbach (1787–1856) (1845), Joseph-François Malgaigne (1806–1868) (1850), Fritz Steinmann (1872–1932) (1919) und W. Walther (1838), bei denen es sich natürlich jeweils um eine subjektive Auswahl aus dem breiten Spektrum konservativer Behandlungsmethoden handelt.

Walther (1838) ordnete die verschiedenen Kniescheibenverbände 4 Gruppen zu:

1. Heftplaster- und Bindenverbände
2. Riemenverbände
3. Ringförmige Verbände
4. Schienenverbände

Zusätzlich zu dieser Einteilung, an der wir uns orientieren, und die auch von Bretschneider (1851) übernommen wurde, fassen wir in dieser Übersicht die komplizierteren, komplexen Retentionsapparate, die zunehmend seit Mitte des 19. Jahrhunderts entstanden, in einer weiteren Gruppe zusammen.

Die den verschiedenen konservativen Methoden gemeinsam zugrundeliegenden Behandlungsprinzipien beschrieb Johann Christian Stark (1769–1837) (1802) in Hen-

---

8 Jaskulka R (1990), Chrysopoulos A, Ittner G, II. Universitätsklinik für Unfallchirurgie, Wien (Vorstand: Univ.-Prof.Dr. P. Fasol).

ckels *Anweisung zum verbesserten chirurgischen Verbande.* Das Bein des Patienten sollte im Kniegelenk gestreckt werden, damit das untere Fragment nicht disloziert wird. Durch die zusätzliche Beugung des Oberschenkels im Hüftgelenk bis zu 90° näherte sich das obere Fragment dem unteren, und die Extensoren erschlafften. Die dislozierende Wirkung des Muskelzuges der Extensoren auf das obere Fragment wurde weiterhin vermindert, indem der Oberschenkel mit mäßigem Druck mit einer Binde umwickelt wurde. Die Fragmente wurden durch äußeren mechanischen Druck durch Binden, Riemen oder Metallplatten aneinandergepreßt. Nachteile bei dieser konservativen Behandlung von dislozierten Patellafrakturen waren die unsichere Reposition der Fragmente und die lange Immobilisation der Extremität. Bei den konservativen Methoden stellte sich das Problem, daß es nicht möglich war, die Fragmente durch die Haut sicher zu erfassen. Die interponierten Weichteile konnten nicht entfernt, der Hämarthros nicht abpunktiert und der Kapselbandapparat nicht genäht werden. Die Frakturflächen standen also in den seltensten Fällen während der Heilung in direktem Kontakt. Häufig wurde ein fibröser Kallus beschrieben, der mitunter eine mehrere Zentimeter breite Lücke überbrückte. Lange Zeit wurde bezweifelt, daß Kniescheibenfrakturen überhaupt mit einem knöchernen Kallus heilen könnten [171]. Noch 1877 bezeichnete Max Schede (1844–1902) die knöcherne Heilung als ziemlich selten. Die fehlende Stabilität der straffen Pseudarthrose hatte häufig Refrakturen zur Folge, wie es schon durch Lorenz Heister (1683–1758) (1752) beschrieben wurde. Nach Walther (1838) glaubten mehrere Autoren sogar, daß eine Heilung durch fibröse Bandmassen stabiler wäre als die Heilung durch Kallusbildung. Im Rahmen der langen Ruhigstellung der Extremität kam es zur Ausbildung des klinischen Bildes der Frakturkrankheit mit Fibrose und Inaktivitätsatrophie der Muskeln, Ernährungsstörungen des Knorpels, Weichteilatrophie und fleckiger Osteoporose [187]. Aufgrund der Schrumpfung des Kapsel-Band-Apparates und des Verklebens der Gelenkrecessus und der Faszien mit dem atrophierten Muskelgewebe, dem Sehnengleitgewebe und den Knochen resultierte eine Gelenksteife, die den Grad einer Teil- oder Vollinvalidität erreichen konnte. Die funktionellen Resultate bei der konservativen Behandlung waren dementsprechend häufig schlecht: „Mithin ist die Gelenksteifigkeit ... der Beugung, der fibröse Callus der Ausstreckung des Knies hinderlich", [171 (S. 733)]. Es resultierte nicht selten die Einsteifung des Gelenkes. Malgaigne beschrieb die Krankengeschichten von 6 Patienten mit Rollbindenverbänden, deren Kniegelenke in 5 Fällen nach über einem Jahr noch steif waren. Der französische Militärchirurg Paré hatte „noch keinen gekannt, der die Kniescheiben zerbrochen / welcher nicht ein Krüppel worden" war [212, (S. 173)]. „So kan ich wol und mit Wahrheit sagen", schrieb Paré (1601, cap. XXII) über die Prognose von Patellafrakturen, „daß mir nie keiner unter allen / so jemalen von dergleichen Brüchen sind geheylet worden / fürkommen / der da nicht die übrige ganze Zeit seines Lebens hette hinken müssen: Denn die darüber gewachsene Schwüle läßt das Knie nicht einbiegen".

3.1
Heftplaster und Bindenverbände

Heister (1752) behandelte die Patellafrakturen mit zwei verschiedenen Rollbindenverbänden. Die Diagnose des Bruches sei ebenso einfach, wie die Prognose schlecht sei: Je größer die Diastase sei, desto schwerer würde die Behandlung. Die Patienten wür-

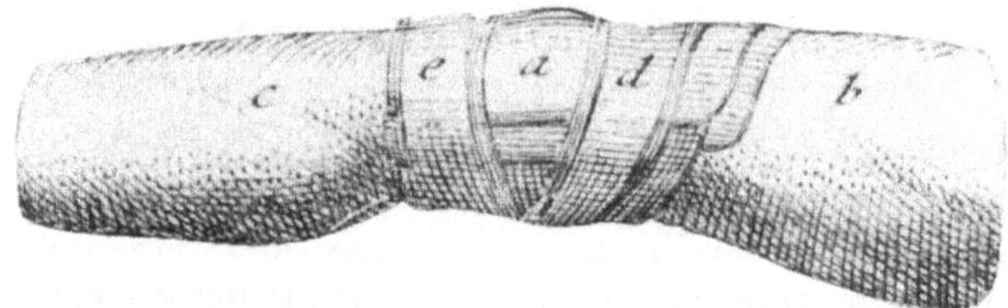

Abb. 3.1. Rollbindenverband.
(Aus Heister 1752)

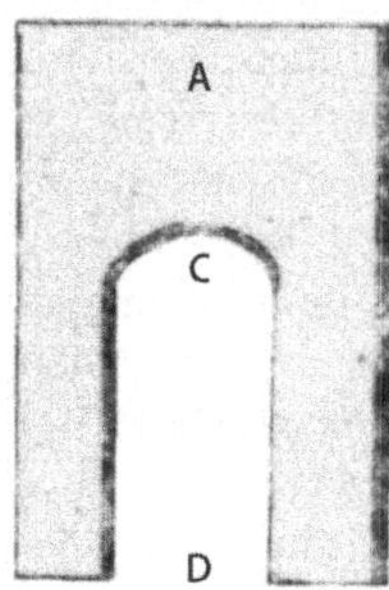

Abb. 3.2. Hufeisenförmige Platte aus Leinwand. (Aus Heister 1752)

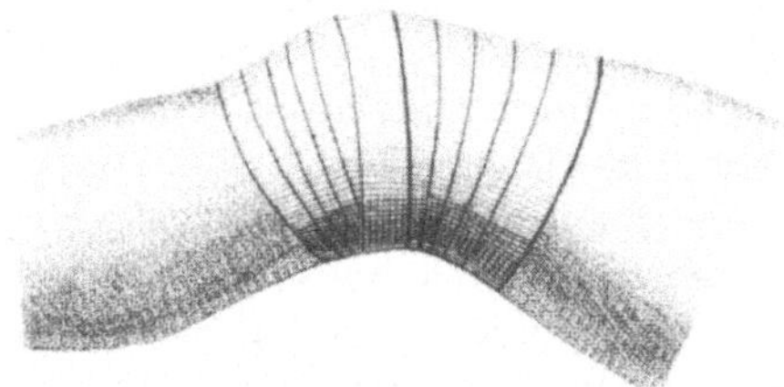

Abb. 3.3. Testudo. (Nach Baß, zit. in [219])

den „gemeininglich lahm davon, oder zum wenigsten sehr ungelenck" [96, (S. 197)].
Beim ersten Verfahren wurden die Fragmente von oben und unten mit einer Binde
von etwa 170–190 cm Länge, die er in der Kniekehle kreuzte, umfahren. Auf diese
Weise versuchte er die Bruchstücke bei jeder Umwicklung enger in Kontakt miteinander zu bringen (Abb. 3.1). Anschließend wurde das Knie 9–10 Wochen immobilisie-
rend in einer Strohlade gelagert.

Bei seiner zweiten Methode umgriff er mit einer hufeisenförmigen Platte aus
3facher Leinwand das obere Fragment und umwickelte das Bein mit einem Rollver-
band, während ein Assistent die Ecken der 3fachen Leinwand kräftig nach distal zog
(Abb. 3.2). Meist steifte das Kniegelenk durch die lange Immobilisierung ein, und es
kam häufig zu Refrakturen.

Heinrich Baß (1690–1754) (1723, zit. nach [37, 103]), (Abb. 3.3) beschrieb einen
dachziegelartigen Rollbindenverband (Baß-Testudo). Ein Gehilfe adaptierte die
Fragmente durch Druck mit den Daumen, während der Arzt das Bein von proximal
und distal zur Kniescheibe hin umwickelte.

Johann Christian Anton Theden (1714–1797) (1782, zit. nach [37, 101]) lagerte das
gestreckte Bein in einer Holzschiene, wobei die Extensoren durch die Flexion im
Hüftgelenk entlastet wurden. Er benutzte zwei Longuetten von ca. 50 cm Länge, die er
an die Seiten der Kniescheibe legte. Nun umwickelte er in Kreistouren das Bein. Die
Binden wurden jeweils zum Knie hin gewickelt. Dann zog er die Enden der Verband-

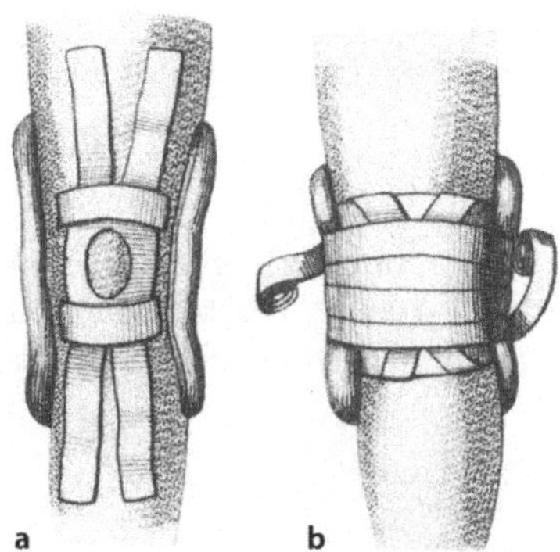

Abb. 3.4. Chiaster. (Nach Henckel, zit. in [219]) a b

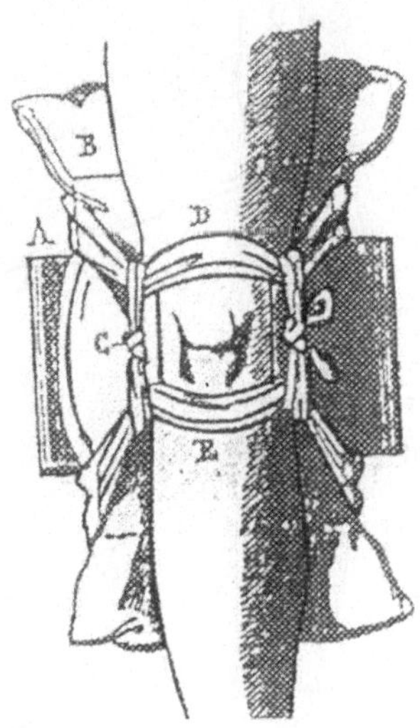

Abb. 3.5. Fontans Bindenverband [21]

streifen in die entgegengesetzten Richtungen, so daß die Bindentouren von oben und unten die Bruchstücke zusammendrückten. Anschließend wurde das Knie noch einige Male umwickelt.

Der Chiaster nach Henckel (1830) verdankte seinen Namen der X-Form, in der eine gespaltene Kompresse (Abb. 3.4a) übereinandergeschlagen wurde (Abb. 3.4b).

Hesselbach (1845) erreichte durch geeignete Auspolsterung mit Kissen im Hüftge lenk eine Flexion von 90°. Der Unterschenkel wurde vom Fuß bis zum Knie mit einer Binde umwickelt, das obere Fragment heruntergezogen und der Oberschenkel von proximal bis zur Basis patellae bandagiert. Eine gepolsterte dorsale Schiene fixierte das Bein in der Extension, durfte aber nicht die versorgenden Gefäße in der Knie- kehle abklemmen. Darüber wurde ein weiterer Testudo angelegt, der die Fragmente festhielt und ein Kanten verhinderte.

Bei Fontans [21] Bindenverband wurden die Binden im gleichen Sinne wie Riemen verwendet. Durch straffes Anziehen und Verknoten der mit C bezeichneten Binden wurden die Fragmente der Kniescheibe durch den Druck der transversal verlaufen- den Binden D und E aneinandergepreßt (Abb. 3.5).

Bei der „bandage tarso-métatarso-rotulien" verwendete Matthias Louis Mayor (1775–1847) (zit. nach [19]) 2 lange Binden. Eine führte er oberhalb der Kniescheibe zirkulär um das Bein herum, die zweite wurde als Zügel um den Fuß herumgelegt und unter Zug an der anderen Binde befestigt, so daß das obere Fragment nach distal gezogen wurde (Abb. 3.6).

Der Schmetterlingsverband nach Fritz Gustav von Bramann (1854–1913) [106] gehörte zu den kombinierten Heftpflasterverbänden. Die Kniescheibenfragmente wurden mit den Fingern reponiert. Dann wurde je ein Gummistück am oberen und

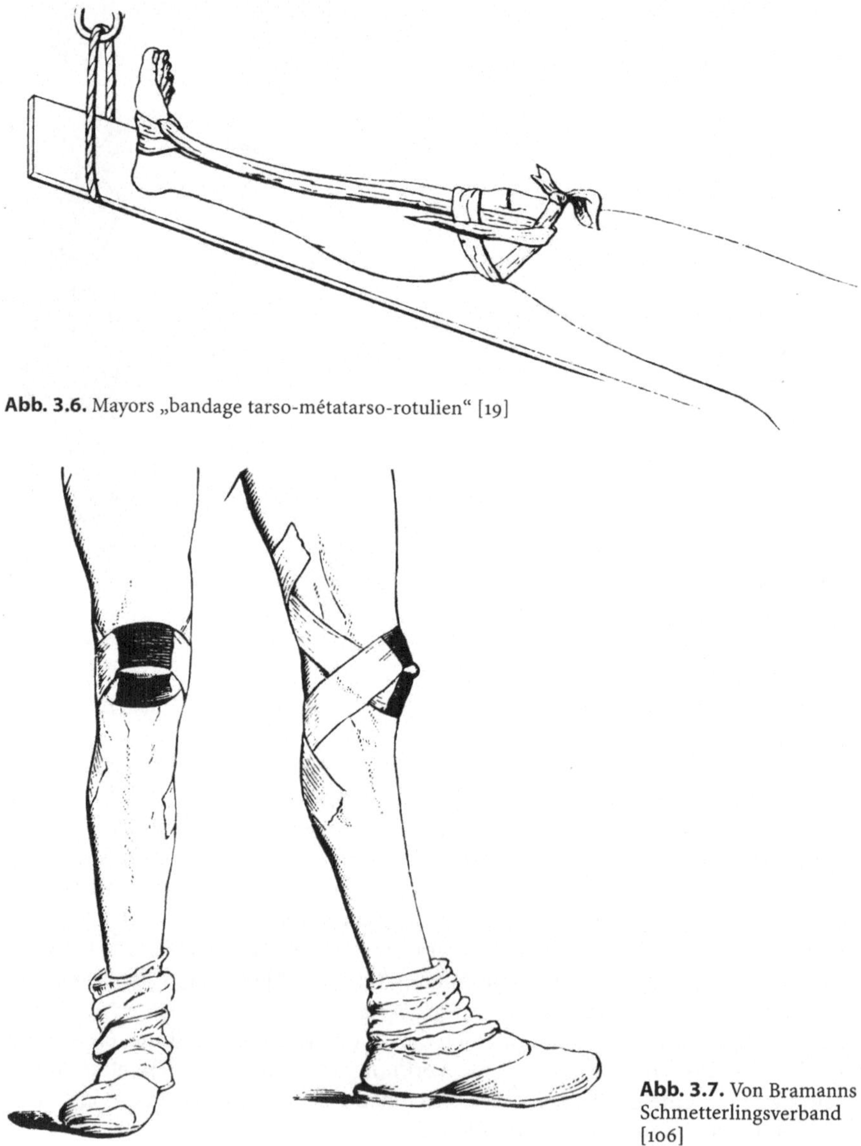

Abb. 3.6. Mayors „bandage tarso-métatarso-rotulien" [19]

Abb. 3.7. Von Bramanns Schmetterlingsverband [106]

am unteren Rand der Kniescheibe angelegt und durch sich überkreuzende Heftpflasterstreifen befestigt (Abb.3.7). Darüber wurde eine Binde gewickelt und das Bein in einer Schiene gelagert.

3.2
Ringförmige Verbände

Zu den ältesten Verbänden bei queren Patellafrakturen gehören die ringförmigen Verbände, deren erste Variante bereits im 11. Jahrhundert von Abu-l-Qasim az-Zahrawi (gest. um 1013) [1] verwendet wurde. Weitere ringförmige Verbände wurden von Matthäus Gottfried Purmann (1648–1721) (1692), Daniel Heinrich Meibom (1638–1700) [37], Karl Friedrich Kaltschmidt (1706–1769) (zit. nach [103]) und Gibson (zit. nach [88]) beschrieben. Bei Abu-l-Qasim umfaßte ein auf die Haut gelegter Ring die reponierten Kniescheibenfragmente und sollte ein erneutes Auseinanderweichen verhindern. Gibson in St. Louis baute 1867 Abu-l-Qasims Ring nach, und Paul Fitzsimmons Eve (1806–1877) und George Curtis Blackman (1819–1871), die diesen Verband anwendeten, haben gute Erfahrungen damit gemacht [88]. Weithin Verbreitung fand v.a. der Purmann-Ring, ein mit Leder umwickelter Drahtring, und das Meibom-Hütchen.

Purmann (1692) ging beim Anlegen des Verbandes in mehreren Schritten vor: Die Fragmente wurden in Streckung des Knies mit den Fingern reponiert. Zwei Heftpflaster wurden kreuzweise über den Bruch geklebt. Darüber kam ein großes Pflaster. Über die Kniescheibe wurde dann der Purmann-Ring gelegt, ein „Krantz von subtilen Drath etlichemal umschlungen und mit Leder 2mal überzogen um die Kniescheiben herum / welcher so beschaffen sein muß / daß er die rechte weite habe", um die beiden Fragmente einzuschließen [212 (S. 174)]. Der Kranz wurde mit 4 Schnüren, die oben und unten hinter dem Schenkel über einer Kompresse zusammengebunden wurden, befestigt. Darüber legte er eine mit Weinessig getränkte Bandage. Der Verband sollte erst nach 7–9 Wochen abgenommen werden. Nach 10–11 Wochen durfte der Patient „mit einer Krücken gemach im Zimmer hin und her gehen ... / er muß sich aber/ sonderlich mit dem Beugen und Krummmachen / genau in acht nehmen und alle starcke Bewegungen noch eine Zeitlang meiden / denn der Callus ist schwach und zart" [212 (S. 179)]. Purmann konnte 1687 einen Soldaten nach einer Behandlungszeit von 8 Wochen und 1688 eine Kaufmannsfrau nach 13 Wochen arbeitsfähig entlassen.

Der Ring wurde 1697 von Meibom durch ein ausgepolstertes Hütchen [103, 292] und 1784 von Kaltschmidt (zit. nach [101, 103, 292]) durch eine Holzkapsel ersetzt, die in ähnlicher Weise wie dieser über die gebrochene Kniescheibe gebunden wurden. Ein Assistent brachte in der Extension im Kniegelenk die Fragmente mit den Fingern in Kontakt, worauf ein Leinwandring auf die Haut über der Kniescheibe gelegt wurde. Darüber stülpte Kaltschmidt die becherartige Holzkapsel, die mit einer Binde am Bein befestigt werden konnte. Dafür besaß sie an der proximalen und distalen Wand zwei Vorsprünge. Durch eine Öffnung mit abnehmbaren Deckel konnte der Arzt den Heilungsverlauf beurteilen, ohne die Kapsel zu entfernen. Johann Christian Stark [101] berichtete, daß dieses Verfahren noch bis zum Anfang des 19. Jahrhunderts angewandt wurde.

3.3
Riemenverbände

John Syng Dorsey (1783–1818) in Philadelphia befestigte Lederriemen an einer gepolsterten Schiene. Diese Riemen übten von proximal und distal Druck auf die gebrochene Kniescheibe aus [88] (Abb. 3.8).

Joh. Anton Lobpreis (1832) in Wien legte seinen Verband an, wenn der Patient saß. Um die Extensoren erschlaffen zu lassen und dadurch die Retraktion des oberen Fragmentes einzudämmen, umwickelte er den Oberschenkel von der Hüfte bis zum Kniegelenk mit einer Zirkelbinde. Die Idee hinter diesem Verband bestand darin, die beiden Bruchstücke mittels zweier Lederriemen, die mit Schnüren zusammengezogen wurden, in Kontakt zu bringen. Über das Mittelstück, welches in der Kniekehle lag, wurden die beiden Lederriemen fixiert. Durch die straffe ventrale Schnürung

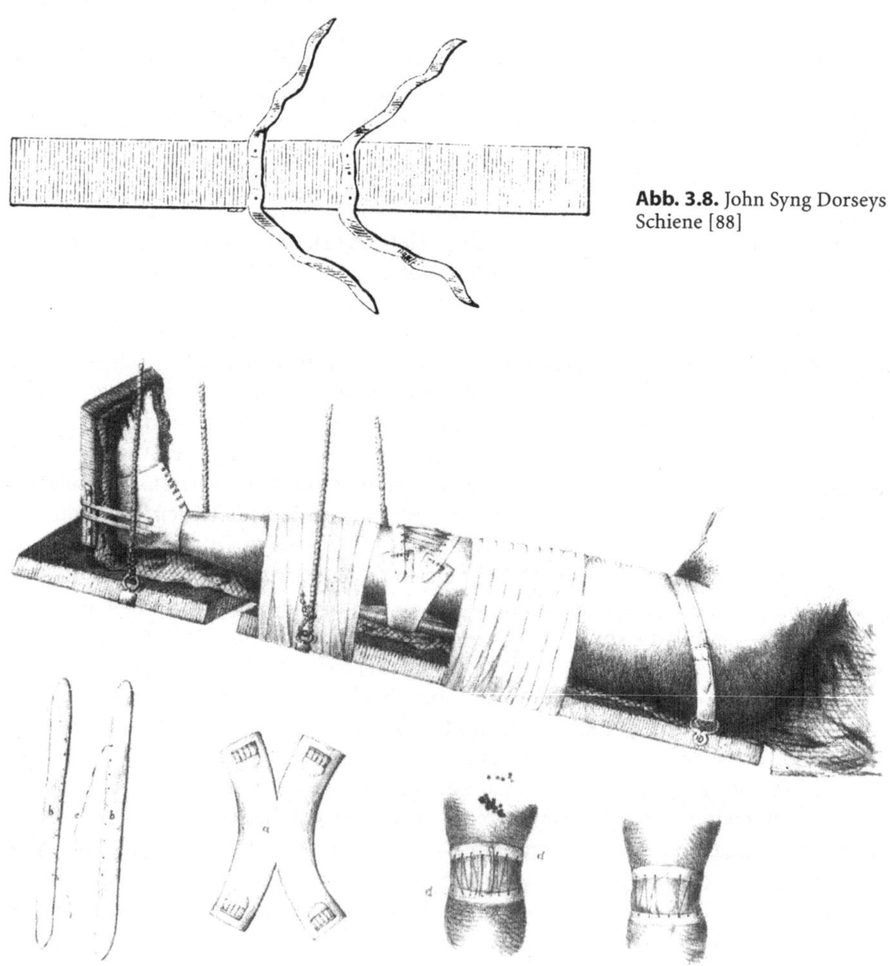

Abb. 3.8. John Syng Dorseys Schiene [88]

Abb. 3.9. Lagerung nach Lobpreis (1832)

wurde gleichzeitig ein Kanten verhindert. Das Bein wurde auf der abgebildeten Schiene gelagert und für 50–60 Tage immobilisiert (Abb. 3.9). In 2 Fällen führte die Behandlung zu vollkommener Heilung.

Astley Cooper (1768–1841) (zit. nach [37]), der die Kniescheibenbrüche bereits im Tierversuch studierte, bot 2 verschiedene Ansätze: Einmal schnürte er 2 zirkuläre Lederbänder zusammen, wodurch die Fragmente einander angenähert wurden (Abb. 3.10, oben). Bei seinem 2. Verband zog er einen zirkulären Lederriemen, der proximal des oberen Fragmentes lag, mit einem über die Plantarseite des Fußes umgelegten Band nach distal (Abb. 3.10, unten). Auf das untere Fragment wurde kein Druck ausgeübt. In beiden Fällen wurde der Unterschenkel bis zu den Zehen bandagiert. Ludwig Heusners (1846–1916) [106] Verband, bei dem er durch Gummizüge und Lederriemen die Fragmente fixierte, ist relativ kompliziert und wurde nach Albert Hoffas (1859–1907) Ansicht „besser als durch viele Worte durch die beistehende Figur erläutert" (Abb. 3.11). Heusner gipste das Bein anschließend ein, erneuerte den Gipsverband nach 1 Woche, um die Gummibänder straffer anzuziehen, bis er nach 6–7 Wochen den Verband endgültig abnahm.

Die besondere Gefahr sowohl bei den Heftplaster- und Bindenverbänden als auch bei den Riemenverbänden bestand in der Unterbrechung der Blutversorgung der Extremität durch zu eng anliegende Verbände.

Dies erläuterte Hamilton (1875) an dem Beispiel von Defer: Da der Verband bei einem 40jährigen Patienten in gutem Allgemeinzustand keine Unannehmlichkeiten bereitete, wurde er 16 Tage unverändert liegengelassen. Als ein Assistent dann die Bandagen entfernte, schlug ihm bereits der Verwesungsgestank entgegen. „The toes, which were not covered by the bandage, were completeley insensible and mumified. The foot was cold, and totally insensible; the epidermis was raised up, and was beginning to be separated from the skin" [88 (S. 469)]. Defer war gezwungen zu amputieren. Auch bei der häufig mit der Fraktur einhergehenden Entzündung und Schwellung des Kniegelenkes bestand immer die Gefahr, das Gewebe durch übermäßigen Druck zu schädigen, weshalb Hamilton forderte, die Apparate nicht so eng anzulegen, solange die Schwellung anhalte.

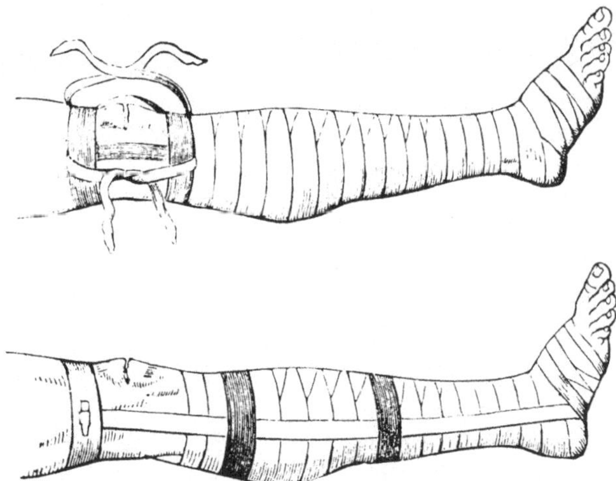

Abb. 3.10. Zirkulärer Lederriemenverband. (Nach Cooper 1822, zit. in [88]

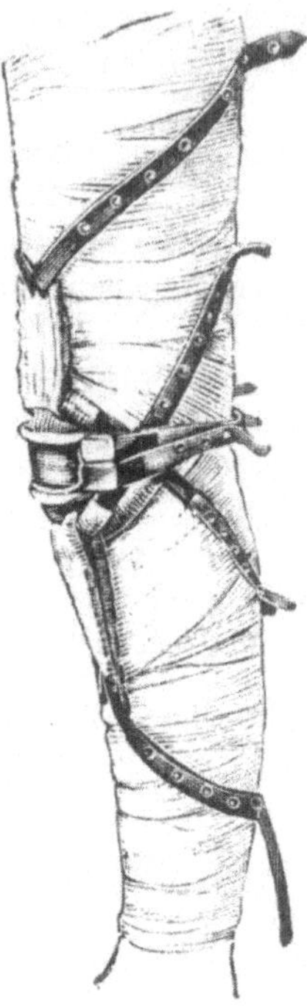

Abb. 3.11. Verband mit Gummi- und Lederbändern. Zusätzlich wurde ein Gips angelegt. (Nach Heusner [104])

3.4
Schienenverbände

Mit Schienen sind in der großen Gruppe der Schienenverbände allgemein schmale Platten gemeint, die die Fragmente bei Frakturen in einer unverrückbaren Lage halten sollen. Diese Schienen wurden nach der allgemeinen Verbandslehre z.B. aus Baumrinde, Filz, Fischbein, Heftplaster, Holz, Leder, Pappe, Schilf, Stahl, Weidenruten oder Zinn angefertigt [103].

Otto Julius Evers (1728–1800) (1790, zit. nach [37]) ließ 2 Eisenbleche (aa) anfertigen, die in Längsrichtung medial und lateral auf Höhe des Kniegelenkes lagen. Die schmalen Blechstreifen waren durch 2 Blechbügel (cc) miteinander verbunden, die sich um die Konvexität des Beines schmiegten (Abb. 3.13). Jede Blechschiene hatte 2 Haken (bb), die eine Kniescheibenlänge voneinander entfernt waren und an denen 2 Lederriemen (dd), die die Fragmente reponierten, befestigt werden konnten. Das Bein wurde mit Woll und Lederkompressen abgepolstert, um ein Einschneiden der Blechschienen zu verhindern. Erst dann wurden die Riemen festgezogen (Abb. 3.12). Auch bei diesem Verfahren wurde der Patient in eine halbsitzende Position gebracht, um die Spannung der Extensoren zu reduzieren.

Johann Jakob Heinrich Bückings (*1749) (1789, zit. nach [37]) Retentionsapparat bestand aus 2 Hauptelementen. Die hintere Schiene für die Kniekehle war zusammengesetzt aus 12 Holzstäben, die mit Leinwand und Leder ummantelt wurden (Abb. 3.14 [Fig. 206]). Die hintere Schiene wurde durch Riemen mit 2 ventral liegenden halb-

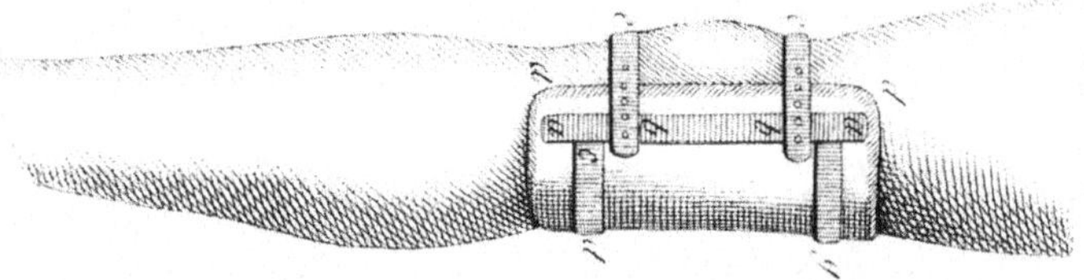

Abb. 3.12. Schiene aus Eisenblech mit Lederriemenmontage. (Nach Evers, zit. in [101])

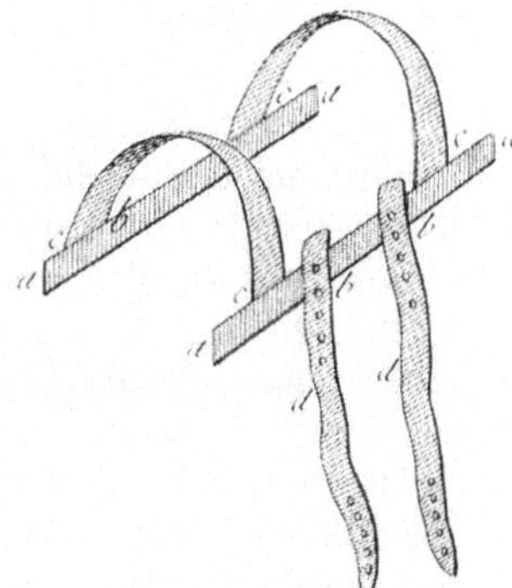

Abb. 3.13. Lederriemen zu Abb. 3.12. (Nach Evers, zit. in [101])

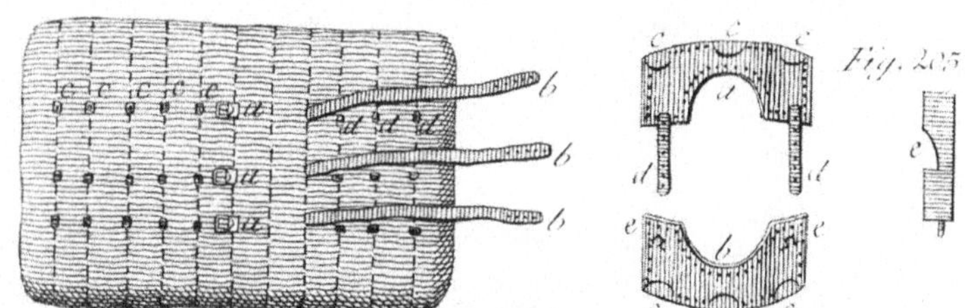

Abb. 3.14. Halbmonde nach Bükking [101]

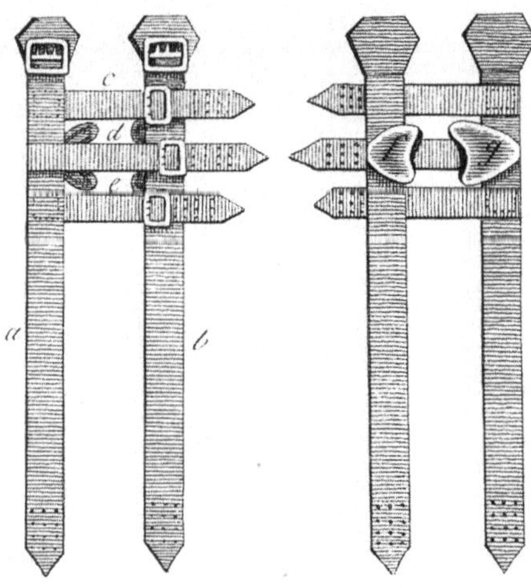

Abb. 3.15. Halbmonde nach Bell [101]

mondförmigen Eisenblechen verbunden, die die Kniescheibenfragmente umgreifen
und retenieren sollten. Diese 2 Halbmode waren ebenfalls mit Leder verkleidet
(Abb. 3.14 [Fig. 205]). Die Halbmonde übten von proximal und distal Druck auf die
Fragmente aus. Die einzelnen Teile wurden durch Lederriemen verbunden und angezogen, bis der Verband fest saß. Dieser Apparat wurde in sitzender Position bei
gestrecktem Kniegelenk angelegt. Anschließend wurde das Kniegelenk noch mit
Kompressen und einer Pappschiene bedeckt.

In Abb. 3.15 (Fig. 209, 210) ist die von Charles Bell (1774–1842) [101] vorgeschla-
gene Lederbandage dargestellt. Die Querriemen waren aus Leder, die halbmondförmigen Applikationen (Abb. 3.15 [Fig. 210f, g]) aus Kork. Die Ledermanschette wurde
um das Kniegelenk herumgelegt. Die Korkstücke konnten mittels eines Lederrie-
mens einander genähert werden, wodurch die Fragmente zusammengefügt wurden.

Hamilton (1875) im Bellevue Hospital in New York lagerte das Bein auf einer gepolsterten Holzschiene hoch und fixierte es durch einige Bindentouren über dem Kniegelenk und dem distalen Unterschenkel an der Schiene. Dadurch wurden die Fragmente zusammengezogen (Abb. 3.16). Anschließend umwickelte er das ganze Bein
mit einer weiteren Binde. Er betonte die Bedeutung der extrabreiten Schiene. Diese
sollte verhindern, daß die Blutversorgung des Beines abgebunden wurde.

Die Lagerungsschiene, die Wood [88] verwendete, sah im Prinzip genauso aus, nur
war sie schmaler, und der Kniegelenkverband kreuzte sich nicht in der Kniekehle,
sondern wurde über Haken an der Schiene befestigt (Abb. 3.17).

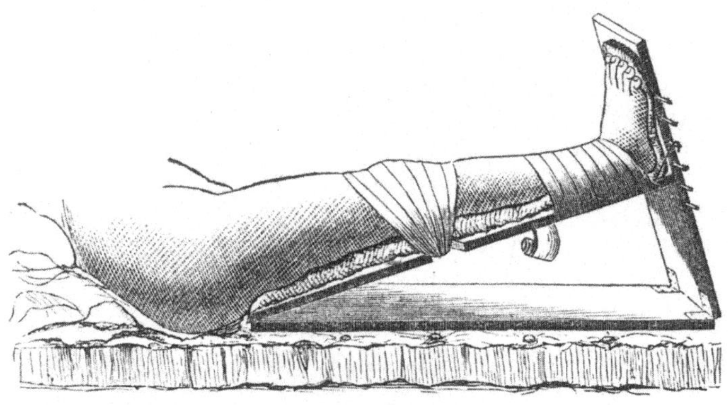

Abb. 3.16. Lage-
rungsschiene
nach Hamilton
(1875) [88]

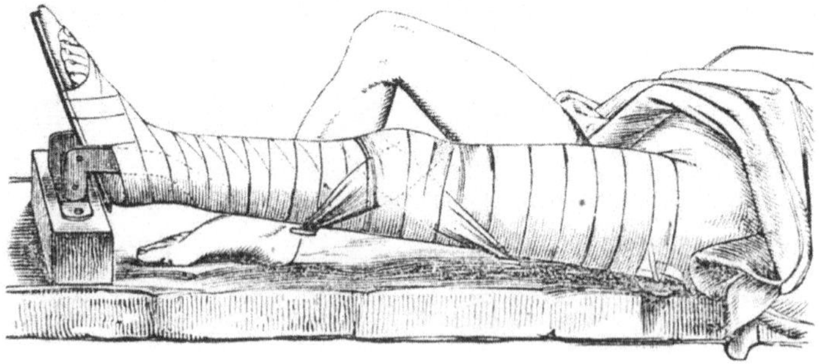

Abb. 3.17. Lage-
rung nach Wood
[88]

3.5
Komplexe Retentionsapparate

Der Übergang von der Gruppe der Schienenverbände zu den komplexen Retentionsapparaten war fließend. Dies wird z.B. bei Edward Francis Lonsdales (1857) Konstruktion deutlich, die Bretschneider (1851) noch zu den Kniekehlenschienen zählte.

Lonsdales (zit. nach [88]) Konstruktion bestand aus einer dorsalen Schiene mit 2 seitlichen, nach ventral gerichteten Eisenstangen, an denen jeweils ein Schwenkarm befestigt war, der eine halbmondförmige Platte hielt (Abb. 3.18). Letztendlich hielten die 2 Halbmonde aus Eisen (F) die Bruchstücke in Kontakt. Die Elemente dieser Konstruktion waren beweglich und konnten durch Flügelschrauben in jeder beliebigen Position festgestellt werden. Die dorsale Schiene konnte auf verschiedene Beinlängen eingestellt werden.

Vom Prinzip war der Apparat von Lausdale (zit. nach [88]) dem von Lonsdale sehr ähnlich. An einer dorsalen Schiene waren 2 Metallbügel befestigt, die jeweils eine lange Flügelschraube trugen. Der Druck auf die Fragmente wurde über die beiden aufliegenden halbmondförmigen Platten durch das Anziehen der Schrauben bestimmt. Die dorsale Schiene, an die die Bügel entsprechend der Abbildung einge hakt wurden, diente als Gegenhalt für den durch die Schrauben erzeugten Druck auf die Fragmente (Abb. 3.19).

Bérenger-Féraud (1870) empfahl Fontans Konstruktion, bei der an den Ecken eines quadratischen Brettes 4 Pfosten montiert waren, die an ihren oberen Enden durch verbindende Eisenstangen stabilisiert wurden. Je 2 Pfosten hielten Querstreben, die in ihrer Mitte ein Gewinde für eine starke Holzschraube besaßen. Die Holzschrauben wurden durch je 1 Metallstange verlängert, die einen halbmondförmigen Aufsatz trug, der die Kniescheibe an ihrem oberen und unteren Rand faßte und

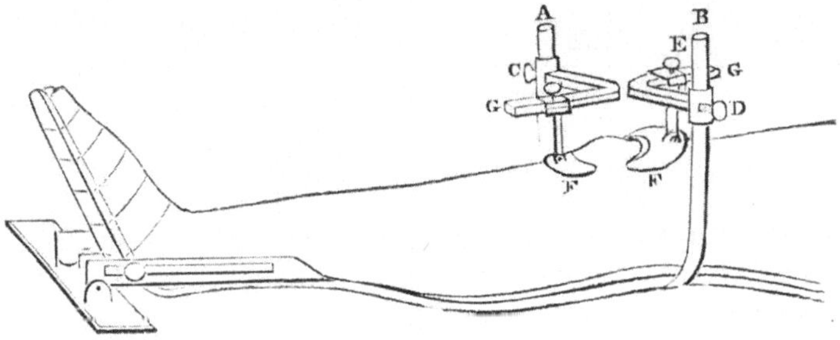

Abb. 3.18. Retentionsapparat mit adjustierbaren Halbmonden. (Nach Lonsdale, zit. nach [88])

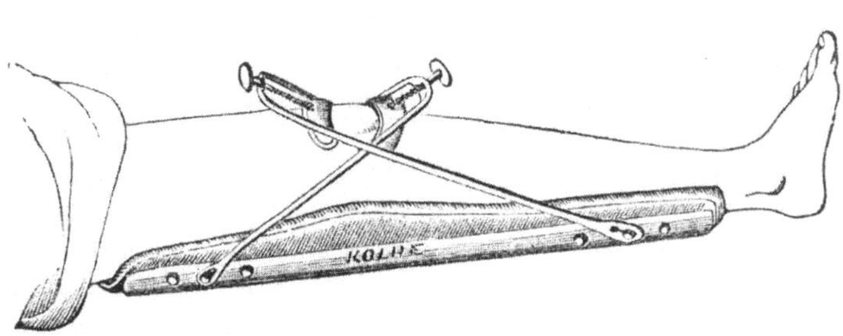

Abb. 3.19. Spannbare Adaptionsschiene. (Nach Lausdale, zit. in [88])

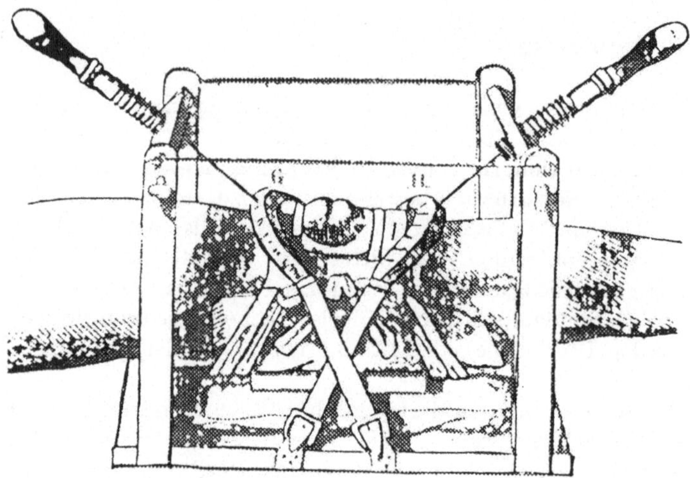

Abb. 3.20. Komplexer Retentionsapparat mit spannbaren Halbmonden. (Nach Fontan, zit. in [21])

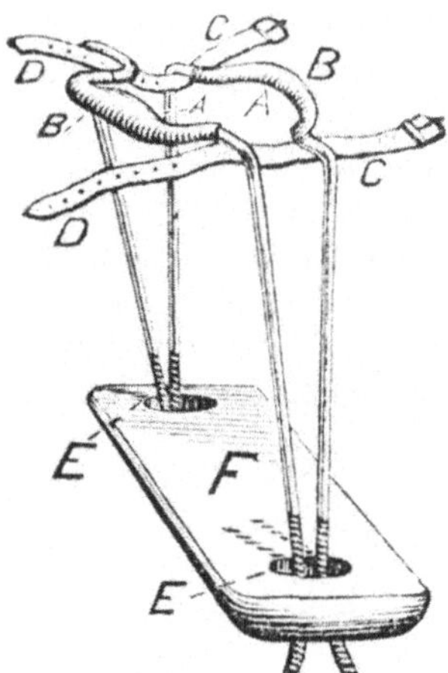

Abb. 3.21. Spannbänkchen. (Nach Beach, zit. in [88])

zusätzlich mittels Riemen an der Grundplatte befestigt war. Die Halbmonde, als zentrales Element dieser Konstruktion, preßten durch das Anziehen der Schrauben die Fragmente gegeneinander (Abb. 3.20).

Eugene Beach (*1838) [88] verwendete eine Konstruktion aus zwei Drahtbügeln (Abb. 3.21), die der Patellakontur bogenförmig angepaßt waren und die durch 2 seitliche Riemen unter Spannung zusammengebunden wurden. Die Kniekehle wurde von dorsal durch eine Schiene gegen das Einschneiden der verbindenden Platte (F) geschützt (Abb. 3.21 und 3.22).

Theodor Kocher (1841–1917) (1880) stellte eine Stahlspange vor, die das Knie von hinten umfaßte. Am vorderen Teil der Spange befanden sich 2 halbmondförmige Bügel, die sich den Seitenrändern der Kniescheibe anschmiegten. Durch 2 am Ober- und Unterrand entlanglaufende Lederriemen wurden die Patellafragmente gegen den Muskelzug zusammengepreßt. Die angelegte Spange sollte eine gewisse

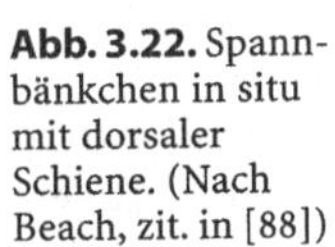

Abb. 3.22. Spannbänkchen in situ mit dorsaler Schiene. (Nach Beach, zit. in [88])

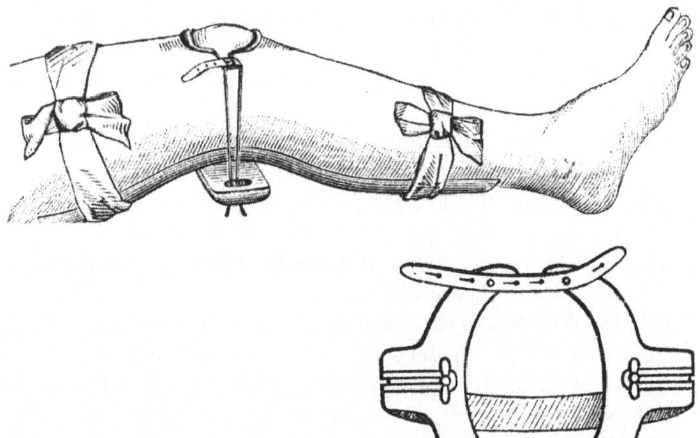

Abb. 3.23. Stahlspange. (Nach Kocher 1880 [130])

Beugefähigkeit im Kniegelenk erlauben, und der Ober- und Unterschenkelmuskulatur Bewegungsspielraum lassen, damit diese „sich vollständig kräftigen kann" (Abb. 3.23).

Ulysse Trélat (1828 – 1890) (zit. nach [175, 106]) modifizierte den von Malgaigne erfundenen Fixateur externe, die sog. Malgaigne-Klammer (s. Kap. 4), die direkt an den Kniescheibenfragmenten ansetzte, aber aufgrund der Stichinzisionen mit einem erheblichen Infektionsrisiko verbunden war [106, 175]. Trélat versuchte mit seinem Verfahren die Malgaigne-Klammer zu nutzen und dabei das Infektionsrisiko zu vermeiden. Die Malgaigne-Klammer griff bei Trélats Methode nicht perkutan am Knochen an, sondern an 2 Guttaperchaplatten, die an der oberen und unteren Kante der Patella auf der Haut lagen und durch Bindentouren am Bein befestigt wurden. Durch das Anziehen der Malgaigne-Klammer wurden die beiden Guttaperchaplatten zusammengezogen und so die Fragmente reteniert (Abb. 3.24).

Trélats Methode hatte einige Beachtung erfahren und wurde wiederum von anderen Autoren modifiziert. James Spence (1812 – 1882) (1875) verwendete ebenso wie Trélat die Malgaigne-Klammer, nahm aber statt der Guttaperchaplatten breite Heftpflasterstücke. Werner Hagedorn (1831 – 1894) [106] benutzte Guttaperchaplatten, die er mit Binden oder Heftplaster am Bein fixierte, verband die Platten aber mit

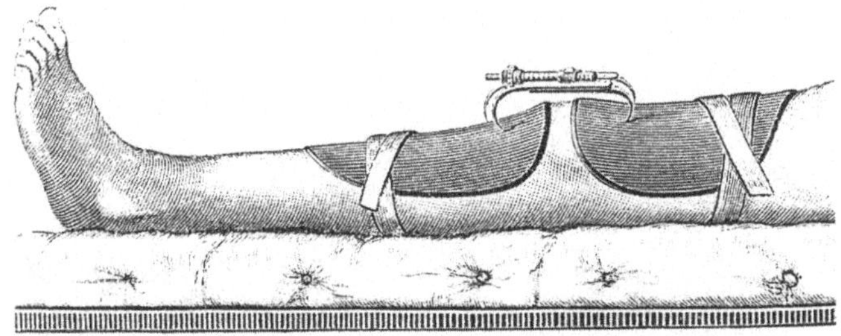

Abb. 3.24. Modifikation der Malgaigne-Platten. (Nach Trélat, zit. in [3])

2 Haken, die er in die Platten legte, bevor das Gummi aushärtete. Die Haken wurden mit einem Gummischlauch verbunden, der den zur Retention der Fragmente notwendigen Zug erzeugte. Léon Clément Le Fort (*1929) (1875) verband 2 Guttaperchaplatten, indem er mehrere Kleiderhaften (Ösen) in den Platten verankerte und mit einem starken Kautschukfaden aneinanderband.

Johan Henry Hobbart Burge (*1823) [88] im Long Island College Hospital nutzte die Zugkraft von Gewichten, die er mit einer Seilzugkonstruktion über Rollen umlenkte, um die Fragmente zu retrahieren. Die Zugkraft der Gewichtsstücke wurde über die Rollen so umgelenkt, daß 2 auf der Haut aufliegende Lederplatten die Fragmente zusammendrückten (Abb. 3.25).

Eine weitere Seilzugkonstruktion, die permanente Gewichtsextension, stammt von Bernhard Bardenheuer (1839–1913) (1904). Die Zugkraft von 5–6 kg schweren Gewichten wurde über Rollen auf 2 fächerförmige Heftpflasterstreifenverbände übertragen, die die Fragmente gegeneinanderzogen. Durch den permanenten Zug

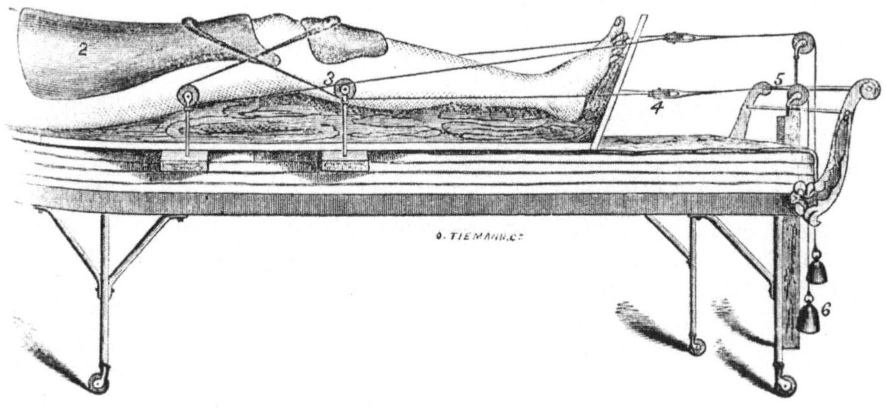

Abb. 3.25. Burges Retentionsapparat [88]

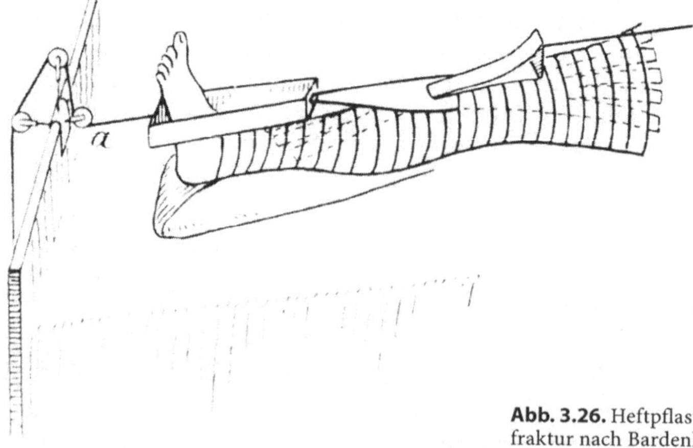

Abb. 3.26. Heftpflasterextension bei Patellafraktur nach Bardenheuer [263]

der Gewichten wurde eine gewisse, wenn auch beschränkte Bewegung im Kniegelenk ermöglicht, ohne die Retraktionskraft des Verbandes aufzuheben (Abb. 3.26, 3.27).

Bardenheuer schlug dieses konservative Verfahren vor, wenn die Naht kontraindiziert war. Hoffa (1904) empfahl die Gewichtsextension im selben Jahr bei „mittelschweren" Brüchen. Auch Lichtenauer[9] (1900 a, b), Assistent bei Karl Schuchardt (1856–1901) in Stettin, empfahl die Heftpflasterextension, kannte aber Bardenheuers Apparat nicht, wie er später versicherte [154], und bezog sich nur auf Burges Konstruktion. Lichtenauer hielt es für wichtig, daß der durch die Heftpflasterstreifen vermittelte Zug auf die gesamte Oberschenkelmuskulatur und nicht nur auf die Fragmente wirkte, wie es sich seiner Meinung nach bei Burges Guttaperchaplatten verhielt.

Bardenheuers Gewichtsextension bildete den Ausgangspunkt für Ernst Fischers[10] (1910) Extensionsapparat, der den Vorteil bot, daß der Patient nicht, wie bei Bardenheuer, im Bett liegen mußte, sondern mit diesem Apparat mobilisiert werden konnte. Der Extensionsapparat bestand aus einer leicht gebogenen Hartholzleiste mit 2 Rollen an den Enden, die die Zugkräfte umleitete. Der Zug wurde durch einen mit Spannung aufgedrehten Gummischlauch erzeugt. Über fächerförmig aufgefaltete Heftpflasterstreifen wurde der Zug auf die Patellafragmente übertragen (Abb. 3.28).

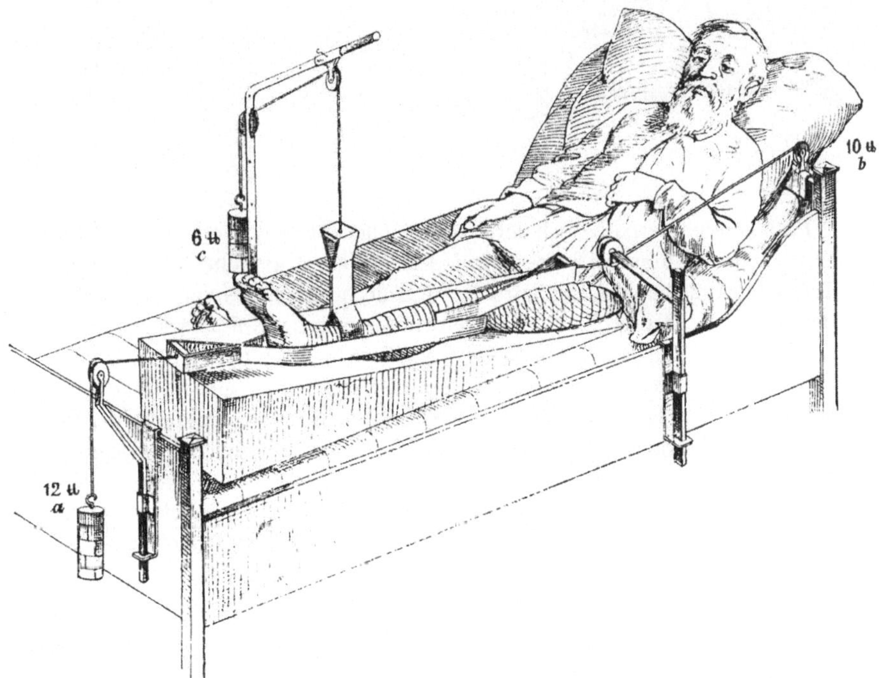

Abb. 3.27. Heftpflasterextension bei Patellafraktur. (Nach Bardenheuer 1904 [9])

---

9 Lichtenauer, I., Assistenzarzt, Städtisches Krankenhaus Stettin (Direktor: Prof. Schuchardt).
10 Fischer, Ernst, leitender Arzt der Roentgenabteilung des Stephansspitals, Budapest, I., chirurg. Abteilung des Rochusspitales (Vorstand: Hofrat Prof. Dr. E. v. Herczel).

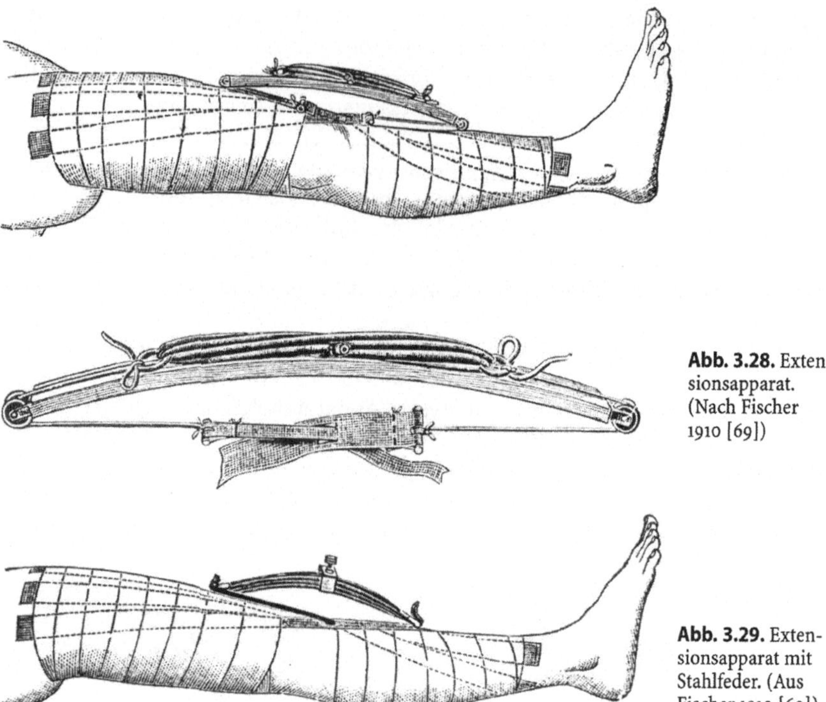

Abb. 3.28. Extensionsapparat. (Nach Fischer 1910 [69])

Abb. 3.29. Extensionsapparat mit Stahlfeder. (Aus Fischer 1910 [69])

Diese Kraft konnte alternativ auch durch eine Stahlfeder erzeugt werden (Abb. 3.29). Der Verband wurde unmittelbar nach der Verletzung angelegt, wobei die Reposition der Fragmente röntgenologisch kontrolliert und die Spannung des Apparates erhöht werden konnte. Vor der Applikation des Verbandes wurde das Kniegelenk ggf. punktiert. Fischer riet dazu, das Bein in den ersten 8 Wochen passiv zu bewegen, alle 2–3 Wochen den Heftpflasterverband zu erneuern und nach der 8. Woche den Verband abzulegen und mit der aktiven Bewegung zu beginnen. Steinmann (1919), der die frühzeitige Mobilisation als Grundlage für gute funktionelle Resultate bezeichnete, begann sofort mit der aktiven, sich steigernden Bewegung der Extremität und ließ den Patienten nach dem Abklingen des Ergusses aufstehen. Fischers Heftpflasterextensionsverband setzte insofern neue Maßstäbe, als er die Mobilisation des konservativ versorgten Patienten erlaubte.

Die Vorzüge des von ihm empfohlenen Verbandes faßte Fischer in folgenden 4 Punkten zusammen: „1. Die Bruchenden werden mit permanenter, dosierbarer Kraft einander genähert; 2. der Verletzte kann mit dem Verbande angekleidet umhergehen; 3. das Kniegelenk kann im Verbande bewegt werden, ohne daß die Bruchenden sich voneinander entfernen, wodurch der Versteifung des Gelenkes und der Atrophie des Quadriceps vorgebeugt wird; 4. übt er einen Druck auf die vordere Fläche der Fragmente aus und verhindert dadurch ein ‚Kanten‘ derselben" [69 (S. 1410)]. Weiterhin empfahl Fischer seinen Extensionsapparat bei der Nachbehandlung der Naht: „Ganz unverständlich ist aber die Zuhilfenahme einer streng durchgeführten Immobilisation bei blutiger Vereinigung der Bruchenden, da ja der Vorteil des blutigen Eingriffes in erster Reihe eben in der Vermeidung der Immobilisation besteht" [69 (S. 1409)].

Steinmann (1919) nutzte die Vorzüge von Fischers Apparat im Sinne des von ihm formulierten Ziels der funktionellen Nachbehandlung. Die langandauernde Fixationsbehandlung mit „festen Verbänden" machte er verantwortlich für „kolossale" Funktionsstörungen, Quadrizepsatrophie, und Gelenkversteifung. „Jede Ruhigstellung des Beines, insbesondere bei gestrecktem Kniegelenk und gebeugtem Hüftgelenk, wie das immer noch gelehrt wird, ist zu verwerfen" [263 (S. 204)]. Die Indikation für die konservative Extensionsbehandlung sah Steinmann bei bestehenden Kontraindikationen der Knochennaht, bei Mehrfragment-, Stern- sowie Querfrakturen mit mäßiger Dislokation bis maximal 1,5 cm und in Verbindung mit der offenen Rekonstruktion der Patella, um das Nahtmaterial zu entlasten und so der versorgten Fraktur bei der funktionellen Nachbehandlung zusätzliche Stabilität zu verleihen.

4 Externe Fixation

4.1
Malgaigne-Klammer

Die Idee des Fixateur externe, nämlich die Fragmente bei einer Fraktur ruhigzustellen, indem man Nägel durch die Haut im Knochen verankert und diese über der Hautoberfläche durch ein tragendes Element, z.B. eine Querstange, miteinander verbindet, wird Malgaigne[11] zugeschrieben [150]. 1840 fixierte er bei einer Tibiafraktur das obere Fragment der Tibia gegen den Zug der Muskulatur mittels eines Stachels, der perkutan in den Knochen eingelassen und durch einen Riemen an einer dorsalen Schiene befestigt war (Abb. 4.1).

Bereits 1843 stellte Malgaigne eine Klammer zur perkutanen Adaptierung von Patellafrakturen vor, die für die folgenden Jahrzehnte zu einem maßgebenden Verfahren bei der Frakturversorgung von Kniescheibenbrüchen wurde [171, 283]. Mit der Malgaigne-Klammer war es ihm möglich, die Fragmente bei Patellafrakturen direkt zu erfassen und so eine stabile Reposition der Fraktur zu erreichen.

Die Malgaigne-Klammer bestand aus 2 Stahlplatten, die sich jeweils an einem Ende in 2 scharfe, rund gebogene Haken aufgabelten. Diese beiden Platten konnten aufeinandergleiten und mittels einer Schraube gegeneinander hin-und herbewegt werden. So konnte Malgaigne den Abstand zwischen den beiden Hakenpaaren vergrößern und verkleinern. Die oberen Haken standen ungefähr doppelt so weit voneinander entfernt wie die unteren Haken. Die medialen Haken sollten jeweils ein Stück länger sein als die lateralen, um die „Schiefheit" der Kniescheibe auszugleichen (Abb. 4.2, 4.3, 4.4). Malgaigne ging folgendermaßen vor: Er trennte die beiden Platten, zog die Haut über dem unteren Fragment möglichst stark nach distal und führte

---

11 Malgaigne, Joseph-François (1806–1865), „14. Febr. 1806 zu Charmes-sur-Moselle (Vosges) als Sohn eines armen Landarztes geb., machte in Nancy seit 1821 ausser literarischen auch einige medicinische Studien, wurde mit 19 Jahren Officier de santé, wie sein Vater, ging aber, nur mit den allergeringsten Mitteln versehen, nach Paris, gab Unterricht in der Anatomie und Physiologie und wurde Zögling des Militär Hosp. Val-de-Grâce ... 1835 wurde er nach glänzendem Concurse zum Prof. agrégé und zum Chirurgen des Bureau central ernannt. Als solcher begann er in der École pratique öffentliche Vorträge über chirurg. Anatomie zu halten, die bei seinem gediegenen Wissen, seiner Originalität, seiner Liebhaberei für das Paradoxe grossen Beifall fanden ... Von seiner äußeren Lebensstellung ist noch anzuführen, dass er nacheinander Chirurg im Hôp. de Lourcine, Bicêtre, viele Jahre des Hôp. Saint-Louis und in der letzten Zeit seines Lebens der Charité war und dass es ihm erst nach 4maligem Concurse 1850 gelang, eine Professur in der Facultät, nämlich die der operativen Chirurgie zu erhalten, nachdem er 1846 Mitglied der Acad. de méd. geworden war. Zum Präsidenten derselben erwählt (1865), starb er am 17.October 1865 an den Folgen einer Apoplexie. -M. war ohne Frage der gelehrteste, unterrichtetste, kritischste Chirurg der Neuzeit und einer der glänzendsten und hinreissendsten Redner in der Akademie und der Facultät, einer der anziehendsten Lehrer und elegantesten Schriftsteller; ... So sehr er als wissenschaftlicher Chirurg glänzte, war seine praktische Wirksamkeit verhältnismässig unbedeutend, obgleich er für manche Dinge, beispielsweise für die Behandlung einzelner (Patella-, Tibia-) Fracturen, wichtige Verbesserungen angegeben hat; als Operateur hat er sich niemals hervorgethan" [105, (4:44)].

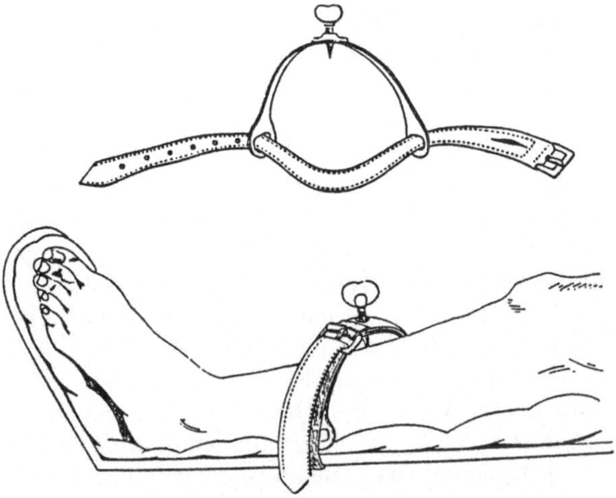

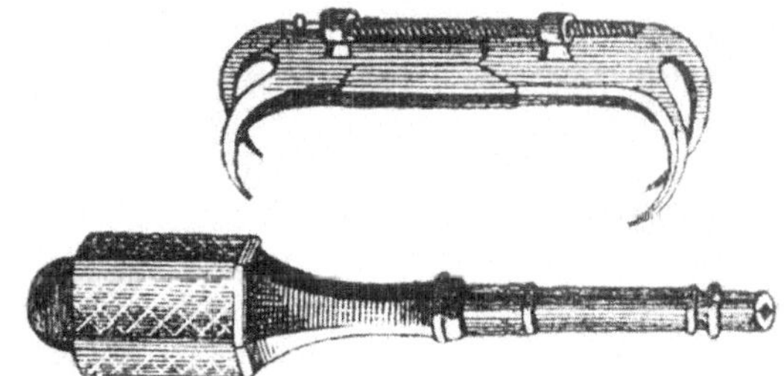

Abb. 4.1. Malgaigne-Stachel zur Versorgung einer Tibiafraktur 1840 [150]

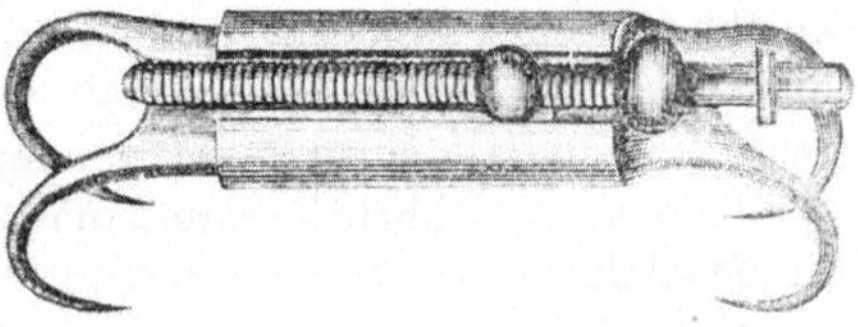

Abb. 4.2. Malgaigne-Haken [88]

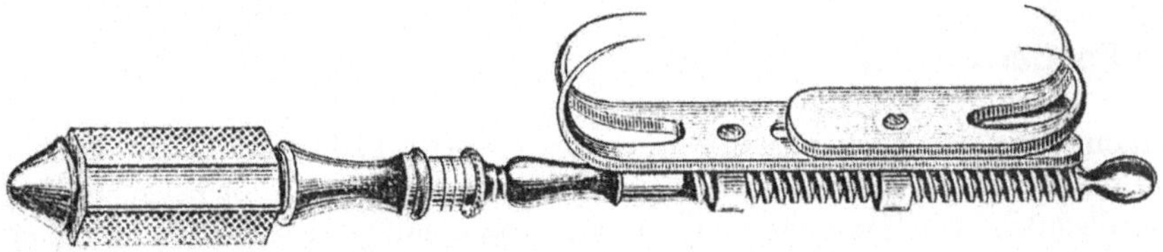

Abb. 4.3. Malgaigne-Haken mit Applikator [3]

Abb. 4.4. Malgaigne-Haken [265]

die Haken der unteren Platte möglichst tief in den Knochen. Dann brachte er die beiden Patellafragmente möglichst nah zusammen und drückte die Haken der oberen Platte kräftig in das obere Fragment. Mit der Druckschraube konnte er nun die Fragmente in Kontakt bringen.

Die ursprüngliche Druckschraube zeigte recht bald zwei Nachteile. Zum einen konnte der Patient sie heimlich selbst bewegen, und beim Anziehen der Schraube, welches einige Kraft erforderte, übertrug sich die Drehbewegung auf die Haken. Dies war für den betroffenen Patienten recht schmerzhaft. Malgaigne entwickelte daher ein neues System, bei dem mittels eines Uhrenschlüssels 2 vertikale Schrauben eine 3. Schraube bewegten, die parallel zu den Platten lag. Auf diese Weise konnten die vorher erwähnten Mängel vermieden werden.

Neben den guten Resultaten mit knöcherner Konsolidierung, aufgrund derer sich die Malgaigne-Klammer rasch verbreitete [3, 88, 171, 265, 278] kam es jedoch durch die Stichkanäle auch zu heftigen Wundinfektionen und sogar zu Todesfällen [297].

Vorzug der Klammer, die von anderen Chirurgen modifiziert [64, 218, 224] und später auch unter antiseptischen Bedingungen verwendet wurde [278], war neben dem direkten Angreifen am Knochen die Möglichkeit, die Schraube jederzeit nachzuziehen und die im Vergleich zur breiten Eröffnung des Gelenkes geringere Invasivität.

Ward (1883) verwendete die Malgaigne-Klammer in einigen Fällen, um die Fragmente intraoperativ in Kontakt zu bringen. War dies gelungen, nähte er die Kniescheibe mit Silberdraht und entfernte die Malgaigne-Klammer wieder. Ein Hinweis für die lang anhaltende Aktualität der Malgaigne-Klammer ist, daß es Winkelbauer (1930) noch im Jahre 1930 für notwendig hielt, darauf hinzuweisen, daß die Malgaigne-Klammer zu gefährlich sei und man von ihrem Gebrauch absehen solle. Die Malgaigne-Klammer wurde vielfach modifiziert und nachgeahmt und diente als Vorbild für spätere Fixateurs externes.

4.2
Dieffenbach

Johann Friedrich Dieffenbach (1792–1847) (1846) griff bei der Behandlung einer Pseudarthrose der Kniescheibe ebenfalls perkutan direkt am Knochen an, indem er 2 Metallzapfen in die Fragmente einschlug und diese mit gewichsten Bändern über der Haut zusammenband. Im weiteren Verlauf kam es zur Eiterung der Stichkanäle und starken Schmerzen, so daß Dieffenbach am 6. Tag die Metallzapfen wieder entfernte.

4.3
Stimson-Haken

Lewis Atterbury Stimson (1844–1917) (1885) hatte vergeblich versucht, die Malgaigne-Klammer zu verwenden, fand aber, daß es zu schwierig war, die Haken der Klammer tief genug in den Knochen einzubringen, um die beiden Platten mit der Schraube zu verbinden. Er stellte auf dem Treffen der New York Surgical Society 1885 deshalb eine zweizinkige Gabel als Ersatz für die Malgaigne-Klammer vor, mit der er einen Patienten mit Erfolg behandelt hatte.

Er kühlte die Haut über dem oberen Fragment mit Eis, um sie zu betäuben, setzte zwei kleine Inzisionen und drückte die 2 Zinken in das obere Fragment. Durch den kleinen Ring an der Basis der Zinken (Abb. 4.5) führte er ein Gummiband (India-rubber cord). Dieses Band wurde am Unterschenkel mit Heftpflaster festgeklebt und zog das obere Fragment nach distal. Der Schaft des Instrumentes wurde mit Rollbinden am Oberschenkel fixiert. Sie verhinderten ein seitliches Verrutschen. Das untere

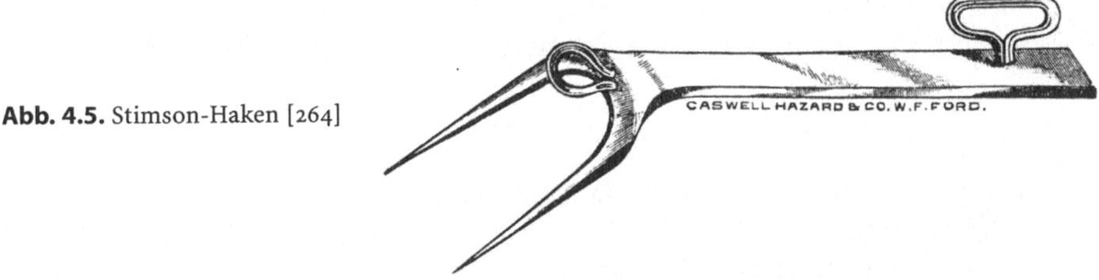

Abb. 4.5. Stimson-Haken [264]

Fragment wurde ausschließlich durch eine Rollbinde sanft nach proximal gedrückt. Fünf Wochen ließ er das Bein im Verband in einer Schiene liegen und besprühte ihn regelmäßig mit Jodoform. Die Kniescheibe zeigte sich danach fest vereinigt. Nach weiteren 4 Wochen in einem Gipsverband konnte der Patient sein Kniegelenk fast bis 90° beugen.

4.4
Bruns-Schraube

Paul Eduard von Bruns (1846–1916) [18, 218], der die Erfahrung gemacht hatte, daß sich die Malgaigne-Klammer zuweilen schwer fixieren ließ und an der Vorderfläche der Bruchstücke abglitt, entwickelte einen Fixateur externe, bei dem er feine Schrauben von ventral in die Patella einbrachte.

Ernst Beck, Assistenzarzt bei Bruns in Tübingen, schraubte feine Knochenschrauben durch die Haut und die Sehne in die Mitte des jeweiligen Bruchstückes. Die

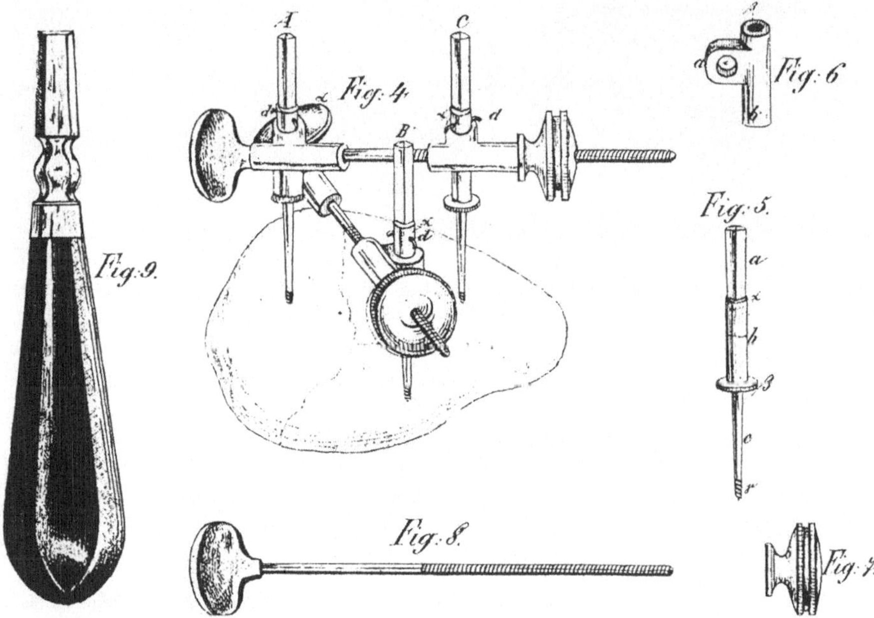

Abb. 4.6. Bruns-Schraube [218]

Schrauben wurden mittels Doppelhülsen, Blattschrauben und Schraubenmuttern miteinander verbunden und solange einander angenähert, bis die Bruchflächen in Kontakt gebracht waren (Abb. 4.6) [218].

4.5
Druckosteosynthese mit einem Doppelspannbügel

E. Schmidt[12] (1959) beschrieb die Anwendung einer Druckosteosynthese mit einem Doppelspannbügel bei einem Patienten, der neben einem Querbruch der Kniescheibe eine gleichseitige chronische fistelnde Osteomyelitis des Tibiakopfes aufwies. Aufgrund der durch die Fistel bedingten Infektionsgefahr schien dem Autor die Eröffnung des Kniegelenkes nicht gerechtfertigt. Er verwendete daher eine Druckosteosynthese mit einem Doppelspannbügel, der sonst bei Gelenkarthrodesen eingesetzt wird (Abb. 4.7). Nachdem er die Fragmente mit scharfen Einzinkerhaken adaptiert hatte, durchbohrte er jedes Fragment horizontal mit je einem Kirschner-Draht und verspannte diese mit dem Doppelbügel. Die Fraktur wurde 6 Wochen in einer Gipshülse ruhiggestellt. Der zerrissene Streckapparat wurde nicht chirurgisch versorgt. Anatomisch und physiologisch waren die Ergebnisse nicht befriedigend. Schmidt sah dieses Verfahren daher auch nur als Notlösung, wenn andere operative Eingriffe kontraindiziert sind.

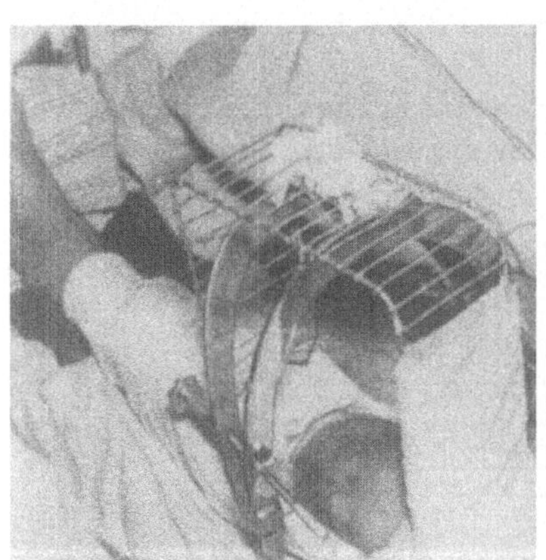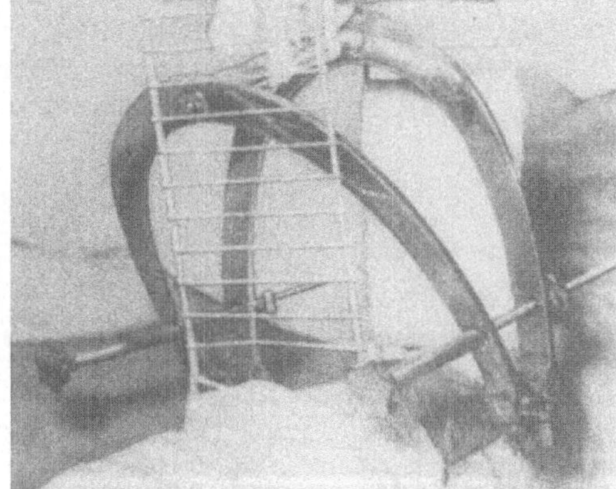

Abb. 4.7. Doppelspannbügel. Die Bruchstücke sind mit einem Doppelspannbügel fixiert und das Bein in einer gefensterten Gipshülse ruhiggestellt. (Aus Schmidt 1959 [247])

4.6
Minifixateur externe

Lauterbach und Kinzl[13] (1991) setzten den Minifixateur externe der AO (Arbeitsgemeinschaft für Osteosynthesefragen) bei einer offenen Refraktur der Kniescheibe

12 Schmidt E, Chirurgische Unfallabteilung (Chefarzt: Dr. E. Schmidt) des Städt. Krankenhauses im Friedrichshain, Berlin (Ärztlicher Direktor: Prof.Dr. H. Klose)
13 Lauterbach H-H, Chirurgische Abteilung (Chefarzt: Dr.H-H Lauterbach), Kreiskrankenhaus Hersbruck, Kinzl L, Klinik für Unfall- und Wiederherstellungschirurgie (Dir.: Prof.Dr. L. Kinzl) der Universität Ulm/ Donau.

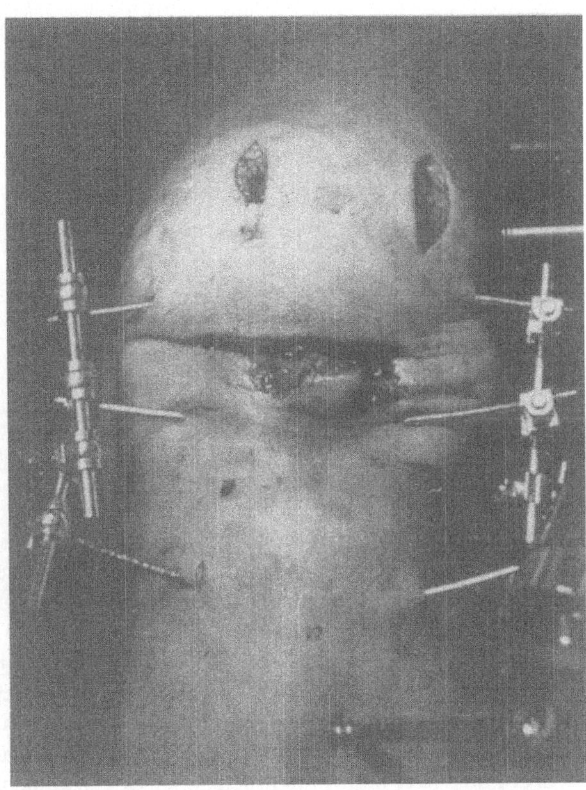

Abb. 4.8. Minifixateur externe. (Aus Lauterbach u. Kinzl 1991 [145])

ein. Der unkooperative Patient stellte sich erst 4 Tage nach dem Sturz vor. Die Wunde war 10 cm breit eröffnet, mit putrider Sekretion und erheblichem Fötor.

Zunächst wurde das Zuggurtungsmaterial der ersten Behandlung entfernt. Aufgrund der Infektion mußte bei der Therapie eine weite Gelenkeröffnung vermieden werden. Die Autoren adaptierten die Fragmente unter Verwendung des AO-Minifixateur externe, wobei je ein Bohrdraht in das obere und untere Fragment eingebracht wurde. Ein 2. kniegelenküberspannender Fixateur externe immobilisierte das Kniegelenk (Abb. 4.8). Die infizierte Wunde wurde täglich lokal behandelt und heilte innerhalb von 3 Wochen ab, woraufhin auch der kniegelenküberspannende Fixateur entfernt wurde.

Eine anatomisch genaue Rekonstruktion der Kniescheibe war nicht möglich. Die Fragmente waren jedoch knöchern geheilt und trotz der schlechten Kooperation des Patienten (chronischer Alkoholabusus) konnte eine Beweglichkeit von 0–15–80° erreicht werden.

5 Die offene chirurgische Versorgung von Kniescheibenfrakturen

5.1
Die direkte Knochennaht

„Schon in der vorantiseptischen Zeit haben einzelne Chirurgen die uns jetzt unverständliche Kühnheit gehabt, bei subkutanem Kniescheibenbruch die Knochennaht anzulegen", schrieb Friedrich Trendelenburg (1844–1924) (1905, S. 17). Die Geschichte der invasiven chirurgischen Frakturversorgung bei Kniescheibenbrüchen beginnt bereits im 17. Jahrhundert mit Marco Aurelio Severino[14] (1580–1656), der 1646 in dem Werk *De Efficaci Medicina* die Behandlung einer schlecht verheilten Kniescheibenfraktur beschrieb. Severino legte die schlecht verheilte Patella frei, frischte die Frakturflächen an, brachte diese dann in möglichst engen Kontakt und band sie zusammen. Auf technische Details dieses Zusammenbindens geht Severino nicht ein, so daß es nicht ersichtlich ist, ob es sich dabei um eine Knochennaht gehandelt hat [253, 291] (Abb. 5.1).

Antonio Ceci (1822–1920) (1885) schrieb Severino dennoch die 1. Knochennaht einer Kniescheibe zu und berichtete, daß Severino dafür von Zeitgenossen fast für verrückt gehalten worden sein soll. Dieses Entsetzen ist angesichts der Sterbeziffern bei Operationen in der vorantiseptischen Zeit verständlich.

Severino beschrieb die Krankengeschichte des ehrwürdigen Priesters Matthias, der sich bei einem Sturz die Kniescheibe gebrochen hatte. Der Bruch verheilte nicht, der Patient konnte seinen Fuß und sein Bein nicht kontrollieren und hatte beim Treppensteigen auch nach einigen Monaten noch Beschwerden. Severino sah keine andere Möglichkeit, als die Kniescheibe freizulegen, den Kallus zu entfernen und die Fragmentränder anzufrischen, um die Patella zu reponieren und zusammengefügt zu retenieren. Die Nachbehandlung dauerte ca. 3–4 Monate. Der Patient kam im tiefsten Winter zu ihm und konnte im Frühling wieder laufen. Severino bewertete den Eingriff als erfolgreich und bezog sich in seiner Veröf-

---

14 Severino, Marco Aurelio (1580–1656), „berühmter Chirurg, geb. 2. Nov. 1580 zu Tarsia in Calabrien, studirte in Neapel, wurde in Salerno 1606 Doctor, liess sich in Neapel nieder und wurde 1610 durch Concurs zum Prof. der Anat. und Med. ernannt, welche Stellungen er bis zu seinem Tode beibehielt, ebenso wie die später erlangte als Chefarzt des Hosp. der Unheilbaren. Eine Zeit lang war er durch die Intriguen seiner Feinde und von der Inquisition verfolgt, aus Neapel vertrieben worden, kehrte jedoch, durch die allgemeine Stimme zurückberufen, bald wieder dahin zurück und war einer der berühmtesten Lehrer seiner Zeit. ... Während einer Mittel-Italien heimsuchenden Pest-Epidemie wurde er am 16. Juli 1656 ein Opfer derselben. -Seine Gelehrsamkeit, sein Scharfsinn, sein sicheres Urtheil führten der Universität von Neapel viele Fremde zu. Er war in Italien der hauptsächlichste Reformator der Chirurgie, in welcher er die strengen Grundsätze der Griechen wieder zur Geltung brachte. Auch war er ein energischer Operateur, der vom Messer und Glüheisen, die bei den Arabern sehr in den Hintergrund getreten waren, wieder einen kühnen Gebrauch machte" [105 (5: 242)].

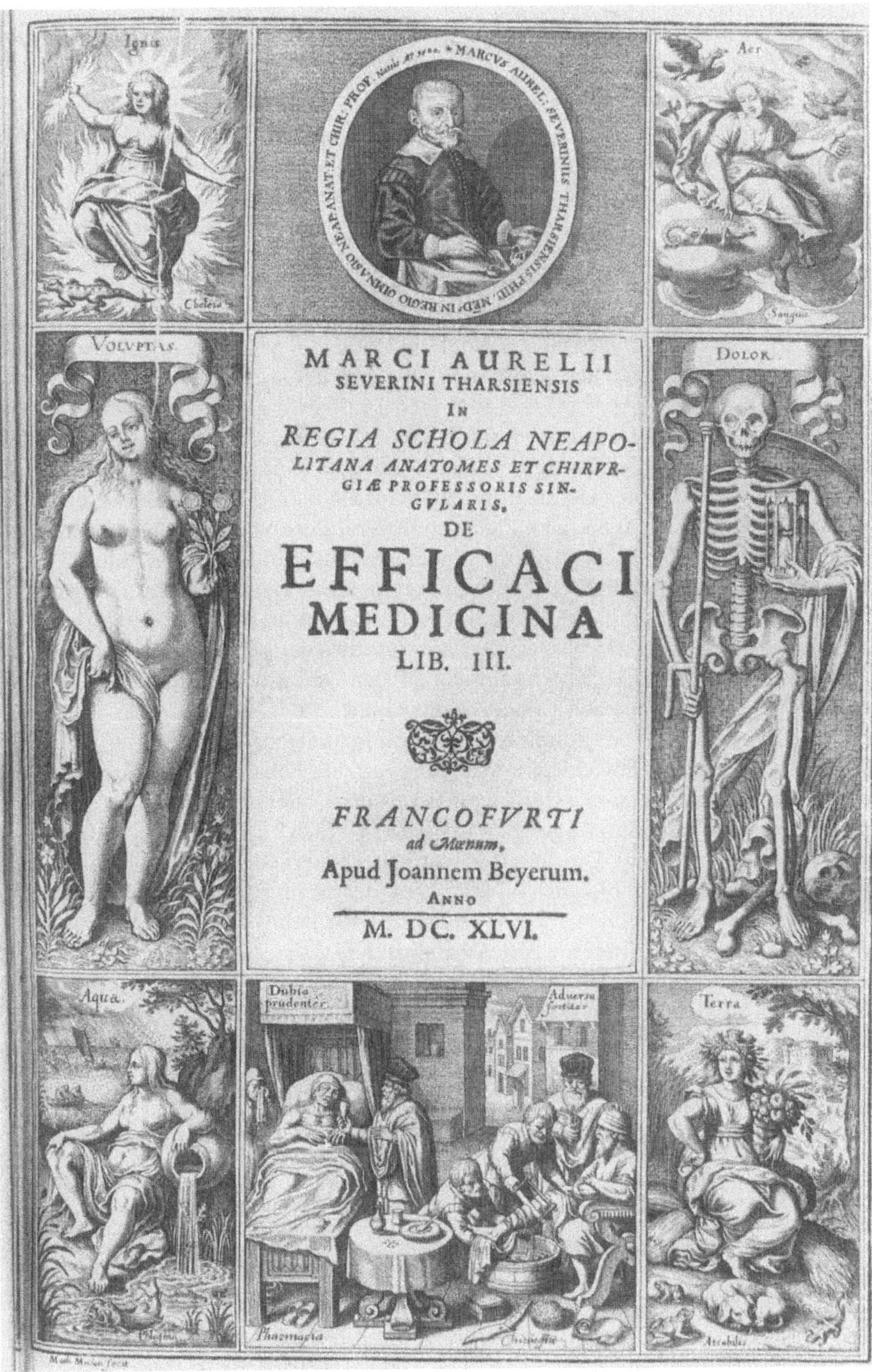

Abb. 5.1. Titelblatt. (Aus Severino 1646 [253])

fentlichung auf ältere Autoren, wie z.B. Angelus Fictus Lucanus, der erfolgreich eine Operation am Wangenknochen vorgenommen hatte, nachdem er mit einem Messer die Haut geöffnet und den Kallus an den Bruchstellen abgetragen hatte.

Nach Jalaguier (1884) und Stimson (1910) wurde die Patellanaht erstmals 1834 von John Rhea Barton[15] (1794–1871) in Philadelphia durchgeführt. Die älteste Quelle, die dies bestätigt, ist ein von Jalaguier zitierter Artikel in der Medical News and Abstract (Philadelphia) vom 1. Dezember 1883, in dem der Herausgeber Henry Lea [146 (S. 603)] knapp bemerkte: „It [die Knochennaht] was however, first done by Dr. John Rhea Barton more than fifty years ago and repeated by McClellan in 1838". Weitere Informationen oder Quellenangaben zu Barton oder George McClellan (1849–1913) gibt dieser Autor nicht[16]. Nach Stimson (1910) legte Barton einen einzelnen Metalldraht durch den Knochen und verknotete diesen über der Haut. Sowohl die Medical News and Abstract von 1883 als auch Stimson berichteten, daß Bartons Patient nach der Operation verstarb.

Elisha Samuel Cooper[17] (1822–1862) (1861) in San Francisco war wohl der erste Chirurg, der sogar noch vor der Einführung der Antisepsis mit der offenen Patellanaht offenbar gleichbleibend gute Erfolge erzielen konnte. Cooper berichtete von wiederholter knöcherner Heilung und widersprach damit der Ansicht vieler Chirurgen, die behaupteten, daß eine knöcherne Konsolidierung einer Patellafraktur nicht möglich sei. Er eröffnete das Knie mit einem Längsschnitt. Mit einem Bohrer (Durchmesser: 2 mm) durchbohrte er die Patellafragmente am vorderen Rand, führte einen Silberdraht durch die Bohrkanäle und brachte die Fragmente in Kontakt, indem er kräftig an den Enden des gekreuzten Silberdrahtes zog. Die Drahtenden drehte er zusammen, damit sie die Patienten nicht störten. Auf diese Weise heilten die Fragmente der Kniescheibe nach Cooper immer knöchern. Cooper hielt es für wichtig, daß die Wunde durch Granulation heilte, und legte daher Scharpie (Zupfleinen) in die Wunde. Danach umwickelte er das Bein von den Zehen bis zur Mitte des Oberschenkels mit einem engen 4- bis 5lagigen Verband. Über dem Knie hielt er den Verband feucht, um eine Entzündung zu verhindern. Nach 1 Woche wechselte der Autor den Verband zum 1. Mal. Die Scharpie wurde nach 3 Wochen ganz entfernt, der Verband aber beibehalten, bis nach 6–8 Wochen der Draht entfernt wurde. Um diesen leichter entfernen zu können, bewegte Cooper den Draht ab der 3. Woche alle 3–4 Tage. Im allgemeinen litten die Patienten nach der Operation nicht unter Schmerzen, wobei es nach Coopers Ansicht besonders wichtig war, die Wunde offen zu halten.

Thomas Muldrup Logan (1808–1876) (zit. nach [291]), nähte 1867 einen veralteten Kniescheibenbruch bei einem 30jährigen Patienten erfolgreich: Die Fraktur war

---

15 Barton, John Rhea (1794–1871), war als Wundarzt am Pennsylvania Hospital in Philadelphia und wissenschaftlich auf dem Gebiete der Chirurgie tätig [105, (1:364)].
16 Unsere Suche nach Bartons Artikel über die Behandlung von Kniescheibenbrüchen blieb erfolglos. In den beiden Einträgen, die sich im amerikanischen *Index catalogue of the Library of the surgeon-generals office der U.S. Army* (1881) zu Barton finden, handelt es sich um Artikel über die Behandlung von Ankylosen (Barton 1827, 1837), in denen der Autor jedoch die Behandlung von Patellafrakturen nicht erwähnte. Die Zeitschrift *Medical News and Abstract* aus Philadelphia, in der Bartons Kniescheibennaht erwähnt wurde, ging 1880 aus der *Medical News and Library* (Philadelphia, Bd.1–37, 1843–1879) hervor, die wiederum den *American Medical Intelligencer* (A concentrated record of medical science and literature. Philadelphia, Bd. 1–4, 1837–1842) ablöste. Auch bei der Durchsicht der Jahrgänge 1837–1860 dieser Zeitschriften fanden wir lediglich einen weiteren Artikel von Barton (1848) zur Ankylosebehandlung, so daß wir die Aussage aus dem Artikel der *Medical News* (1883) nicht bestätigen konnten.
17 Cooper, Elisha Samuel (1822–1862) „war in San Francisco kurz vor seinem Tode Herausgeber der dortigen *Medical Press* und publicierte 1857 eine operative Entfernung eines dicht am Herzen sitzenden Fremdkörpers" [105 (2: 100)].

7 Wochen nach dem Unfall fibrös verheilt. Die Diastase war groß genug, um einen Finger hineinzulegen, und vergrößerte sich bei Beugung im Kniegelenk. Bei 45° Beugung nahm Logan einen Längsschnitt über der Kniescheibe vor, durchtrennte die Zwischensubstanz und bohrte in jedes Fragment ein Loch. Mittels eines starken Silberdrahtes näherte er die beiden Fragmente, drehte dann die Enden zusammen und führte sie aus der offenen Wunde heraus. Die Hautwunde bedeckte er mit Kaltwasserkompressen. Es kam zu beträchtlicher Eiterung, aber nach 6 Wochen schien die Heilung so weit fortgeschritten, daß der Draht entfernt werden konnte.

Die Einführung der antiseptischen Knochennaht durch Lister und Cameron 1877

Bereits Anfang der 70er Jahre des letzten Jahrhunderts vertraten Sir Joseph Lister[18] und sein Mitarbeiter und Freund Sir Hector Clare Cameron[19] am Glasgow Royal Infirmary die Ansicht, daß antiseptische Knochennähte mit Silberdraht, wie sie sie jüngst bei der Frakturversorgung von Schaftfrakturen von langen Knochen verwendet hatten, auch bei der Behandlung von Patella- und Olecranonfrakturen indiziert sein könnten [159]. Am 28. März 1873 bot sich Lister erstmals die Gelegenheit, einen fünf Monate alten Olecranonbruch unter antiseptischen Kautelen zu versorgen. Die Fraktur verheilte komplikationslos. Lister konnte 7 Wochen nach der Operation das Nahtmaterial entfernen und den Patienten schließlich mit einem frei beweglichen Ellenbogengelenk entlassen: „I afterwards had the satisfaction of learning that he was wielding the hammer in an iron shipbuilding yard with his former energy" [159 (S. 855)]. Seit dieser erfolgreichen Operation nahmen sich sowohl Lister als auch Cameron vor, auch eine Patellafraktur zu nähen: „Ever after my first case of ununited fracture of the olecranon, I was on the look out for a fracture of the patella to treat on the same principle. Dr Cameron, however, anticipated me" [159 (S. 856)].

Cameron führte am 5. März 1877, ein halbes Jahr vor Lister, die 1. antiseptische Patellanaht aus [47, 159]. Es handelte sich dabei um eine Refraktur bei einem Patienten, der am 29. Oktober 1876 mit einem Querbruch der linken Kniescheibe aufgenommen wurde und 2 Monate später mit einem kurzen, festen fibrösen Kallus entlas-

---

18 Lister, Lord Joseph (1827–1912), „am 5.April 1827 in Uptonhouse in Essex geboren ... 1852 zum Bachelor of Med. graduiert, wurde er resident assistant am University College Hospital und Fellow des R.C.S. Engl. Während eines Herbstaufenthaltes in Schottland 1853 besuchte er Edinburg und erlangte hier zunächst die Stellung als ‚Supernumerary Dresser' an der Infirmary, dann als ‚House-Surgeon' unter Syme 1854, dessen Tochter Agnes er heiratete ... 1858 wurde er Assistent Surgeon an der Royal Infirmary in Edinburg und las gleichzeitig privatim, aber auch an der Universität über Chirurgie. ... Die erste Veröffentlichung über seine so berühmt gewordene antiseptische Wundbehandlung findet sich im Lancet 1867 u.d.T. ‚On a new method on treating compound fracture, abscess etc. with observations in the conditions of suppuration'. (Vol. I S. 326, 387, 507; Vol. II S. 95) ... L. ist durch seine Entdeckung einer der großen Wohltäter der Menschheit geworden! – 1869 siedelte er als Nachfolger seines Schwiegervaters auf den Lehrstuhl für klinische Chirurgie nach Edinburg über, wohin bald die Chirurgen aus der ganzen Welt zusammenströmten. 1877 erhielt er einen Ruf an das Kings College in London, an dessen Hospital er bis 1892 lehrte. Dann trat er von der Lehrtätigkeit zurück, war aber weiter schriftstellerisch tätig. 1883 war er zum Baronet, 1897 zum Pair erhoben worden. Schon in Edinburg war er zum Surgeon of the Queen in Schottland, in London dann zum Sergeant Surgeon der Königin ernannt worden. ... Seit 1896 war er Präsident der Roy. Soc. ... am 10. Februar starb er in dem Städtchen Walmer in Kent, wo er seit Juli 1908 weilte" [105 (3: 803–805)].
19 Cameron, Sir Hector Clare (1843–1928), studierte in Edingburgh und Glasgow, wo er 1966 sein Studium abschloß. Cameron war zuerst Student und später „house-surgeon" bei Joseph Lister. Von 1870–1874 war er „extra dispensary surgeon", von 1875–1881 „surgeon" an der Glasgow Royal Infirmary. Von 1881–1910 arbeitete Cameron zunächst als „surgeon", dann als Professor für klinische Chirurgie an der Western Infirmary.

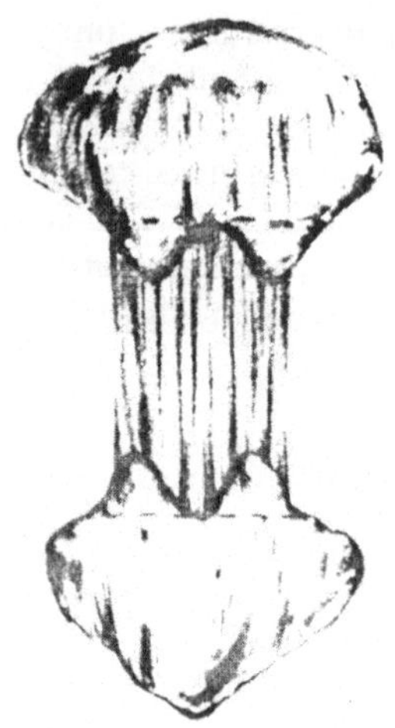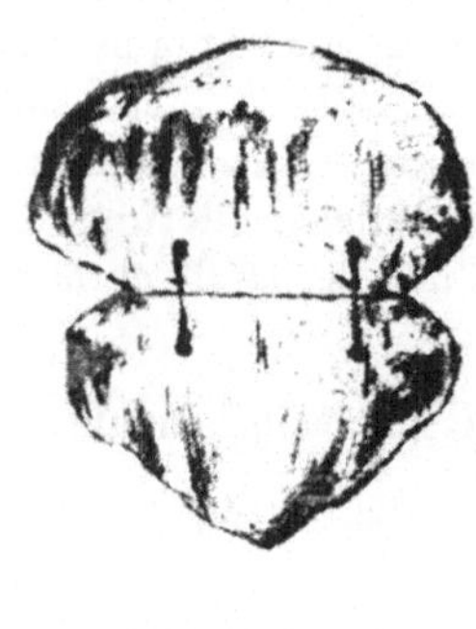

Abb. 5.2. Die erste antiseptische Knochennaht der Patella durch Cameron am 5.3.1877; **links** Zustand nach der Refraktur. Erhebliche ligamentöse Zwischenmasse, **rechts** Knochennaht. (Aus Cameron 1878 [47])

sen wurde. Zehn Tage später, am 8. Januar 1877, stellte der Patient sich mit einer Refraktur erneut vor, die er sich in alkoholisiertem Zustand durch Muskelkontraktion zugezogen hatte. Die Behandlung mit indirekten Methoden blieb erfolglos, so daß sich Cameron zwei Monate nach der Aufnahme, am 5. März 1877, („trusting to antiseptic treatment") zur Knochennaht entschloß.

Unter Anwendung einer Chloroformnarkose begann Cameron mit einem Längsschnitt über den Fragmenten, entfernte das ligamentöse Narbengewebe und frischte die Bruchflächen an (Abb. 5.2). Dann durchbohrte er mit einem Pfriem (common bradawl) jedes Fragment an 2 Stellen und vereinigte sie mit Silberdraht, nachdem er eine Gelenkdrainage gelegt hatte. Die Drahtenden drehte er zusammen und führte sie zur Wunde heraus. Unter strenger Antisepsis erfolgte die Heilung schnell und ohne Eiterung. Das funktionelle Ergebnis war befriedigend. „The patient was dismissed with a useful limb" [47] (S. 293)]. Die Vereinigung der Fragmente war allerdings nicht knöchern sie blieben leicht gegeneinander verschieblich. Die Patella besaß die Form einer Sanduhr (Abb. 5.2), da Cameron die Kniescheibe nicht an ihrer breitesten Stelle anfrischte.

1877 wurde Lister als Professor of Clinical Surgery an das Kings College in London berufen, wo er am 26. Oktober 1877 die 1. Patellanaht einer frischen Kniescheibenfraktur durchführte. Lister veröffentlichte diese Operation am 15. Dezember 1877 als kurze Notiz im *British Medical Journal* unter dem Titel: „A new treatment for fracture of the Patella".

Der 40jährige Patient zog sich den Querbruch bei einem Reitunfall zu und wurde von Lister zunächst konservativ mit einem Apparat behandelt, der mittels Gewichten das obere Fragment herunterziehen sollte. Diese Therapie zeigte sich nach 4 Tagen erfolglos. Die Fragmente standen immer noch ca. 6 mm auseinander und Lister empfahl dem Patienten, sich operieren zu lassen. Dieser wiederum verließ daraufhin die Klinik, um sich von seinem Hausarzt weiterbehandeln zu lassen. Acht Tage später stellte er sich dann aber doch zur Operation vor. Lister operierte ihn daher 14 Tage nach dem Unfall. Er öffnete das Knie mit einem Längsschnitt, reinigte die Oberfläche der Fragmente und legte eine Roßhaardrainage ins Gelenk. Dann durchbohrte er die beiden Fragmente und nähte sie mit einem Silberdraht. Dabei achtete er darauf, die Kniescheibe schräg anzubohren und den Draht so zu legen, daß der Gelenkknorpel unbeschädigt blieb und das Nahtmaterial extraartikulär lag (Abb. 5.3). Lister legte einen weiteren Roßhaardrain in die Wunde und vernähte die Haut. Das Bein wurde ruhig gelagert. Die Hautwunde heilte reaktionslos. Listers Beschreibung von 1877 endete mit der 6. postoperativen Woche noch bevor er die Naht entfernt hatte, ohne daß er nähere Angaben über die Funktion des Kniegelenkes machte.

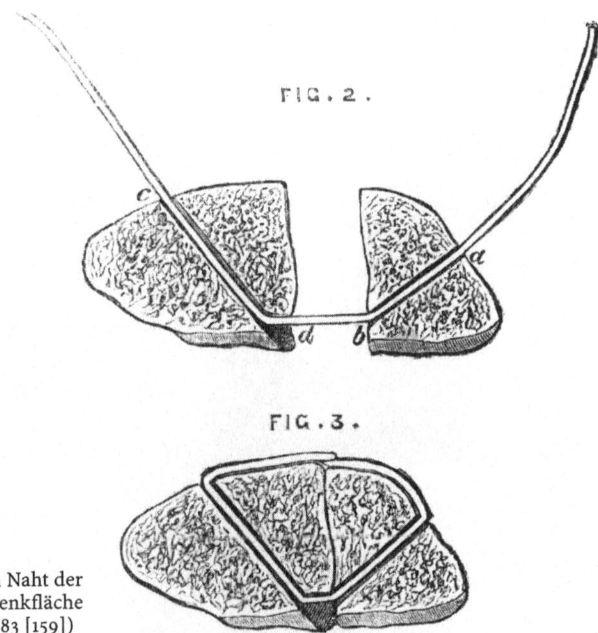

Abb. 5.3. Technik der offenen Naht der Patella. Der Draht darf die Gelenkfläche nicht erreichen. (Aus Lister 1883 [159])

Lister berichtete abschließend vom Verlauf und Resultat erst 1883 in einem Artikel, in dem er seine Erfahrungen mit der Patellanaht an 7 Patienten zusammenfaßte [159]. Er entfernte den Silberdraht bei seinem 1. Patienten 8 Wochen nach der Operation und ließ ihn 2 Wochen später erstmals aufstehen. Der Patient konnte sein Bein bis 30° beugen, verließ aber 2 Tage darauf die Klinik, ohne sich später wieder vorzustellen. In den Jahren 1879 bis 1883 führte Lister 6 weitere Operationen erfolgreich durch.

Die direkte Knochennaht in Deutschland (Abb. 5.4)

Max Schede[20] führte die erste antiseptische Kniescheibenoperation bereits eine Woche nach Listers Veröffentlichung am 22. Dezember 1877 durch [209], und war damit vor Friedrich Trendelenburg (1844–1924) (8. Februar 1878/ [275]), Karl Friedrich Ferdinand Uhde (*1813) (25. Februar 1878/ [281]), Bernhard von Langenbeck (1810–1887) (14. Dezember 1878/ [197]) und Pfeil Schneider (6. November 1879/ [209]) der erste deutsche Chirurg, der die Patella nach Listers Methode operierte.

---

20 Schede, Max (1844–1902), „am 7. Januar 1844 in Arnsberg, Westfalen, geboren, studierte in Halle, Heidelberg und Zürich, promovierte 1866 in Halle und trat nach dem Deutsch-Österreichischen Kriege bei R. Volkmann als Assistent ein. 1872 in Halle für Chirurgie habilitiert, wurde er 1877 Direktor der Chirurgischen Abteilung des neuerbauten Krankenhauses am Friedrichshain in Berlin, ging aber 1882 an das Allg. Krankenhaus St.Georg in Hamburg, wo er 1888 das unter seiner Mitwirkung neu errichtete Eppendorfer Krankenhaus als leitender Arzt der Chirurgischen Abteilung übernahm. 1895 wurde er Ordinarius der Chirurgie in Bonn. Hier starb er am 31. Dezember 1902. Überaus intensiv beteiligte sich Sch. an allen wissenschaftlichen Problemen des Faches; aus der Fülle seiner Arbeiten ragen die über Wundbehandlung, Gelenkserkrankungen, Operation der Hernien, des Mastdarmkrebses und der Hydrokele bes. hervor“ [70 (2: 1377)].

Bei Schedes 30jährigem Patienten war der subkutane Querbruch nach 83 Tagen noch nicht verheilt, weil das kleine obere Fragment sich verkantet hatte. Die Operation wurde unter Verwendung von Thymolspray ausgeführt. Schede legte einen Querschnitt über der Kniescheibe und zog das obere Fragment mit einiger Mühe mittels eines starken Gummibandes nach unten. Die Fragmente wurden mit 2 Silbernähten vereinigt und 2 Drains in die Wundwinkel gelegt. Es kam zu einer vorübergehenden Vereiterung des Gelenkes. Am 4. Februar 1878 entfernte er die Nähte und legte am 9. Februar einen Gipsverband, den er erst am 1. März entfernte. Die Kniescheibe war knöchern konsolidiert, aber das Gelenk versteift. Diese Versteifung konnte auch im weiteren Verlauf nicht mehr behoben werden.

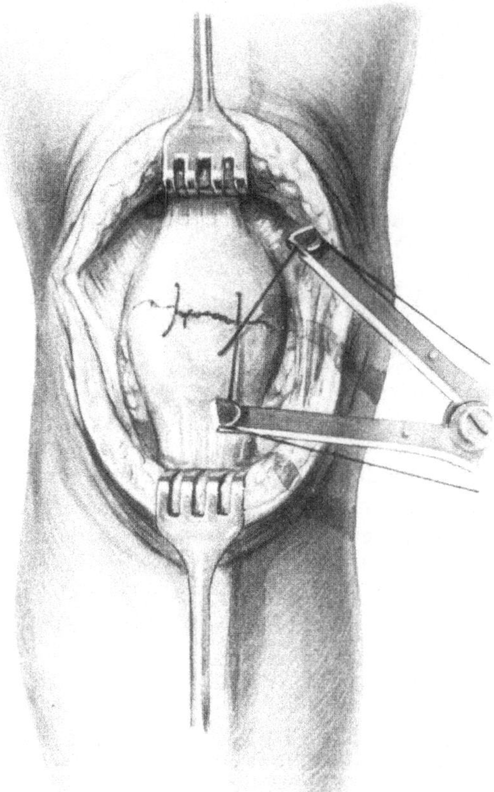

Abb. 5.4. Direkte Knochennaht der Kniescheibe. Anspannen des Drahtes mit einer Kirschner Drahtspannzange [133]

Trendelenburg (1905) bezeichnete sich rückblickend als einen der eifrigsten Vertreter der Knochennaht, der bereits seit 1878 sämtliche Patellafrakturen mit deutlicher Diastase der Fragmente nähte. Trendelenburg stellte auf dem 7. Chirurgen-Kongreß 1878 einen Fall von veraltetem Querbruch der Patella vor [86, 275].

Der 17jährige Patient war am 24. Dezember 1877 von einer Leiter gestürzt und hatte sich eine Querfraktur zugezogen. Bis sich der Patient zwei Wochen später, am 8. Februar 1878, in der Rostocker Klinik vorstellte, war diese Fraktur unbehandelt geblieben. Es zeigte sich eine daumenbreite Diastase und geminderte Funktion des Beines.

Trendelenburg machte einen Bogenschnitt mit Basis nach unten, frischte die Bruchkanten an und bohrte dann mit einem Pfriem mehrere Löcher durch die Patella. Nach anderthalb Stunden schaffte er es, die Fragmente in Kontakt zu bringen, und legte zwei Silbernähte. Eine dritte riß aus. Die Kapsel nähte er mit Katgut. Trendelenburg arbeitete mit desinfizierten Instrumenten und wusch die Wunde mit Karbolwasser aus. Am 8. und am 14. Tag wechselte er den Verband. Zwei Monate nach dem Eingriff war die Streckfähigkeit der Extremität wiederhergestellt.

Karl Friedrich Ferdinand Uhde (1878) in Braunschweig behandelte am 25. Februar 1878 eine Refraktur einer Kniescheibe mit der offenen Naht.

Bei einem Sturz brach sich der 21jährige Patient die fibrös geheilte rechte Kniescheibe erneut und wurde am folgenden Tag unter künstlicher Blutleere und Listers antiseptischer Vorgehensweise operiert. Auf Wunsch seines Patienten verzichtete Uhde auf die Narkose. Er legte einen 12 cm langen Längsschnitt über die Kniescheibe und frischte die Bruchflächen an, indem er mit einem scharfen Löffel und einem Knochenmesser den fibrösen Kallus entfernte. Dann bohrte er mit einem Drillbohrer in das obere Fragment 2 Kanäle, die von oben zu den Bruchflächen führten und in einigen Millimetern Abstand voneinander lagen. An den entsprechenden Punkten des unteren Fragmentes bohrte er 2 weitere Kanäle. Die Durchführung des Silberdrahtes durch die Kanäle mißlang ihm bei einem Draht, weil sich dieser am Frakturspalt nicht mehr vorschieben ließ. Bei der Näherung der Fragmente empfand der Patient am Oberschenkel so starke Schmerzen, daß Uhde den angelegten Gummischlauch entfernen mußte und mehr und mehr Blut ins Gelenk gelangte. Schließlich führte Uhde mittels einer Stopfnadel problemlos einen 5fach zusammengedrehten Eisendraht durch die sich jeweils entsprechenden Kanäle, näherte die Bruchenden einander an und drehte die korrespondierenden Drahtenden zusammen. Nach Ausspülung der Wunde mit 5%iger wässriger Karbolsäurelösung nähte er die Haut mit Katgut, wobei er einen Drain legte und die beiden Eisendrahtnähte heraussstehen ließ. Er legte einen antiseptischen Verband und lagerte das Bein in einer Eisenblechrinne mit stark erhöhter Ferse. Sechs Wochen nach der Operation wurden die Drähte entfernt.

Bruno Pape (1879), Doktorand bei Langenbeck in Berlin, berichtete in seiner Dissertation über Langenbecks Kniescheibenoperation vom 14. Dezember 1878.

Der 49jährige Patient stellte sich 6 Tage nach dem Unfall mit einer frischen Fraktur vor. Langenbeck bohrte die Fragmente vor und legte dann einen Silberdraht durch die Patella und die Haut und schloß diesen Draht über einer Gazerolle. Anschließend legte er einen antiseptischen Verband nach Lister an. Das Knie entzündete sich, und der Patient bekam Schüttelfrost. Langenbeck amputierte das Bein am 10. postoperativen Tag. Am folgenden Tag starb der Patient. Pape kam daher zu dem Schluß: „Man begnüge sich also lieber damit, einem Patienten die Kniescheibe mit mehr oder minder großer fibröser Zwischenmasse zu heilen, als ihn einer so bedeutenden Gefahr auszusetzen" und gab der Malgaigne-Klammer den Vorzug.

Pfeil Schneider (1880) operierte am 6. November 1879 einen 2 Tage alten subkutanen Querbruch bei einem 35jährigen Patienten.

Er legte einen 15 cm langen Längsschnitt über die Patella, entfernte die Blutkoagel, reinigte die Bruchflächen und spülte das Gelenk mit 5%iger Karbolsäurelösung. Mittels eines Nagelbohrers bohrte er 2 Kanäle in jedes Fragment (durch die volle Dicke der Fragmente) und vereinigte diese mit Silberdraht. An beide Seiten der Kniescheibe legte er Gelenkdrainagen, legte einen Lister-Verband an und lagerte das Bein auf einer Bonnet-Schiene. Der Verband wurde täglich gewechselt, der Patient empfand medial einen Druckschmerz. Die mediale Drainfistel eiterte spärlich und mit Unterbrechungen bis zum 44. Tag. Schon ab dem 8. Tag konnte der Patient das Bein gestreckt frei erheben und begann mit Gehversuchen. Nach 7 Wochen war er bereits wieder arbeitsfähig und konnte das Knie nach einem Jahr bis 70° beugen.

Die zentralen Punkte der Behandlung sah Pfeil Schneider neben der strengen Beachtung der Antisepsis in einer stabilen Frakturversorgung und der möglichst frühen postoperativen Bewegung des Beines, mit der er 2 Wochen nach der Operation begann.

5.2
Cerclage

Bei der von Paul Berger[21] (1845–1908) (1892) vorgestellten Patellacerclage (cerclage de la rotule) wird der aseptische Silberdraht als Cerclage (franz.: Umschlingung) durch die Sehne des Quadrizeps und das Lig. patellae in der Frontalebene um den Äquator der Patella gelegt (Abb. 5.5). Die Cerclage setzte sich schnell als das Mittel der Wahl bei Mehrfragmentbrüchen und Frakturen mit kleinen Bruchstücken durch und wurde später als solches in zahlreichen Lehrbüchern, z.B. von Carl Garrè (1857–1928) (1921, 1935), Erich Sonntag (*1881) (1923), Otto Nordmann (1878–1946) (1938, 1952), Paul Rostock (1892–1956) (1943, 1957), Lorenz Böhler (1885–1973) (1957), Georg Hohmann (1880–1971) (1961), Viktor Orator (1894–1954) (1962) und H. Schiling (1965),

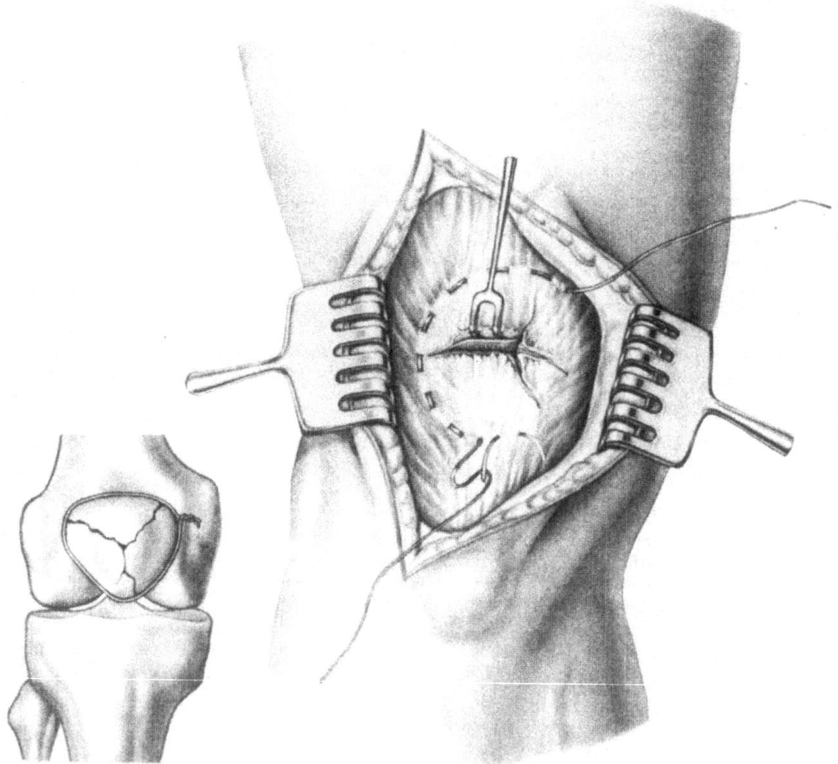

Abb. 5.5. Bergers Cerclage der Kniescheibe [288]

---

21 Berger, Paul (1845–1908), „geboren am 6. Januar 1845 zu Beaucourt (Haut-Rhin), studirte in Paris, besonders als Schüler Gosselins und promovirte daselbst 1873. Seit diesem Jahre vorzugsweise im chirurgischen Fache thätig, wurde er zum Aggrégé der Pariser Facultät 1875, zum Chirurgien des hôpitaux 1877" [105 (1: 475). „1893 Mitglied der Acad. de méd., 1894 Professor der chirurgischen Klinik an der medizinischen Fakultät zu Paris, 1898 Präsident der Société de chir., Wundarzt am Hôpital de la Pitié, des Hertford British Hosp. und der École normale" [84 (S. 90)].

empfohlen. Die Cerclage gehört auch in der aktuellen Behandlung von Patellafrakturen zu den Standardverfahren [33, 116, 298]. Die Patellacerclage gewährleistet eine anatomisch genaue Adaptierung und eine gute Kompression der Bruchstücke, kann aber bei Flexion des Kniegelenkes eine Dislokation der Fragmente nicht verhindern [296]. Die Frakturversorgung ist bei alleiniger Cerclage daher nicht übungsstabil und verlangt eine postoperative Immobilisation, die Verklebungen mit konsekutiver Funktionseinschränkung zur Folge haben kann. Daher wird der Kombination der Cerclage mit der Zuggurtung der Vorzug gegeben [45, 59, 162, 178, 298].

Berger (1892) präsentierte der Société de Chirurgie in Paris ein kleines Mädchen, das sich die Kniescheibe am unteren Pol gebrochen hatte (Patellapolabriß). Das untere Fragment war kleiner als 1 cm². Sie hatte nur einen kleinen Bluterguß im Knie, so daß die Fragmente leicht einander angenähert werden konnten. Er legte das Bein in Streckstellung auf eine hintere Gipsschiene. Die Fragmente wurden mittels eines Pflasterverbandes, der in der Kniekehle gekreuzt wurde, zusammengehalten. Diese konservative Behandlung zeigte keinen Erfolg. Es zeigte sich eine erhebliche Diastase, die sich bei Beugung noch vergrößerte. Die junge Patientin konnte das Bein nicht mehr strecken. Daher entschloß sich Berger zur offenen Naht der Fraktur. Er legte die Fragmente frei und frischte die gegenüberliegenden Bruchflächen an. Als er aber das kleine untere Fragment für die klassische Drahtnaht durchbohren wollte, zerbrach es in zwei Teile, die zu klein waren, um sie mit einem Silberdraht zu durchbohren. Der Autor setzte die Operation fort, indem er die direkte Naht durch eine Umwicklung der Fragmente ersetzte. Bei dieser Cerclage führte er mittels einer Reverdin-Nadel einen starken Silberdraht am oberen Rand der Kniescheibe durch die Quadrizepssehne, dann durch die Sehnenansätze am seitlichen Rand auf Höhe des Knochens und schließlich unter die unteren Fragmente durch das Lig. patellae. So umrundete er die gesamte Kniescheibe, wobei sich der Draht den Knochenkonturen anpaßte und die einzelnen Fragmente sammelte und fest zusammenfügte. Die Drahtenden drehte er zusammen, schnitt sie kurz ab und klopfte sie mit einer Knochenfeile eng am Knochen fest. Eine Periost- und eine Hautnaht beendete die Operation. Dann legte er das Bein in eine Gipsschiene. Die Hautnähte entfernte er nach 12 Tagen, ließ den extraartikulären Silberdraht jedoch liegen. Nach 40 Tagen entfernte er die Gipsschiene.

Bis auf eine vorübergehende leichte Steifheit des Knies war die Heilung vollkommen. Die Fragmente waren fest vereinigt, und die Patientin konnte ihre Extremität aktiv strecken und ohne Hinken laufen. Berger empfahl aufgrund dieses günstigen Ergebnisses die Cerclage als Mittel der Wahl bei Patellafrakturen, bei denen ein Fragment sehr klein ist, bei Mehrfragmentbrüchen oder bei sehr unregelmäßigen Brüchen. Bei normalen Querbrüchen der Patella empfahl auch er die direkte Knochennaht (Abb. 5.5, 5.6).

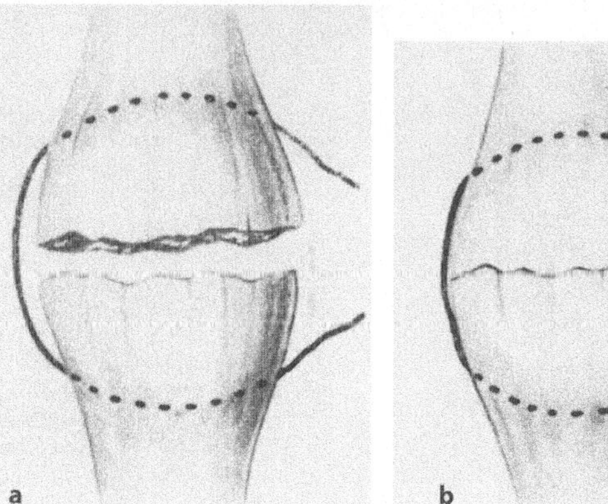

Abb. 5.6. Cerclage nach Berger [99]

a   b

Martin Kirschner (1879–1942) (1929) kombinierte die Cerclage mit einer longitudinalen Naht der Fragmente (Abb. 5.7). Den großen Vorteil dabei sah er darin, daß man frühzeitig mit einer funktionellen Nachbehandlung beginnen konnte. Trotzdem blieb nach den Erfahrungen des Autors oft eine Funktionseinschränkung des Kniegelenkes zurück, die sich meist in einer verminderten Beugefähigkeit äußerte. Da nach der sonst häufig geübten Patellektomie Quadrizepsatrophien beobachtet wurden, empfahlen Axhausen und Schultze[22] (1959) die Cerclage auch bei Trümmerfrakturen. Bei genauer anatomischer Rekonstruktion der Kniescheibe heilen die freien Fragmente wie Transplantate ein. Drei Jahre nach dem Unfall fanden die Autoren bei einem nachuntersuchten Fall eine freie Gelenkfunktion ohne Anzeichen einer arthrotischen Veränderung (Abb. 5.8).

Jaskulka[23] et al. (1989) berichten, daß bei 97 operativ versorgten Patellafrakturen an der Universitätsklinik in Wien im Zeitraum von 1976 bis 1985 in 35,1 % (= 34 Fälle) die Drahtcerclage bevorzugt wurde. Dabei handelte es sich am häufigsten um einfache Querfrakturen (16 Fälle), 9mal um Mehrfragmentbrüche, 3mal um Polabrisse, 5mal um Trümmerbrüche und einmal um eine Sternfraktur. In 28% der Fälle führte

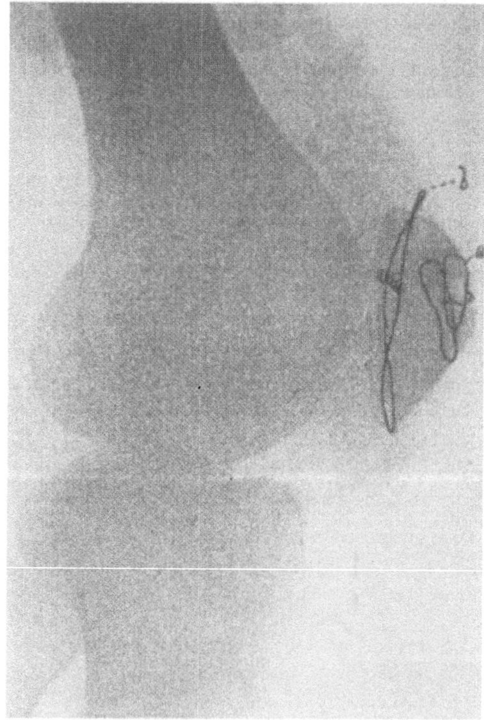

Abb. 5.7. Kombinierte Versorgung mit Longitudinalnaht und Cerclage. (Aus Kirschner u. Ellmer 1929 [125])

---

22 Axhausen W, Schultze G, Städt. Krankenhaus Moabit, Chirurgische Abteilung (Ärztl. Direktor: Prof. E. Gohrbandt).
23 Jaskulka R (1989), Ittner G, Raffezeder U, II. Universitätsklinik für Unfallchirurgie, Wien (Vorstand: Univ.-Prof.Dr. P. Fasol).

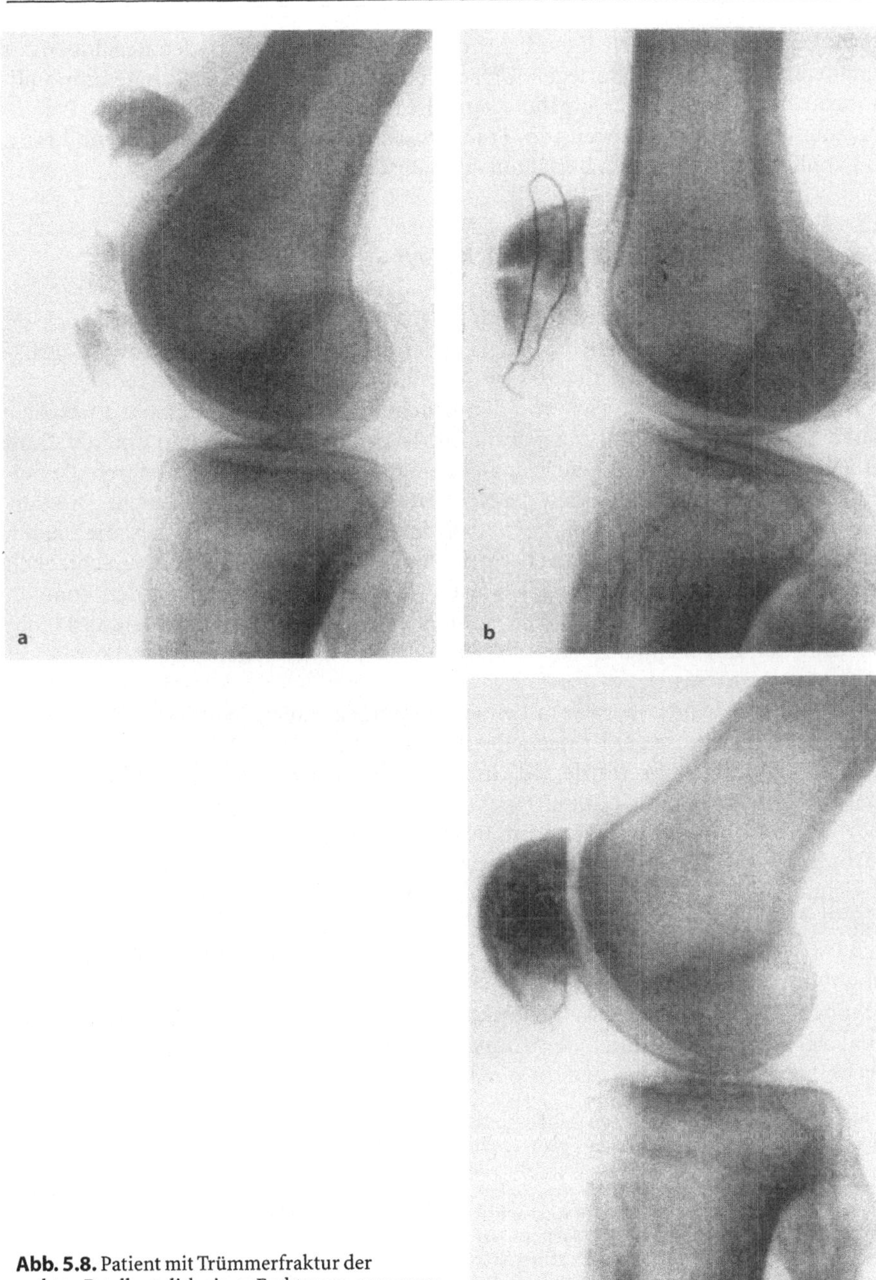

Abb. 5.8. Patient mit Trümmerfraktur der rechten Patella; **a** dislozierte Fraktur am 15.12.1955; **b** Cerclage am 22.12.1955; **c** Nachuntersuchung am 8.11.1958. (Aus Axhausen u. Schultze 1959 [7])

die Behandlung zu unbefriedigenden Ergebnissen und zeigte sich den Resultaten der Zuggurtung wesentlich unterlegen. Ursache dafür war die lange, 6wöchige Immobilisation in einer Oberschenkelgipshülse und die unzureichende Stabilität. Bei 4 Patienten fand sich eine Verbreiterung des Frakturspaltes mit resultierender Stufenbildung. Von ähnlichen Erfahrungen berichten auch Böstman[24] et al. (1983).

5.3
Transossäre Longitudinalnaht nach Payr

Die transossäre Longitudinalnaht nach Erwin Payr[25] (1871–1946), bei der auch im Falle komplizierter Frakturen die Patella in der Längsrichtung parallel zur Vorderfläche durchbohrt wird, beschrieb dessen Assistent Adolph Hoffmann[26] (1908).

Mit einem Bohrer legte Payr von den Bruchflächen aus pro Fragment 2 parallele Kanäle an. Den Aluminiumbronzedraht führte er nun am oberen und unteren Rand der Kniescheibe durch die Quadrizepssehne und das Lig. patellae und durch die beiden vorgebohrten Kanäle, so daß die Naht eine rechteckige Form annahm. Die Vorteile dieser Nahtführung lagen darin, daß der Draht extraartikulär lag, die beiden Fragmente nicht seitlich oder nach vorne oder hinten gegeneinander verschieblich waren, sowohl Knochen als auch Sehne als Angriffspunkt genutzt werden konnten und ein Durchschneiden des Drahtes unmöglich war (Abb. 5.9, 5.10). Die Kapsel und den seitlichen Streckapparat nähte Payr mit Seide, bei komplizierten Frakturen mit Jodkatgut.

Das Bein wurde postoperativ mit einer Beugung im Kniegelenk von 140° ruhiggestellt. Bei Pseudarthose der Kniescheibe frischte er vor der Naht die Bruchflächen an. Payrs Longitudinalnaht wurde z.B. in den Lehrbüchern von Garré (1921, 1935), Kirschner (1922, 1929), Sonntag (1923), Nordmann (1938, 1952), Arthur Hübner (1887–1961) (1948), Werner Wachsmuth (*1900) (1956), Paschold (1958) und Franz Mörl (*1899) (1968) bei Querbrüchen der Kniescheibe als das Verfahren der Wahl bezeichnet und von Blauth[27] (1986) als Alternativmethode zur Zuggurtung erwähnt. 1949 stellte Paul Budd Magnusson (1884–1968) die Longitudinalnaht erneut vor (zit. nach [193]). Weber[28] et al. (1980) wiesen experimentell die hohe Übungsstabilität der Longitudinalnaht nach, die bei einem Bewegungsumfang von 10° – 90° auch bei wiederholtem Durchbewegen keine Distraktion der Fragmente zeigte. Die Longitudinalnaht zeigte damit hinsichtlich der Übungsstabilität experimentell wesentlich bessere Ergebnisse als die Cerclage und die einfache ventrale Zuggurtung [296].

24 Böstman O, Kiviluoto O, Santavirta S, Nirhamo J, Wilppula M, Depatment of Orthopaedics and Traumatology, University Central Hospital, Helsinki, Finland.
25 Payr, Erwin (*1871) „geboren am 17. Februar 1871 in Innnsbruck, studierte hier und in Wien, promovierte 1894 in Innsbruck und wurde 1895 Operationszögling bei E. Albert in Wien, wo er schon eine experimentelle Arbeit über die Explorativpunktion des Gehirns, die erst viel später in Praxis eingeführt wurde, unternahm. Nach kurzer Assistentenzeit bei Weichselbaum an der pathologischen Anatomie wurde er 1897 Assistent bei dem Chirurgen Nicoladoni in Graz, 1899 dort Privatdozent für Chirurgie (1902 a.o. Prof.), 1907 Ordinarius in Greifswald, 1910 in Königsberg und 1911 in Leipzig. Seine wichtigsten Arbeiten betreffen die Gelenkpathologie (Arthroplastik), die Bauchchirurgie (Magen- und Duodenalgeschwür, Bauchfellverwachsungen, Enteroptose) und die Hirnchirurgie" [70 (2: 1184)].
26 Hoffmann, Adolph, Chirurg, Königl. Chirugische Universitätsklinik (Direktor: Prof. Dr. Payr), Greifswald.
27 Blauth W (1986), Schuchardt E, Orthopädische Universitätsklinik Kiel.
28 Weber MJ, Janecki CJ, McLeod P, Nelson CL, Thompson JA, Department of Orthopaedic Surgery, University of Arkansas for Medical Sciences, Little Rock, Arkansas.

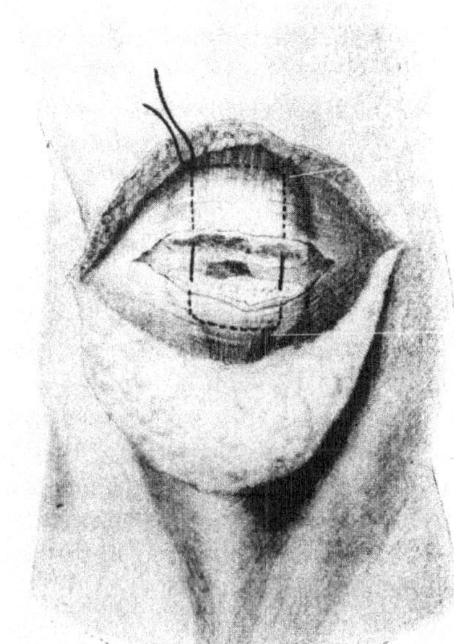

Abb. 5.9. Longitudinalnaht nach Payr [107]

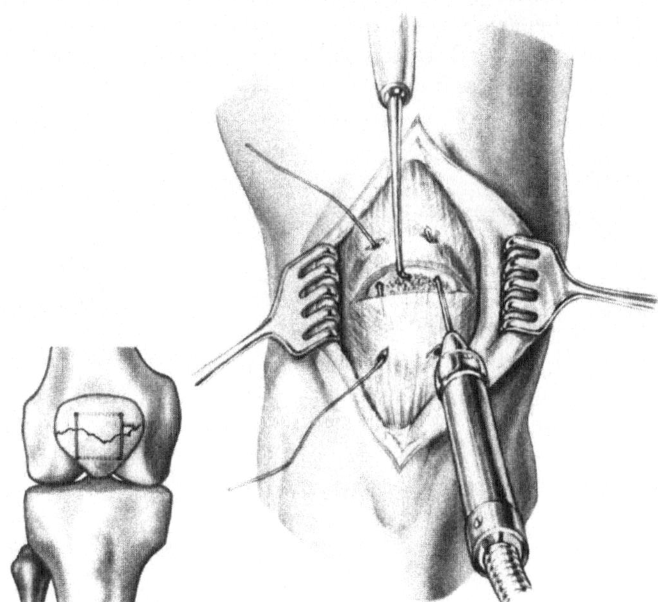

Abb. 5.10. Longitudinalnaht nach Payr [182]

5.4
Transossäre Transversalnaht und Hemicerclage nach Quénu

Edouard-André-Victor-Alfred Quénu (1852–1933) (1903) versuchte mit der „suture transversale" die Vorteile der Cerclage mit denen der direkten Naht nach Lister zu verbinden. Die direkte Naht sei der Cerclage hinsichtlich der Stabilität überlegen, eigne sich aber nicht so gut bei Frakturen mit mehreren Fragmenten und sei technisch nicht so einfach durchführbar. Häufig käme es zur Stufenbildung an der Gelenkfläche, da es schwierig sei, Löcher zu bohren, die einander exakt gegenüberstehen. Daher waren die Fragmente oft minimal gegeneinander verschoben, was letztendlich häufig zu einer Gonarthrose führte.

Bei der transversalen Naht wurden die Bohrkanäle (in 0,5 cm Abstand) parallel zum Frakturspalt geführt. Die exakte Adaptierung der Bruchflächen war also unabhängig von der Lage der Bohrkanäle. Die Drahtenden wurden am lateralen Rand miteinander verdrillt, wo sie seiner Ansicht nach weitaus weniger störten als auf der Vorderfläche der Kniescheibe, wo sie bei der longitudinalen Naht liegen (Abb. 5.11). Bei der biomechanischen Prüfung an der Leiche zeigte sich die transversale Naht ähnlich stabil wie die direkte Knochennaht. Das Prinzip der transossären Transversalnaht wurde von Hermann Ziegner (*1873) (1922), Max Lange (1951, 1962), L. Böhler (1957), Hans Hellner (1964) und Erich Jonasch (1965) aufgegriffen. Wenzl und Krueger[29] (1971) kombinierten die Zuggurtung mit Drahtspickung mit der transossären Transversalnaht.

Bei Mehrfragmentfrakturen empfahl Quénu die „hémi-cerclage" (="cerclo-suture"), bei der es sich um eine Kombination der Transversalnaht mit der Cerclage handelte (Abb. 5.12). Durch das größte erhaltene Fragment wurde ein transversaler Bohrkanal transossär parallel zur Bruchfläche gelegt.

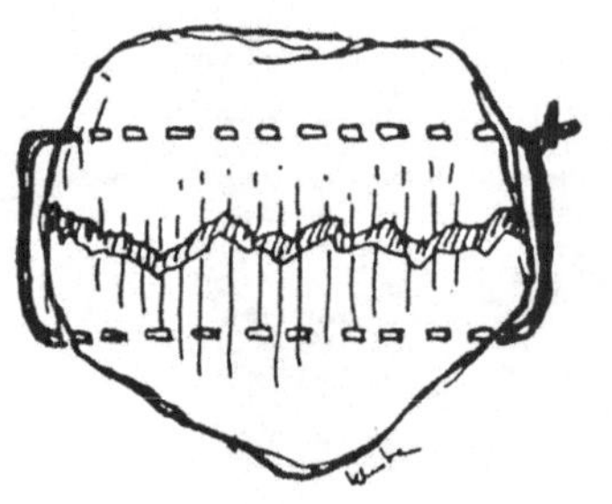

Abb. 5.11. Transversalnaht nach Quénu [213]

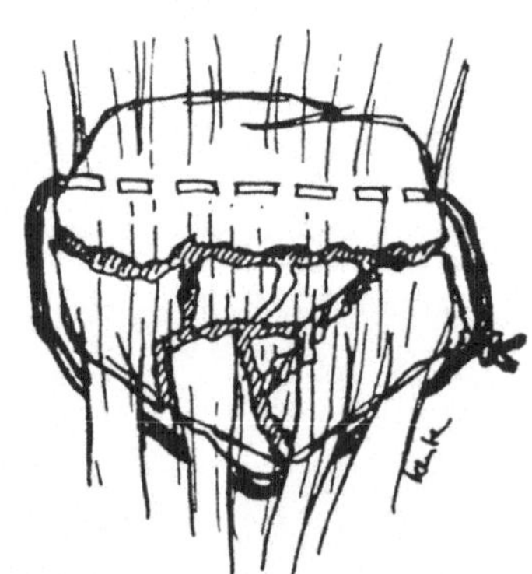

Abb. 5.12. Quénus Hémi-cerclage [213]

---

29 Wenzl H, Krueger P, Chirurgische Klinik rechts der Isar der Technischen Universität München (Dir.: Prof. Dr. G. Maurer).

Die kleineren Fragmente wurden wie bei der Cerclage mit dem Draht umfaßt und adaptiert. Die Naht wurde dabei durch die Sehnenplatte möglichst nah am Knochen entlanggeführt. Nach der Operation immobilisierte er das Bein für 11 Tage in einer Gipsschiene und schloß daran eine Massage- und Bewegungstherapie an. Nach 3 Wochen durfte der Patient aufstehen.

5.5
Gekreuzte Bohrdrähte

Jörg Böhler (*1917) (1955) führte die gekreuzten Bohrdrähte als ausschließliche, „einfache, billige und wirksame Art der Osteosynthese" bei Patellafrakturen ein (Abb. 5.13). Böhler empfahl, die Bohrdrähte einzubringen, nachdem das Periost 1–2 mm vom Frakturspalt zurückgeschoben und die Fragmente genau adaptiert worden sind. Der Eingriff sei daher wesentlich weniger traumatisierend als andere Verfahren, bei denen die Fragmente weithin subperiostal dargestellt werden müssen. Die Bohrdrähte seien daher günstiger für die Blutversorgung und das Infektionsrisiko der Kniescheibe. Die Drähte könnten je nach Bedarf sogar perkutan eingebohrt werden. Bei der mechanischen Prüfung wies Böhler nach, daß die Frakturversorgung mit gekreuzten Bohrdrähten hinsichtlich der Zugbelastbarkeit um ein Drittel stabiler als die Cerclage ist. Die alleinige Verwendung von gekreuzten Bohrdrähten, die als zusätzliche Stabilisierung und Verankerung in Kombination mit anderen Operationstechniken in der Kniescheibenchirurgie eine wichtige Rolle spielen, hat sich jedoch nicht durchsetzen können.

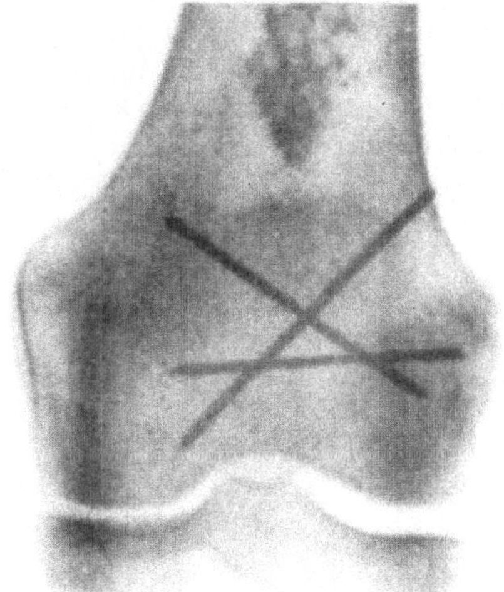
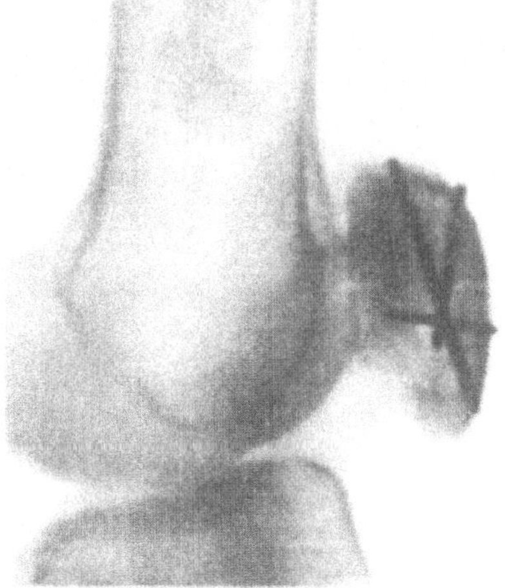

Abb. 5.13. Gekreuzte Bohrdrähte nach Böhler [30]

5.6
Doppelnägel nach Wolff

Julius Wolff (1836–1902) (1890) präsentierte seine „Doppelnägel" auf der Sitzung der freien Vereinigung der Chirurgen Berlins bei einem alten, mit Diastase geheilten Querbruch der Kniescheibe (Abb. 5.14).

Der 43jährige Schlosser war mehrere Monate mit Massage behandelt worden und wurde, da sich keine Besserung einstellte, erwerbsunfähig. Deshalb überwies ihn die Berufsgenossenschaft an Wolff, der ihn etwa ein halbes Jahr nach der Verletzung operierte.

Wolff fürchtete die Gefahren einer Gelenkinfektion und verzichtete daher auf die direkte Knochennaht, die eine Eröffnung des Kniegelenkes notwendig gemacht hätte.

Wolff machte einen 6 cm langen Längsschnitt über der Kniescheibe, entfernte den fibrösen Kallus aber nicht. Vier hufeisenförmige Doppelnägel mit je 1 cm Kantenlänge verankerte er in den beiden Fragmenten in Löchern, die er mit einem Pfriem vorbohrte. Jeder dieser Doppelnägel besaß im Abstand von 5 mm 2 Löcher, durch die longitudinal ein starker Silberdraht gezogen wurde. Mit einem solchen Draht verband er jeweils 2 gegenüberliegende Doppelnägel. Die Drahtenden wurden nun zusammengedreht, bis die Fragmente dicht aneinander gepreßt waren. Dann legte er einen immobilisierenden aseptischen Verband an. Eineinhalb Monate nach der Operation hatten sich die Nägel in ihren Löchern gelockert und einige Nahtstiche waren leicht vereitert. Obwohl die Fragmente nicht auseinanderwichen, entschloß er sich 7 Wochen nach der 1. Operation zu einer 2. Operation nach der gleichen Methode. Etwa 1 Monat später entfernte er die Nägel. Die Diastase, die vorher so groß war, daß er mit einem Zeigefinger hindurch in das Gelenk bis auf den Oberschenkelkondylen stoßen konnte, war jetzt ohne Lücke geschlossen. Die Fragmente waren ligamentös vereinigt und gegeneinander wenig verschieblich, das funktionelle Ergebnis entsprach nach Ansicht des Autors dem einer knöchernen Heilung. Zwei Monate nach der 2. Operation wurde der Patient arbeitsfähig aus der Klinik entlassen, er konnte bei guter Streckfunktion auch wieder Treppen hinaufsteigen.

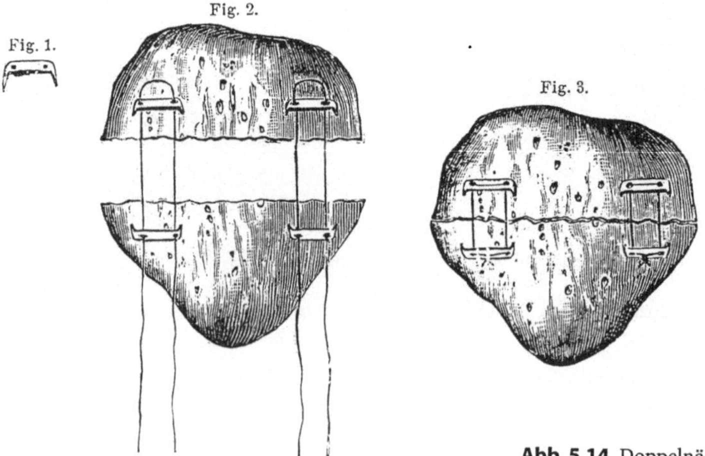

Abb. 5.14. Doppelnägel nach Wolff [303]

5.7
Doppelnägel nach Kittredge

Thomas Kittredge[30] (1891) präsentierte heftklammerähnliche Doppelnägel (stout wire rivets), die er bei der offenen Versorgung einer Refraktur der Kniescheibe verwendet hatte. Die Doppelnägel lagen streng extraartikulär und irritierten das Gelenk seiner Ansicht nach weniger als Drahtnähte. Kittredge frischte die Bruchflächen an und bohrte in jedes Fragment 2 ca. 1 cm tiefe gegenüberliegende Löcher. Die Bohrkanäle dieser Löcherpaare konvergierten ein wenig, damit die Doppelnägel einen festeren Halt hatten. Der Autor berichtete, daß es etwas umständlich war, die Doppelnägel zu verankern, so daß er sich vornahm, bei der nächsten Operation lotrechte Löcher zu bohren, in die er dann Nägel mit schrauben- oder birnenförmiger Spitze verankern wollte.

Verletzungen der Kapsel und des Streckapparates empfahl er mit Katgut zu versorgen. Sollte der präpatellare Streckapparat jedoch noch teilweise erhalten sein, so könnten die Klammern nach seiner Ansicht auch durch das Gewebe in den Knochen geschlagen werden, ohne es weiter zu traumatisieren. Kittredge lagerte die Extremität 8 Wochen in einer Schiene. Nach 6 Monaten konnte das Kniegelenk ungehindert bewegt werden, der Frakturspalt war nicht palpabel, und die Fragmente waren nicht gegeneinander verschieblich (Abb. 5.15).

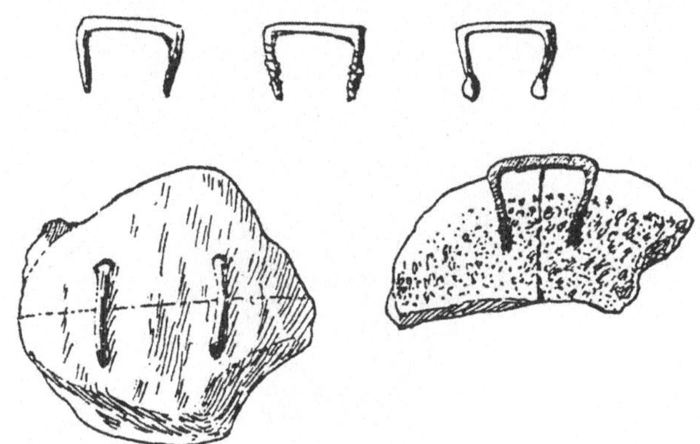

Abb. 5.15. Doppelnägel nach Kittredge [126]

---

30 Kittredge, Thomas, Chirurg, Salem, Massachusetts.

5.8
Spannfeder nach Forgon

Forgon[31] (1959) setzte der distrahierenden Kraft des M. quadriceps femoris bei Kniescheibenquerbrüchen den Kompressionsdruck einer von ihm entwickelten Spannfeder entgegen. Forgon strebte mit dieser Frakturversorgung eine frühzeitige Mobilisierung des Kniegelenkes an. Bei einfachen Querbrüchen der Kniescheibe wurden die Fragmente intraoperativ mit 2 Einzinkerhaken adaptiert und median mit einem 1,5 mm Kirschner-Draht in Längsrichtung durchbohrt. Distal wurde der Draht mit einer Zange hakenförmig umgebogen (Abb. 5.16). Proximal wurde durch die Applikation einer Spiralfeder und einer Stellschraube eine interfragmentäre Kompression erzeugt, die während der gesamten Heilung durch die Spannfeder aufrechterhalten wurde (Abb. 5.17, 5.18). Diese Kompression konnte im Sinne einer Druckosteosynthese genutzt werden. Nach Bewegungstherapie und Bäderanwendung durften die Patienten 1–2 Wochen nach der Operation bereits aufstehen. In allen 10 Fällen erzielte der Autor sehr gute Ergebnisse.

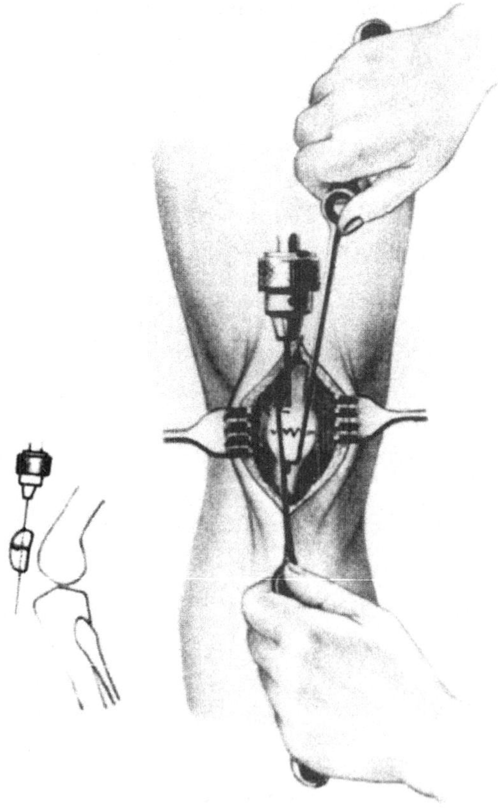

Abb. 5.16a. Spannfeder nach Forgon (1959): Einbringen und Umbiegen des K-Drahtes [72]

---

31 Forgon M, Chirurg, I. Chirurgische Universitätsklinik Debrecen (Direktor: Prof.Dr. Gy. Szeleczky), Ungarn.

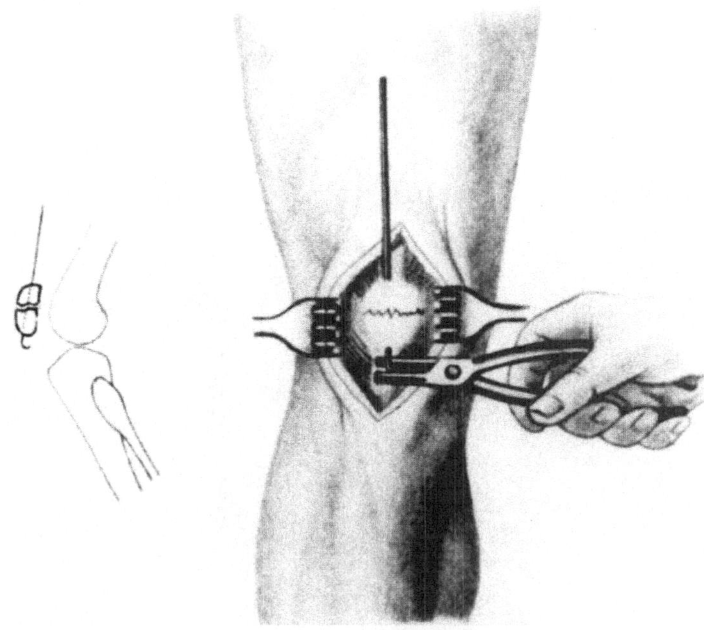

Abb. 5.16 b

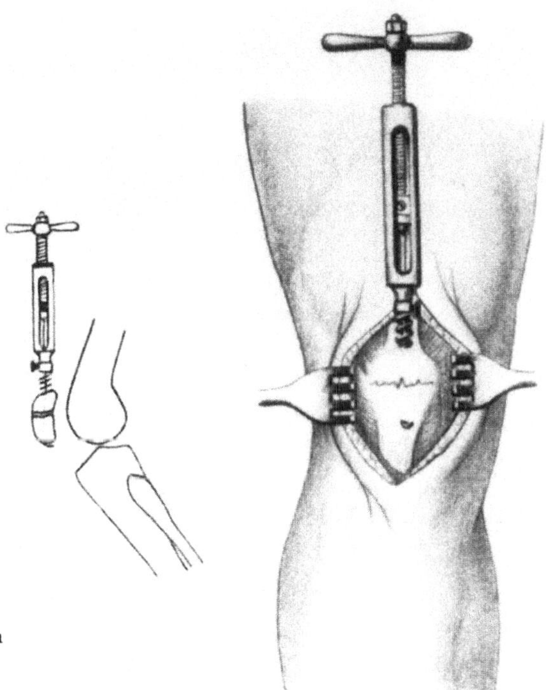

Abb. 5.17 a. Spannfeder nach Forgon (1959): Einbringen und Spannen der Spiralfeder, die mit einer Stellschraube gekontert wird [72]

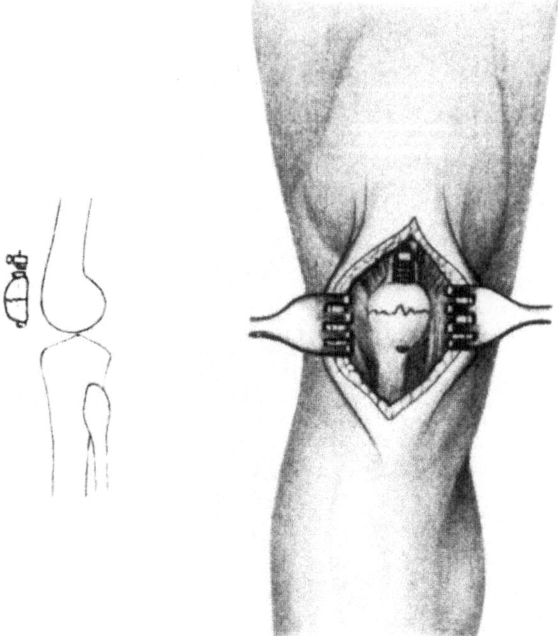

Abb. 5.17 b

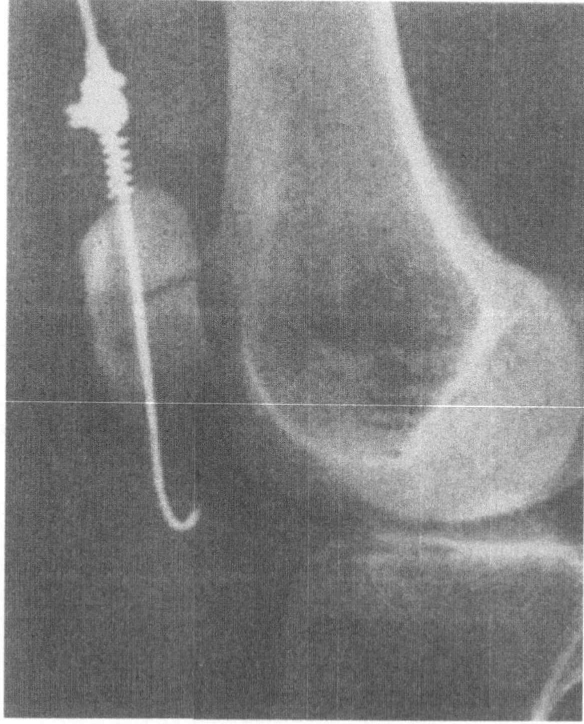

Abb. 5.18. Spannfeder nach Forgon (1959) im Röntgenbild [72]

5.9
Plombierung der Patella mit Spongiosa

Hermann Matti (1879–1941) (1937) hielt die anatomischen Verhältnisse der Kniescheibe bei Frakturen für ungünstig, da die Bruchflächen v.a. aus dichter, gefäßarmer Spongiosa bestünden. Matti empfahl daher besonders bei alten Frakturen, beide Kniescheibenfragmente auszuräumen, die Kortikalis mit einer korrespondierenden Nut zu versehen und die ausgehöhlten Bruchstücke mit Spongiosa aus dem Trochanter zu füllen. Anschließend legte er eine äquatoriale, mit Torsionsspanner gespannte Cerclage um die Kniescheibe (Abb. 5.19).

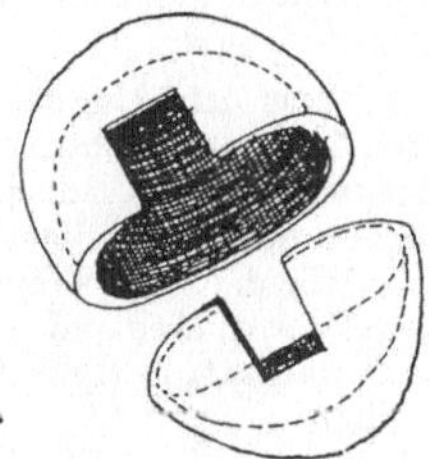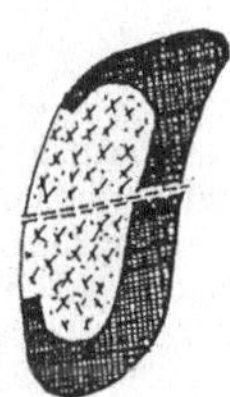

Abb. 5.19. Spongiosaplombierung zur Frakturversorgung. (Aus Matti 1937 [174])

5.10
Zur speziellen Problematik bei der Versorgung von Refrakturen und Pseudarthrosen

Die Behandlung von alten, mit unbefriedigendem funktionellen Resultat verheilten Frakturen stellte von jeher besonders hohe Anforderungen an den Chirurgen. Im Rahmen der konservativen Methoden kam es häufig zur Bildung eines fibrösen Kallus. Malgaigne (1850) führte an, daß Gilles Bertrand Pibrac (1693–1771) sogar demjenigen einen Preis von 100 Louis d'or anbot, der ihm eine knöchern verheilte Kniescheibenfraktur zeigen würde. Diese fibröse Zwischenmasse steht der knöchernen Vereinigung im Wege und birgt aufgrund ihrer Instabilität die Gefahr einer Refraktur. Peter Theodor Hackenbruch (1865–1924) (1894, S. 425): „Wenn nun auch bei einer knappen bindegewebigen Verheilung der Fraktur die Funktion des Gelenkes eine ganz gute sein kann, so birgt sie doch zumal in der ersten Zeit nach der Behandlung in sich die Gefahr einerseits der Dehnung dieser bindegewebigen Narbe, durch deren Eintritt die Funktion sich wieder verschlechtern kann, andererseits aber auch des sehr oft beobachteten Zerreißens der ligamentösen Vereinigung, wodurch die Refraktur zumeist zu Stande kommt". Bei 127 fibrös geheilten Kniescheibenbrüchen zählte Hamilton (1880) 27 Refrakturen. Ein Hauptanliegen bei der Operation dieser ligamentös geheilten Frakturen besteht daher darin, die fibröse Zwischenmasse zu entfernen. Dies wurde, wie bereits erwähnt, schon von Severino (1646) empfohlen. Weiterhin kommt es neben der akuten posttraumatischen Dislokation des oberen Fragmentes durch den Muskelzug der Extensoren auch im weiteren Verlauf zu einer Verstärkung der Diastase, die, wie Georg Schmidt (1903) feststellte, wesentlich eine Folge der sofort nach dem Bruch einsetzenden und immer mehr zunehmenden Schrumpfung des Quadrizeps ist. Um dennoch die Fragmente in Kontakt bringen zu können, empfahlen einige Autoren, den Quadrizeps im Sinne einer VY-Plastik einzuschneiden und zu verlängern [41, 160, 248].

Henry Smith (1823–1894) (1878) operierte die Refraktur eines fibrös verheilten Kniescheibenbruches, die zunächst erneut konservativ behandelt wurde. Der 22jährige Patient konnte danach nur unter Zuhilfenahme einer ledernen Kniehülse und zweier Stöcke gehen. Zum Zeitpunkt der Operation war die Bewegung im Knie beschränkt, die Extension völlig unmöglich und die Fragmente ca. 4 mm voneinander entfernt. Smith eröffnete das Gelenk, löste die Fragmente von den Kondylen und frischte die Bruchränder an. Die Vereinigung der Fragmente gelang ihm aber erst, nachdem er den M. quadriceps femoris 3 Zoll über dem Gelenk subkutan durchschnitten hatte. Die Fragmente vereinigte er mit 2 Silberdrähten und legte dann 2 Roßhaardrains ins Gelenk, bevor er die Wunde mit Seide verschloß und das Bein auf einer Schiene lagerte. Nach 5 Wochen begann er mit passiver Bewegung und nach 8 Wochen konnte der Patient mit leichtem Hinken gehen. Die Fragmente verheilten fest ohne Diastase, und die Beugung war bis 45° möglich.

Wladyslaw Stankiewicz (1838–1929) (1887) durchschnitt sowohl die Quadrizepssehne als auch das Lig. patellae, um die Fragmente in Kontakt zu bringen.

Der Patient konnte nach einer Refraktur das Bein überhaupt nicht mehr strecken, und der Abstand zwischen den Fragmenten betrug 6 cm. Stankiewicz frischte die Bruchflächen an, indem er die fibröse Masse absägte. Die Fragmente ließen sich jedoch nicht in Kontakt bringen. Deshalb mobilisierte er das untere Fragment, indem er das Lig. patellae durchtrennte, und das obere, indem er die Sehne des M. rectus femoris und große Teile der Gelenkkapsel durchschnitt. Auf diese Weise war es ihm möglich, die Patella anatomisch zu rekonstruieren und zu nähen. Die Heilung verlief ohne Störungen, die Fragmente waren fest zusammengewachsen, es trat keine Ankylose auf und nach 3 Monaten konnte der Patient ohne Stock sehr gut gehen.

Lister (1908) stellte eine zweizeitige Operation vor, bei der er die Fragmente, die er nicht in Kontakt bringen konnte, zunächst durch einen Draht miteinander verband und die Lücke sozusagen überbrückte, um auf diese Weise den Quadrizeps zu dehnen und die Fragmente in einer späteren Operation in Kontakt bringen zu können (Abb. 5.20–5.22).

Lister führte diese zweizeitige Operation zuerst bei einer jungen kräftigen Frau durch, die sich 3 Jahre vorher die rechte und 4 Jahre vorher die linke Kniescheibe gebrochen hatte. An beiden Beinen fand sich eine beachtliche Diastase. Am linken Bein betrug sie 5 inches (12,7 cm), und das obere Fragment war sehr klein. Daher entschloß er sich zur Operation der rechten Kniescheibe, bei der die Umstände günstiger waren. Er begann mit 2 kurzen Längsschnitten jeweils über den Fragmenten (Abb. 5.20), und stellte diese dar. Mit einem Bohrer bohrte er 2 Kanäle von der Bruchfläche zur Vorderfläche der Kniescheibe und führte einen festen Silberdraht fortlaufend durch beide Kanäle, so daß der Mittelteil der Schleife auf der Vorderfläche lag (Abb. 5.21). Dann führte er vom unteren Einschnitt her ein stumpfes Instrument ein und schob das vor dem Femur liegende Gewebe zur Seite. Mit einer Zange konnte er nun die Draht-

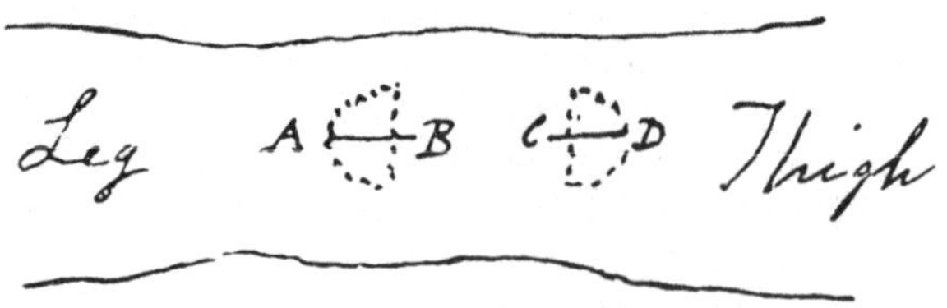

Abb. 5.20. Lage der beiden Fragmente sowie der beiden Hautschnitte A-B und C-D. (Aus Lister 1908 [160])

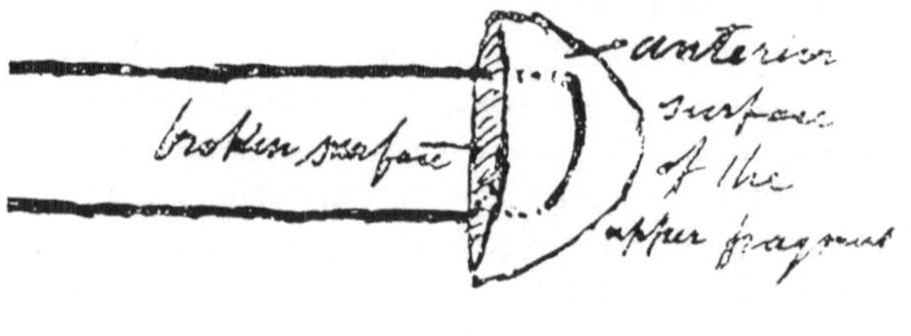

Abb. 5.21. Lage der Naht im oberen Fragment. (Aus Lister 1908 [160])

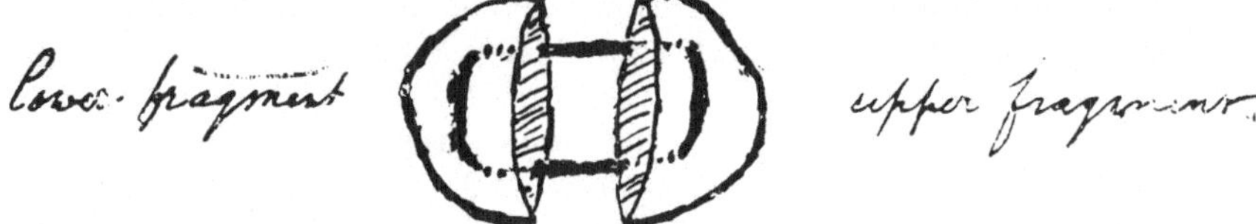

Abb. 5.22. Fortlaufende Naht. (Aus Lister 1908 [160])

enden ergreifen und herabziehen. Er zog dann das obere Fragment mit einem kräftigen Einzinkerhaken herunter. Durch das untere Fragment führte er den Draht ebenso wie er es beim oberen Fragment getan hatte, verdrehte das Ende und schnitt es kurz ab (Abb. 5.22). Lister legte einen Verband an und lagerte das Bein erhöht. Die Heilung verlief reaktionslos, die Patientin wurde kurz darauf entlassen. Bei der 2. Operation eröffnete Lister die alte untere Narbe, entfernte den durchlaufenden Draht, brachte die Fragmente mit dem Einzinkerhaken in Kontakt, frischte sie an und nähte sie mit 2 einzelnen Drahtnähten. Von dem guten Resultat ermutigt, operierte er auch die Kniescheibe der Gegenseite, mit dem Erfolg, daß die Patientin schließlich wieder mit stabilen und beweglichen Kniegelenken gehen konnte.

Ernst von Bergmann (1836–1907) (1887) empfahl bei veralteten Frakturen, das untere Fragment zu mobilisieren, indem man die Tuberositas tibiae mit einem Meißel schräg nach oben bis in das Gelenk hin ablöst und dann die Patella näht.

An Bergmanns Technik orientierte sich auch Eduard Sonnenburg (1848–1915) (1888), wobei dieser die Tuberositas tibiae abmeißelte, ohne das Gelenk dabei zu eröffnen. Sonnenburg schilderte eine Operation, bei der er so das untere Fragment mobilisierte. Beide Autoren berichteten von guten Erfahrungen mit diesen Methoden.

Alfred Schanz (1868–1931) (1903) verzichtete bei der Behandlung einer veralteten Fraktur mit großer Diastase und erheblicher Funktionseinschränkung darauf, die normalen anatomischen Verhältnisse wiederherzustellen. Er meißelte eine flache longitudinale Rinne in die Vorderfläche der mit einem breiten Kallus verheilten Frag-

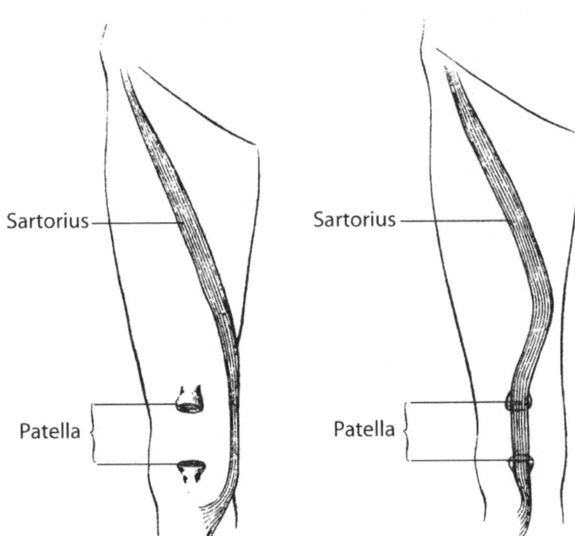

Abb. 5.23. Sartoriusplastik bei einer veralteten Fraktur. (Aus Schanz 1903 [241])

mente und verlagerte dorthin den M. sartorius, ohne diesen von seinem Ansatz zu trennen (Abb. 5.23). Den Muskel fixierte er mit Drahtnähten sowohl an den knöchernen Fragmenten als auch am fibrösen Kallus. Nach 6 Wochen konnte der Patient „im Laufschritt" Treppen steigen, so daß Schanz dieses Vorgehen als Standardverfahren bei veralteten Frakturen mit breiter Diastase empfahl.

Wolff (1901) stellte eine Osteoplastik bei einem schlecht verheilten Mehrfragmentbruch vor. Wolff meißelte von den beiden noch erhaltenen Hauptfragmenten jeweils ein Stück ab, applizierte dann eine Art „Malgaignesche Klammer en miniature" und überbrückte die weiterhin bestehende Diastase mit den gerade gewonnenen Knochenstücken. Im Verlauf kam es bei eingeschränkter Beweglichkeit des Kniegelenkes zu einer festen knöchernen Vereinigung.

5.11
Naht der Kapsel und des Reservestreckapparates im Rahmen der offenen Frakturversorgung

Beim Querbruch der Kniescheibe, bei der es aufgrund der Verletzung des Streckapparates zu einer Diastase der Fragmente und einer Funktionsstörung kommt, ist die Fraktur der Patella nur ein Teilaspekt. „Sehr wechselnd, aber für den Verlauf der Kniescheibenbrüche höchst bedeutungsvoll ist die Mitverletzung der die Patella bedeckenden respektive ihr seitlich anliegenden Weichteile. Sie können ganz oder nahezu unverletzt bleiben, die Bruchlinie rein subaponeurotisch den Knochen durchtrennen; dann kann die intakte Aponeurose die Fragmente so weit zusammenhalten, daß die typischen Fraktursymptome völlig fehlen, kein Bruchspalt zu fühlen ist und nur die Radioskopie die Diagnose aufzudecken vermag", schrieb Paul Reichel (1859–1934) (1907, S. 694).

Bei Patienten mit starken Zerreißungen der Aponeurose beobachtete bereits Heister (1752) die Neigung zu Refrakturen. Die seitlichen Anteile der Sehne des M. vastus medialis, welche auf der medialen Seite an der Kniescheibe vorbeiziehen und das mit der Sehne des M. tensor fasciae latae verschmolzene Lig. iliotibiale übernähmen dann die Funktion des zerstörten Streckapparates. Bergmann (1891) berichtete von einem Patienten, dessen Streckfunktion bei 11 cm Diastase zwischen den beiden Fragmenten erhalten geblieben war. Der Patient konnte das Bein heben und strecken, konnte gehen und war arbeitsfähig. Aufgrund der funktionellen Bedeutung des Reservestreckapparates und des Risikos, daß der Draht bei der ausschließlichen Knochennaht bei Belastung reißt oder den spongiösen Knochen durchschneidet, kam der zusätzlichen Naht der Kapsel und des Reservestreckapparates, die die Stabilität der Frakturversorgung erhöht, bei allen offenen Verfahren von jeher eine besondere Bedeutung zu [31, 55, 184, 195, 231, 232, 275, 281, 306].

Sehnennaht nach Schultze

Ferdinand Schultze (1859–1924) (1913) maß der Naht des Reservestreckapparates ganz besondere Bedeutung zu und strebte dabei eine anatomische Rekonstruktion mit „Ueberkorrektur der Fragmente und eine Ueberspannung der Muskulatur" [249 (S. 584)] an, die er durch eine spezielle Klemmtechnik mit Muzeux-Zangen erreichte. Zunächst beseitigte Schultze die Diastase der Fragmente, indem er die Branchen einer

Muzeuxzange am Ober- und Unterrand der Kniescheibe ansetzte und die Fragmente vertikal luxierte, sozusagen ektropionierte (Abb. 5.24). Nun setzte er medial und lateral jeweils 1 Muzeux-Zange mit 10 cm Spannweite ein und nähte den so unter Spannung gebrachten Reservestreckapparat mit Katgut (Abb. 5.25). Durch die Zangen sollte gewissermaßen das Kniescheibenbett verkleinert werden, um die Fragmente in festen Kontakt zu bringen. Dann entfernte Schultze die 3 Zangen, nähte die anatomisch rekonstruierte Kniescheibe und schloß die parostale Naht ab. Ab dem 10. Tag durften die Patienten aufstehen. Den frühzeitigen Beginn der medikomechanischen Übungen hielt er für die beste Garantie für die rasche Wiederherstellung der Funktion des Beines. Rudolf Klapp (1873–1949) (1933, S. 419) stellte 20 Jahre später fest, daß sich dieses Verfahren aufgrund der „unzweifelhaften Vorzüge stark eingebürgert" habe.

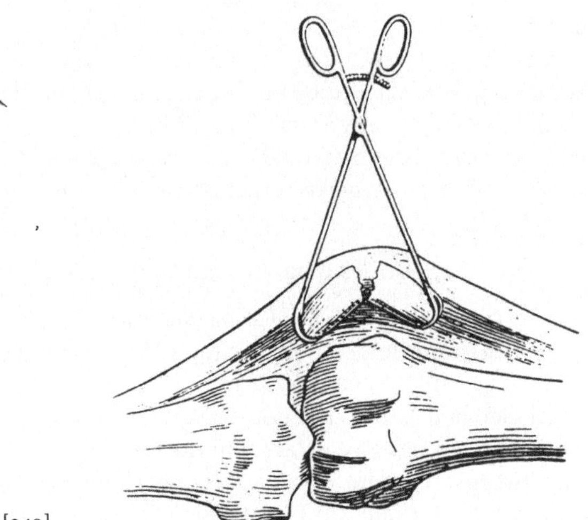

Abb. 5.24. Sehnennaht nach Schultze [249]

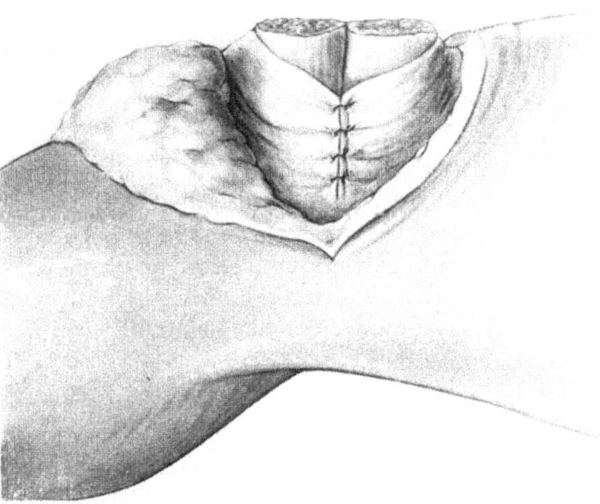

Abb. 5.25. Sehnennaht nach Schultze [128]

Ausschließliche Naht des Reservestreckapparates mit parostaler Naht

Vallus (1900) beschränkte sich 1899 sogar allein auf die Naht der Kapsel und des seitlichen Streckapparates mit Draht. Die Knochennaht hielt er in vielen Fällen für überflüssig, und durch die frühzeitige Einleitung von Massage und passiver Bewegung erzielte er ausgezeichnete funktionelle Resultate. Selbst in einem Fall von schlecht geheilter Patellafraktur entschloß er sich zur ausschließlichen Kapselnaht, nachdem er den fibrösen Kallus entfernt hatte. Tenderich[32] (1900) behandelte einen Soldaten mit einem 5 Monate alten Kniescheibenbruch, dessen Fragmente 10 cm auseinanderstanden. Tenderich war es nach der Eröffnung des Gelenkes mit einem Querschnitt nicht möglich, die Fragmente in Kontakt zu bringen, so daß er sich für die reine Naht des Kapselrisses und des seitlichen Bandapparates entschied. Als Nahtmaterial verwendete er Seide. Tenderich war mit dem Resultat sehr zufrieden. Trotz weiterhin großer Diastase der Fragmente konnte die Streckfähigkeit im Kniegelenk wiederhergestellt werden.

Autoren wie Vallus (1900), Tenderich (1900), Bärlocher (1903), Schmidt (1903), Aimè Paul Heineck[33] (1909) und Kirschner (1929) berichteten von guten funktionellen Ergebnissen bei der ausschließlichen Naht der Kapsel und des Reservestreckapparates. Von 12 Fällen, in denen Thiem (1905) allein mit der „prä- und parapatellaren Naht" mit Katgut ausgekommen ist, heilte die Kniescheibe 11mal knöchern.

Naht des Reservestreckapparates mit Sehnenplastiken

Seubert (1915) entnahm der Fascia lata einen Faszienlappen in Größe der Patella und nähte diesen mit feinen Seidenknopfnähten ringsherum an der präpatellaren Sehne fest.

Im gleichen Jahr verwendete Dallas Burton Phemister (1882 – 1951) (1916) einen Faszienlappen der Fascia lata, um die Diastase bei einer alten Fraktur zu überbrükken. Phemister nähte den Lappen oberhalb der Kniescheibe an der Quadrizepssehne und unterhalb am Lig. patellae fest und erreichte mit diesem ventral zuggurtenden Verfahren trotz der weiterbestehenden Diastase ein gutes funktionelles Resultat.

Marschner[34] (1955) benutzte einen Kutislappen, um bei Mehrfragmentfrakturen die Funktion des Streckapparates wiederherzustellen und gleichzeitig die Patella zu erhalten. Den 20 cm langen und 2 cm breiten Hautlappen gewann er am ipsilateralen Oberschenkel. Marschner bohrte am Ansatz des Lig. patellae einen Kanal quer durch die Tuberositas tibiae. Durch diesen Kanal zog er den auf Zigarettendicke zusammengerollten Kutisstreifen bis zur Hälfte, schlug beide Lappenhälften nach oben um, breitete diese aus und nähte sie unter Spannung am Lig. patellae, am Patellaperiost und an der Quadrizepssehne fest. Nach Marschners Ansicht wurde der Kutisstreifen durch den Muskeltonus dauernd unter Spannung gehalten und garantierte dadurch eine gute Adaptation der Fragmente. Auf diese Weise werde eine retropatellare Stufenbildung verhindert.

---

32 Tenderich, Chirurg, St. Marienhospital, Wesel.
33 Heineck, Aimé Paul, Chirurg, Cook County Hospital, Chicago.
34 Marschner G, Chefarzt der Chirurgischen Abteilung des Bergbaukrankenhauses Erlabrunn/Erzg.

5.12
Patellektomie

Seit Brooke[35] (1937) auf der Grundlage seiner klinischen Erfahrung mit 30 Patellektomien sowie experimenteller Forschung zu dem Schluß kam, daß die Kniescheibe in funktioneller Hinsicht für das Kniegelenk ohne Bedeutung sei, wurde die Patellektomie heftig kontrovers diskutiert. Brooke bezeichnete die Patella als phylogenetisches Überbleibsel und empfahl bei Kniescheibenbrüchen die Patellektomie als Methode der Wahl. („The patella is an integral part of the skeleton phylogenically inherited, and function plays no part either in its formation or its growth. In man it subserves no important function" [39 (S. 747)].

Dem widersprach J. Roux (1939), der auf die Kraftminderung nach Patellektomie hinwies und die Entfernung der Kniescheibe daher der Behandlung von schweren Zertrümmerungsbrüchen vorbehielt. Die Kniescheibe lenkt den Zug der Quadri-

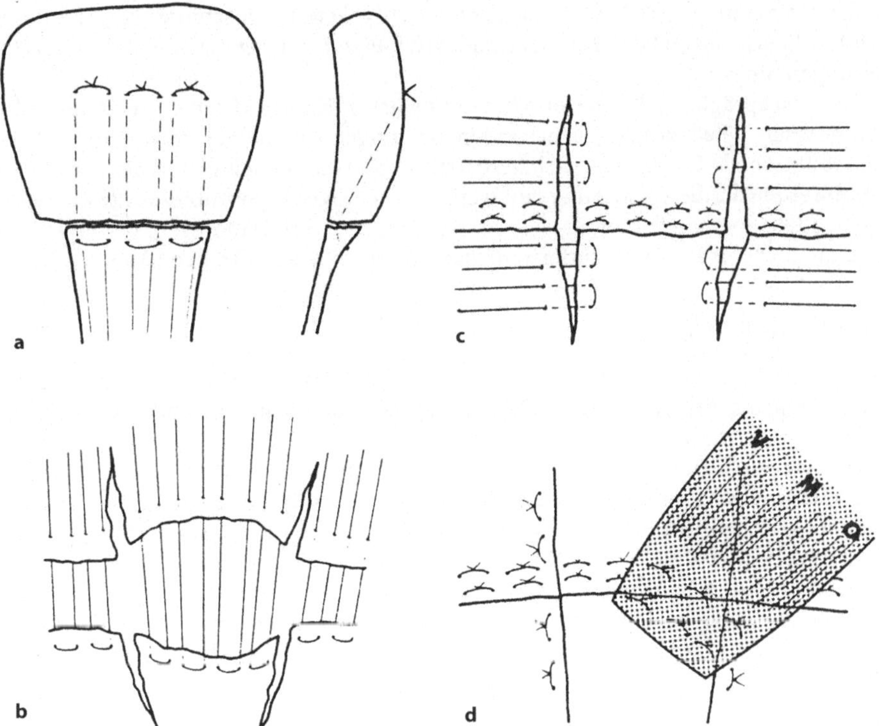

Abb. 5.26a–d. Techniken der Streckapparatekonstruktion. **a** Ligamentreinsertion bei partieller Patellektomie: Fassen der Lig. patellae mit U-Nähten (monofiler resorbierbarer Faden Stärke 1), die dorsal dicht über der Gelenkfläche transossär durchgezogen werden. **b–d** Streckapparatrekonstruktion bei totaler Patellektomie: **b** gedoppelte quere Raffung des Streckapparates mit U-Nähten; **c** raffende Nähte der Längsrupturen der Retinakula; **d** Transfer des M. vastus medialis obliquus. (Aus Rogge et al. 1985 [229])

---

35 Brooke R, Chirurg, West Sussex Hospital.

zepssehne um und vergrößert den Hebelarm, indem sie die Sehne von den Kondylen abhebt, und wirkt so als krafterhöhender Umlenkkörper [270]. Nach der Exzision der Kniescheibe nähert sich die Sehne an die Drehachse an, wodurch sich der Hebelarm wesentlich verschlechtert und die Kraftleistung des Streckapparates um 30 % abnimmt [229, 234]. Gleichzeitig kann es durch das direkte Aufliegen der Sehne auf den Femurkondylen zum Druckverschleiß und zur Schädigung der Kondylen kommen [284]. Pandey[36] (1991) sprach sich daher dafür aus, möglichst immer ein zentrales Fragment zu erhalten, um das direkte Reiben der Quadricepssehne auf der femoralen Gelenkfläche zu verhindern. Die Indikation zur partiellen und totalen Patellektomie muß im Einzelfall gestellt werden und ergibt sich bei starker Zertrümmerung der Kniescheibe, ausgedehnter Kontusionsschädigung des retropatellaren Knorpels, fortgeschrittener Arthrose bei primär osteosynthetisch versorgten Trümmerbrüchen und bei pathologischen Patellafrakturen [262]. Levack[37] (1985) gab zu bedenken, daß die Patellektomie eine intensive und verlängerte Nachbehandlung nötig macht und die volle Funktion der Extremität frühestens nach 2 Jahren wiederhergestellt ist. Keller[38] (1958) wies auf den kosmetisch ungünstigen Verlust der Gelenkform und den fehlenden Schutz des Gelenkes vor mechanischer Gewalt, Moschinski (1978) auf die erhöhte Belastung im Femorotibialgelenk mit folgenden degenerativen Gelenkveränderungen hin.

Bei ausgeprägten Trümmerbrüchen und starken Knorpeldefekten zeigt die frühzeitige totale Patellektomie, insbesondere bei jungen Patienten, jedoch sehr viel bessere funktionelle Ergebnisse, geringere Arthroseentwicklung und weniger subjektive Beschwerden als die Versorgung durch eine aufwendige Osteosynthese oder eine evtl. notwendige Spätpatellektomie [33, 109, 116, 229, 251, 284]. Daher ist in diesen Fällen eine möglichst frühzeitige Entfernung der Kniescheibe anzustreben (Abb. 5.26).

Partielle Patellektomie

Da sich die Resultate mit Abnahme der Größe der Restpatella verschlechtern, sollten nicht mehr als ein Drittel der Gelenkfläche der Kniescheibe geopfert werden. Bei Polabrissen mit zertrümmertem Patellapol empfiehlt sich die Polexzision. Bei der partiellen Patellektomie wird das Kniescheibenband durch resorbierbare transossäre U-Nähte am Knochen reinseriert, wobei eine stark dorsale, kniegelenksnahe Reinsertion angestrebt wird, um ein unphysiologisches Kippen der Restpatella zu verhindern [284]. Zusätzlich kann eine McLaughlin-Drahtcerclage zwischen Tuberositas tibiae und dem verbleibenden Fragment die Reinsertion schützen [229]. Villiger[39] (1970) und Pandey et al. (1991) berichten, daß sich eine verbleibende Restpatella im Verlauf in Form und Funktion den physiologischen Verhältnissen weitgehend anpaßt.

---

36 Pandey, AK, Pandey S, Pandey P, Ram Janam Sulakshna Institute of Orthopaedics, Trauma, Rehabilitation and Research, Rameshwaram, Ranchi, India.
37 Levack B, Senior Orthopaedic Registrar, The London Hospital, Whitechapel, London, Flannagan JP, Senior Registrar, Black Notely Hospital, Braintree, Essex, Hobbs S, Orthopaedic Registrar, Royal United Hospital, Bath, England.
38 Keller EA, Chirurgische Abteilung des Johanniter-Krankenhauses Oberhausen-Sterkrade (Chefarzt: Dr. H. Scheffler).
39 Villiger KJ (1970), Chirurgische Abteilung des Bezirkskrankenhauses Laufenburg/Schweiz (Chefarzt: Dr. K.J. Villiger).

Totale Patellektomie

Bei der totalen Patellektomie werden sämtliche Knochensplitter entfernt und die Enden des Lig. patellae und der Quadrizepssehne in End-zu-End-Technik sowie die seitlichen Teile des Retinakulums miteinander vernäht. Durch die Überlappung der Sehnen kommt es zu einer Verkürzung des Streckapparates. Anschließend wird der Ansatz des M. vastus medialis obliquus gelöst und an der Nahtstelle inseriert.

5.13
Schraubenosteosynthese

Bei Längsfrakturen der Kniescheibe ist die Zugschraubenosteosynthese das Mittel der Wahl [27, 45, 186, 187, 190, 229, 259, 280].

Die Schraubenosteosynthese bietet sich außerdem bei einfachen Quer- und Schrägbrüchen sowie bei Polabrissen an, wobei sie mit der Zuggurtung und mit Kirschner-Drähten kombiniert werden kann (Abb. 5.27, 5.28). Bei Stern- und Mehrfragmentfrakturen werden die Fragmente durch Schrauben und Kirschner-Drähte zu größeren Fragmenten zusammengefaßt und durch eine zusätzliche ventrale Zuggurtung stabilisiert. Bei Pol- und Kantenabrissen können die geschraubten Fragmente ebenfalls zusätzlich durch eine Zuggurtung befestigt werden [109, 116, 229, 280].

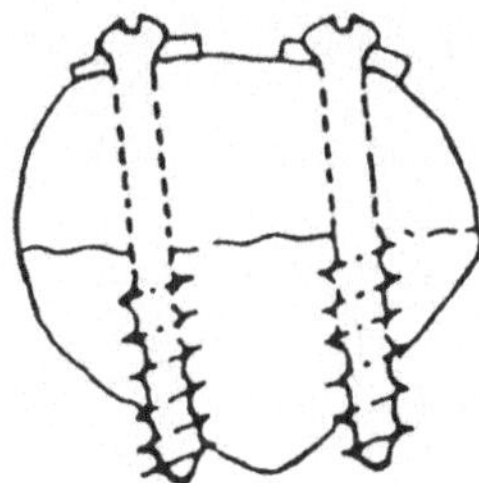

Abb. 5.27. Zugschraubenosteosynthese bei Patellaquerbruch. (Aus Brill u. Hopf 1987 [38])

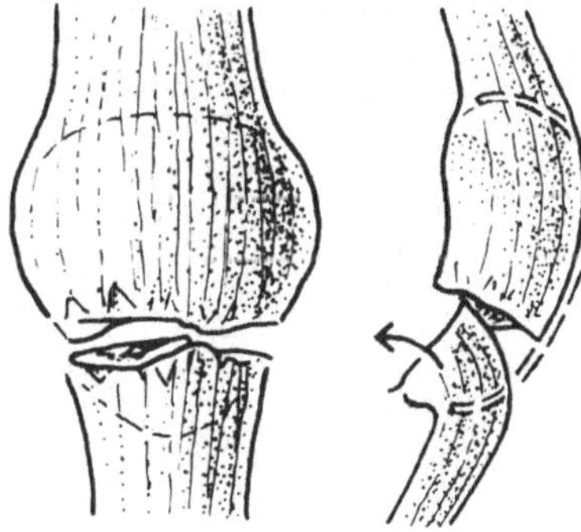
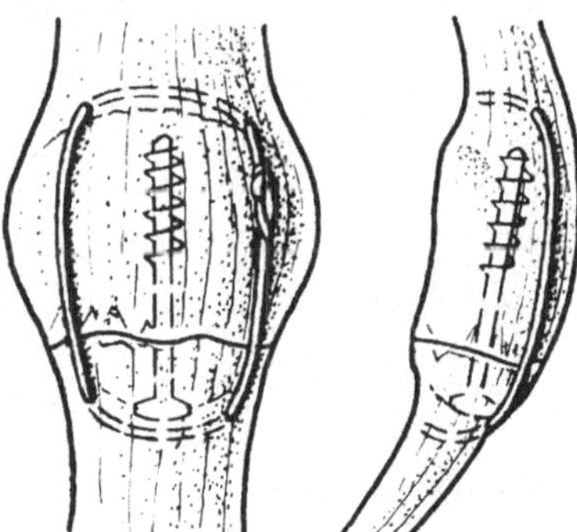

Abb. 5.28. Bei einem Abriß der Patellaspitze würde die alleinige Zuggurtungsdrahtnaht eine Kippung der Fragmente zur Folge haben. Deshalb erfolgt zuerst die Fixation mit einer 4 mm-Spongiosaschraube. (Aus Müller et al. 1992 [187])

Das Einbringen der Schrauben ist häufig problematisch. Die Fragmente dürfen nicht zu klein sein, da die Schrauben sie sonst sprengen. Die Schrauben müssen in die gegenüberliegende Kortikalis eingebohrt werden, ohne die Gelenkfläche der relativ flachen Kniescheibe zu traumatisieren oder die Fragmente sekundär zu dislozieren. Böstmann (1983) führt die überraschend schlechten Ergebnisse bei der Verwendung von Zugschrauben auf minimale Rotationsfehlstellungen und auf die Störung der Blutversorgung des retropatellaren Gelenkknorpels durch die Schrauben zurück.

Sehr gute experimentelle Ergebnisse fanden Brill u. Hopf (1987) bei einer vergleichenden biomechanischen Studie an Leichen (Abb. 5.29). Hinsichtlich der Zugbelastungsfähigkeit wiesen die Autoren eine experimentelle Überlegenheit der doppelten Kompressionsschraubenosteosynthese gegenüber verschiedenen klassischen Zug-

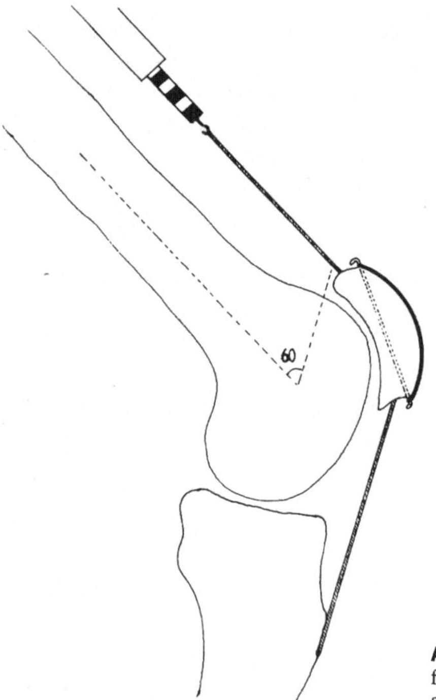

Abb. 5.29. Zugvorrichtung zur experimentellen Prüfung der Stabilität der verschiedenen Patella-Osteosynthesen. (Aus Brill u. Hopf 1987 [38])

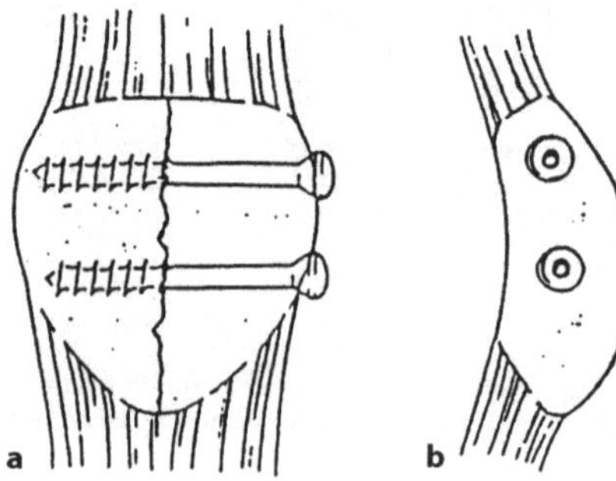

Abb. 5.30a, b. Querverschraubung bei Längsfraktur [302]

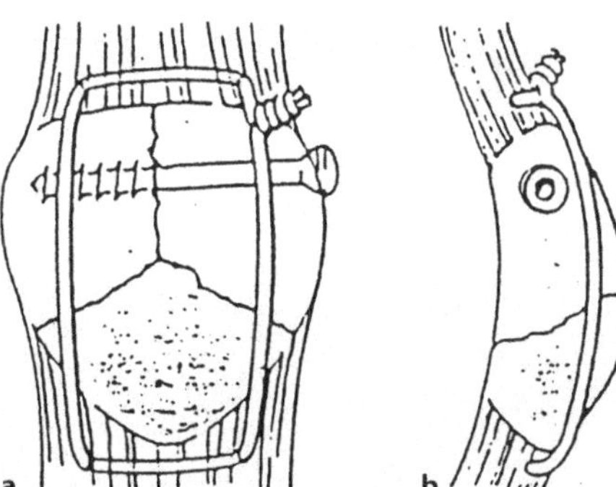

Abb. 5.31a, b. Kombination von Zuggurtung und Querverschraubung der Sternfraktur [302]

gurtungsverfahren und der lateralen Zuggurtung nach Labitzke nach. Während die verschiedenen Zuggurtungen einen interfragmentären Druck nur bis zu einer Zugbelastung von maximal 600 N aufrechterhalten konnten und die O-förmige Cerclage sich bei einer Zugbelastung von 550–775 N öffnete, kam es bei der Schraubenosteosynthese meist zu einem Ausbruch der Verankerung (im Durchschnitt bei 1010 N), ohne daß die Osteosynthese versagt hatte. Bühren et al. (1989) halten die Schraubenosteosynthese, gestützt auf die biomechanischen Ergebnisse von Brill u. Hopf, für das einzige Osteosyntheseverfahren, das die Kniescheibe gegen alle biomechanisch wirksamen Krafteinleitungen und somit gegen Druck-, Zug-, Scher- und Biegemomente schützt und einen konstanten interfragmentären Druck aufrechterhalten kann. Holz[40] (1990) empfahl die Zugschraubenosteosynthese bei Polabrissen, Quer-, Längs- und Mehrfragmentfrakturen, wobei er zusätzlich eine ventrale Zuggurtung anlegt (Abb. 5.30, 5.31).

---

40 Holz U, Thielemann FW, Zahedi B, Abt. für Unfallchirurgie, Chirurgische Klinik, Katharinenhospital (Leiter: Prof.Dr. U. Holz), Stuttgart.

6 Zuggurtungsosteosynthese

Die moderne Zuggurtungsosteosynthese geht auf Friedrich Pauwels[41] (1885–1980) zurück. Es ist sein großes Verdienst, daß er die Bedeutung der Zuggurtung für die Frakturbehandlung und im speziellen für die Osteosynthese der Patellafraktur verdeutlicht hat. Pauwels lieferte gleichzeitig die biomechanische Begründung für die von ihm 1958 im Rahmen der Aschoff-Vorlesung vorgestellte ventrale Patellazuggurtungsosteosynthese [203, 204]. Steinmann[42] (1919) stellte bereits 40 Jahre vor Pauwels eine von ihm als Sehnennaht bezeichnete ventrale Zuggurtung bei einer Patellarefraktur vor (Abb. 6.1). Steinmann erkannte damals die hohe mechanische Belastbarkeit der Zuggurtung und nutzte sie bewußt für die frühe aktive Mobilisation des Kniegelenkes.

Ein 20jähriger Patient kam nach der 2. Refraktur zu ihm. Die beiden bisherigen Patellafrakturen waren jeweils mit der offenen Naht behandelt worden. In beiden Fällen wurde das Bein nach der Operation für mehrere Wochen in Streckstellung fixiert. Zu dem Zeitpunkt, als der Patient sich bei Steinmann vorstellte, konnte er das Bein nur noch bis zu 10° beugen. Die Kniescheibe war osteoporotisch, und Steinmann legte nach der Eröffnung des Gelenkes neben 2 Zinkdrahtknochennähten noch eine „ die Quadricepssehne und das Ligamentum patellae an ihrem Ansatz umfassende, auf die Vorderseite der Patella zu liegen kommende Drahtschlinge" [263 (S. 209)]. Er durchstach mit einem Draht die Quadrizepssehne, führte die Enden vor der Kniescheibe nach unten und führte ihn dort durch das Lig. patellae. Steinmann achtete dabei darauf, den Draht möglichst nah am Knochen entlangzuführen. Diese Drahtschlinge entsprach funktionell einer ventralen Zuggurtung und war als Unterstützung der Knochennähte gedacht. An die Operation schloß er eine sofortige mobilisierende Behandlung an. Nach 4 Wochen durfte der

---

41 Friedrich Pauwels (1885–1980) wurde am 23.5.1885 als Sohn eines Maschinenfabrikanten in Aachen geboren. Von 1906–1907 studierte er Naturwissenschaften in Lausanne und ab 1907 Medizin in Freiburg im Breisgau. Nachdem Pauwels 1911 das Staatsexamen bestanden und anschließend promoviert hatte, arbeitete er zunächst in Dresden, Berlin und Wien. 1913 übernahm er die Leitung der medikomechanischen Zanderanstalt in Aachen. Von 1924–1934 leitete er die neu eingerichtete Belegstation im Luisenhospital in Aachen, von 1934–1960 die Orthopädische Klinik in den Städtischen Krankenanstalten in Aachen. 1927 gelang ihm erstmalig die operative Heilung einer Schenkelhalspseudarthrose. Pauwels besonderes Interesse galt 3 Erkrankungen des Hüftgelenkes: Schenkelhalspseudarthrose, Coxa vara infantum und Coxarthrose. Pauwels stellte „seine Forschungsarbeit, sein gesamtes Wissen über die funktionelle Anatomie des menschlichen Stütz- und Bewegungsapparates in den Dienst der Behandlung orthopädischer Erkrankungen. Pauwels Arbeiten auf dem Gebiet der Grundlagenforschung lieferten die Grundlage für eine exakt planbare Therapie von bislang ungekannter Zuverlässigkeit; die klinischen Erfolge wiederum bestätigen die Richtigkeit seiner theoretischen Herleitungen" [297].

42 Steinmann, Fritz (1872–1932), „geboren am 18.September 1872 in Corielles, Schweiz, studierte in Lausanne und Bern und promovierte 1897 . Von 1897 bis 1902 bei Kocher an der Chirurgischen Univ.-Klinik in Bern, von 1902 bis 1906 als Leiter der dortigen Chirurgischen Klinik tätig, habilitierte er sich 1908 in Bern für Chirurgie und Unfallheilkunde, wurde 1919 a.o. Professor und übernahm den Lehrstuhl für Unfallmedizin. Sein Hauptarbeitsgebiet bildeten die Unfallverletzungen. St. war der Autor der Osteoextension, d.h. des direkt auf den Knochen wirkenden kontinuierlichen Zuges (Steinmannsche Nagelextension)" [70 (2: 1501)].

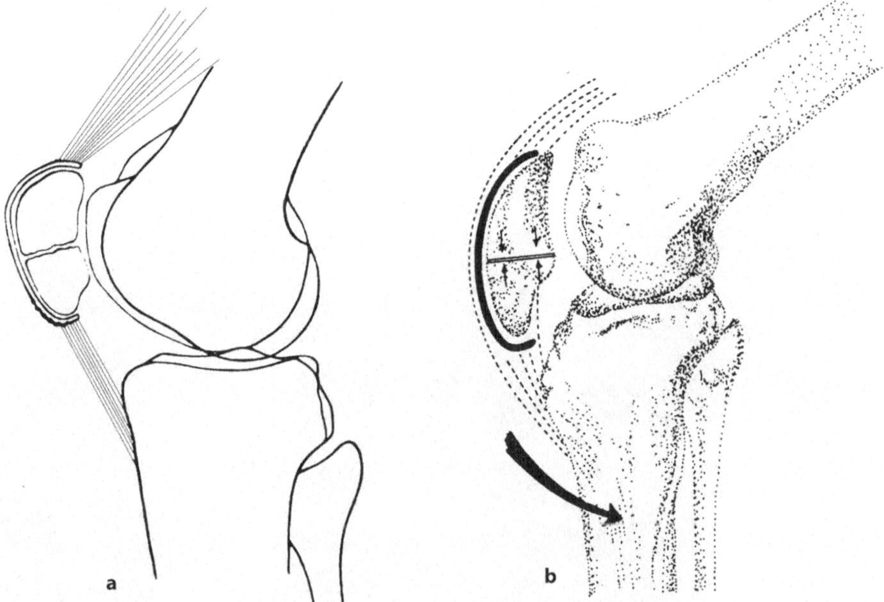

Abb. 6.1a, b. Vergleich der Zuggurtung **a** nach Steinmann von 1919 (Aus Steinmann 1919 [275]) mit **b** einer ventralen Zuggurtung aus dem Jahr 1972. (Aus Schauwecker 1972 [243])

Patient aufstehen und einige Tage darauf nach Hause gehen. Der Patient konnte sein Bein zu diesem Zeitpunkt immerhin bis 45° beugen. Die Beweglichkeit des Kniegelenkes hatte sich also signifikant verbessert.

Die Patellazuggurtung nach Pauwels, die erstmals von Pauwels Schüler M. Hachez-Leblanc[43] (1958) veröffentlicht wurde, leitete sich nach dessen Ansicht von der Cerclage nach Berger (1892) ab, und wurde von ihm in dem Artikel: „Ostéosynthèse de rotule et cerclage fonctionnel", in dem er die klinische Umsetzung des Prinzips der Zuggurtungsdruckosteosynthese bei Kniescheibenbrüchen vorstellt, als vordere Patellacerclage bzw. funktionelle Cerclage (cerclage fonctionnel) vorgestellt.

Der 29jährige Patient hatte sich am 13.3.1957 bei einem Sturz aus 7 m Höhe die Kniescheibe zerbrochen, und Hachez-Leblanc entschloß sich am selben Tag zu einer Cerclage des Trümmerbruchs. Nach 7 Tagen Immobilisation in Streckstellung zeigte sich ein deutlicher Frakturspalt zwischen den Fragmenten. Drei Tage später durfte der Patient aufstehen, und erst als das Bein bewegt und in Beugestellung gehalten werden konnte, kam es zur tadellosen Reposition der Fragmente, wie eine Röntgenaufnahme 2 Monate nach der Operation belegt (Abb. 6.2).

Die Kniescheibe war knöchern geheilt, und 3 Monate nach dem Unfall konnte der Patient das Kniegelenk aktiv frei bewegen. Die Differenz des Oberschenkelumfanges betrug nur 1 cm. Acht Jahre später zeigte sich bei einer Nachuntersuchung auf den Röntgenbildern, daß die Gleitfläche und der Knorpelbelag wieder vollkommen hergestellt waren [85, 204].

Entscheidend ist die ventrale Lage der Cerclage (Abb. 6.3). Die Cerclage, dargestellt durch die beiden Punkte, wirkt den Zugkräften (T) des Quadrizeps gut entgegen. Durch den Druck (P) der Femurkondylen gegen die Facies articularis der Knie-

---

43 Hachez-Leblanc M, Institut SS.-Jean-Elisabeth, Bruxelles, Belgien.

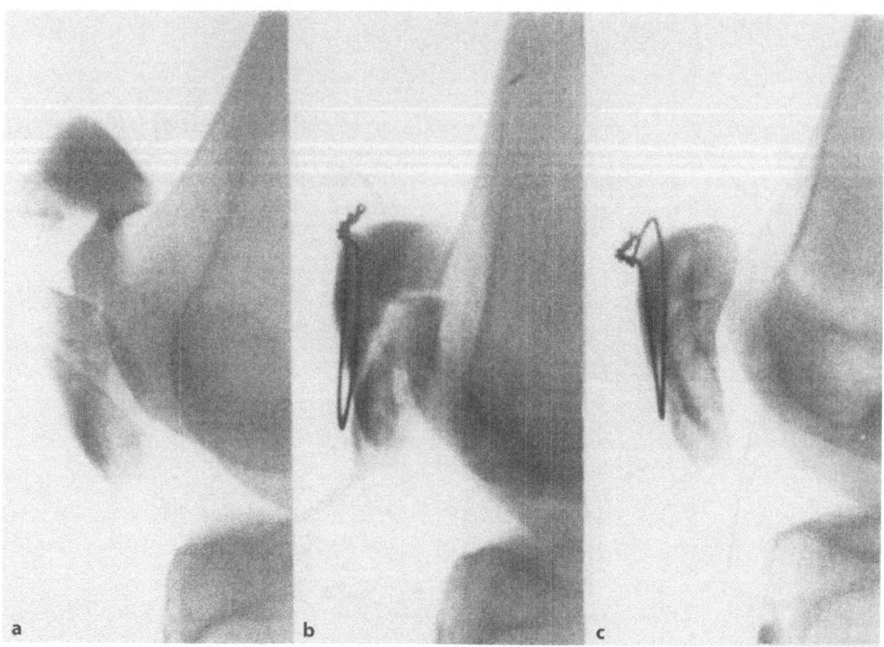

Abb. 6.2a, b. Zuggurtungsdruckosteosynthese durch Hachez-Leblanc 1957. **a** Trümmerbruch der Kniescheibe bei einem 29jährigen Patienten. **b** Auf dem mittleren Röntgenbild, das 7 Tage nach der Operation, also 3 Tage vor dem Aufstehen aufgenommen wurde, erkennt man, daß die Reposition der Fragmente nicht vollkommen gelungen war. **c** Das rechte Röntgenbild, 2 Monate nach der Drahtnaht,
beweist, daß es erst durch die aktive Beugung des Kniegelenkes zu einer idealen Reposition der Fragmente gekommen war [204]

scheibe treten zwei verschiedene Effekte im Frakturspalt auf. Der gelenknahe Teil der
Bruchflächen wird unter Druck aufeinandergepreßt, während der anteriore Abschnitt
die Tendenz besitzt, auseinanderzuklaffen. Dies steht der Knochenneubildung im
Weg. Liegt die Cerclage noch tiefer (Abb. 6.3) bzw. weiter posterior, kann der Druck
(P) durch ein anteriores Klaffen der Fragmente die Heilung verzögern oder sogar zur
Entwicklung einer Pseudarthrose führen, da nur ein kleiner gelenknaher Streifen
unter Druck vereinigt wird. Wird die Cerclage jedoch vor der Kniescheibe angelegt
(Abb. 6.3), wird ein anteriores Klaffen der Fragmente verhindert. Die Kraft des Druk-
kes (P) wird in einen interfragmentären Druck (p) umgewandelt. Dieser kann im
Sinne der Kompressionsosteosynthese genutzt werden. Bei funktioneller Gymnastik
steigt der interfragmentäre Druck und damit die Heilungsgeschwindigkeit.

Wie Herr Dr. Wilhelm Baumann (*1923) aus Aachen, Pauwels Schüler, uns persön-
lich bestätigen konnte, hat Pauwels erste Patellazuggurtungen bereits vor der Veröffentlichung Hachez-Leblancs (1958) mehrfach durchgeführt. Seine günstigen Erfahrungen und Ergebnisse mit der Zuggurtung referierte Friedrich Pauwels am 24. Juni
1958 in der sog. Aschoff-Vorlesung [203], die er anläßlich der Verleihung der Ehrendoktorwürde durch die Universität Freiburg hielt [297]. Das Manuskript dieses Vor-
trages wurde uns freundlicherweise von Frau Dr. Weigmann aus Aachen zur Verfügung gestellt, die dieses von Frau Pauwels für ihre Dissertation erhalten hatte:

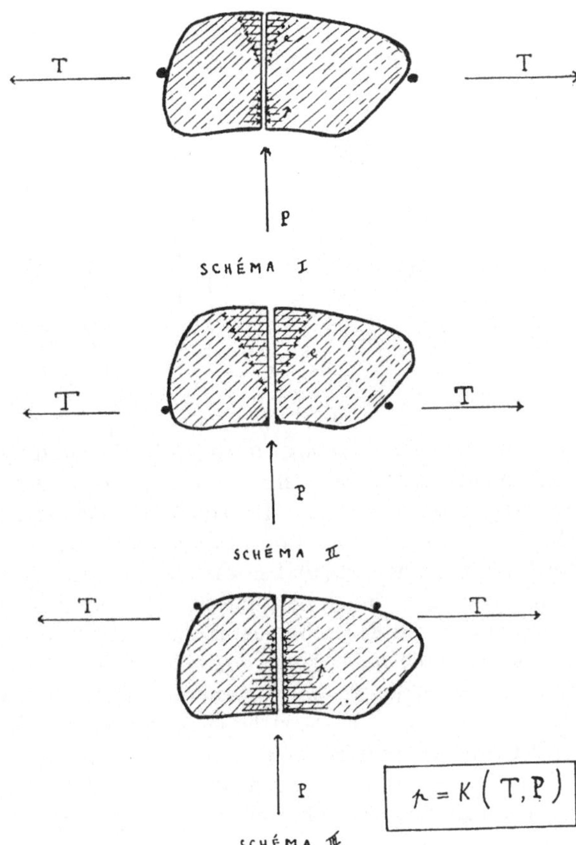

Abb. 6.3. Die ventrale Lage der Cerclage ist entscheidend für die Funktion der Zuggurtung, bei der die auftretenden Zug- und Biegekräfte in interfragmentäre Kompression umgewandelt wird (p interfragmentärer Druck, K Komplex, T Zug, P Druck der Femurkondylen). (Aus Hachez-Leblanc 1958 [85])

„Will man bei der Frakturbehandlung den Heilungsmechanismus der Natur nachahmen, so genügt es nicht allein, die Fraktur nach der Reposition z.B. im Gipsverband zu fixieren, sondern es müssen außerdem die Bruchflächen unter Druck gestellt werden" [203]. Pauwels forderte daher an gleicher Stelle „die Bruchenden durch einen einfachen Draht, der als Zuggurtung wirkt, unter Druck zu stellen, der auch nach oberflächlicher Resorption der Bruchenden weiterwirkt". Der Autor demonstrierte seine Erfahrungen mit der Zuggurtung am Beispiel der Femurschaft-, der Oberarm- und der Patellafraktur. Bei der Versorgung von Kniescheibenbrüchen solle der „Drahtring ... vor die Patella unter den Ansatz der Sehnenplatten gelegt werden. So werden die Bruchflächen beim Beugen des Kniegelenkes mit großer Kraft aufeinandergepreßt, und es erübrigt sich die Fixierung im Gipsverband. Der Patient kann vom 9. Tage ab umhergehen, das Knie nur mit einer elastischen Binde gewickelt. Die Patellafraktur heilt viel schneller als bei der üblichen Behandlung, das Kniegelenk bleibt frei beweglich und es tritt nur eine minimale Muskelatrophie auf".

Im Gegensatz dazu müsse bei der durch den Knochen gelegten Drahtnaht das gestreckte Kniegelenk 6 Wochen ruhiggestellt werden, da „schon eine geringe Beugung des Kniegelenkes ein Klaffen der Fragmente zur Folge" hat. Stets resultiere dar-

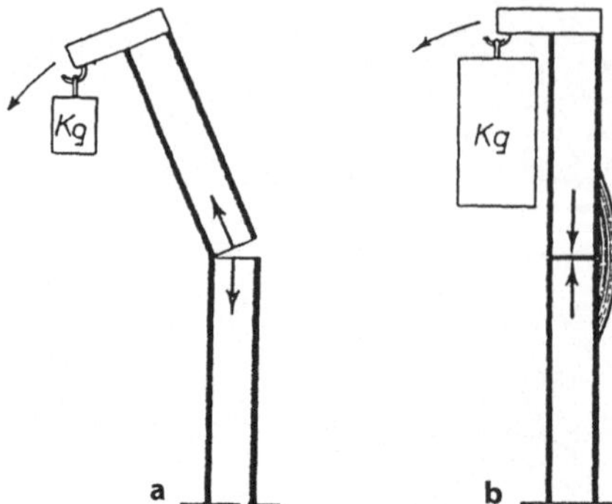

Abb. 6.4a, b. Die mechanische Wirkung der einseitigen periostalen Kallusanlagerung bei Biegungsbeanspruchung einer queren Schaftfraktur. **a** Die Bruchflächen klaffen. Das Markregenerat steht unter Zugspannung. **b** Die Bruchflächen werden aufeinandergepreßt. Das Markregenerat steht unter Druckspannung. (Aus Pauwels 1935 [201])

aus „eine mehr oder weniger hochgradige Versteifung des Kniegelenkes, die selbst durch langdauernde Nachbehandlung manchmal nicht zu beheben ist". Für den von ihm vorgestellten und mit der Patellazuggurtung behandelten Patienten war es 3 Monate nach der Operation möglich, das Kniegelenk frei zu bewegen, aktiv zu strecken und zu beugen, und er war voll arbeitsfähig.

In der wahrscheinlich bekanntesten Veröffentlichung Pauwels zur Zuggurtungsosteosynthese von Kniescheibenbrüchen, die 1966 unter dem Titel „Überraschende Erfolge durch die Anwendung einer Zuggurtung bei der Patellarfraktur" erschien, bezog er sich auf den im Jahr vorher erschienenen Artikel: „Über die Bedeutung einer Zuggurtung für die Beanspruchung des Röhrenknochens und ihre Verwendung für die Druckosteosynthese" [204].

In diesen Veröffentlichungen faßte der bereits 80jährige Pauwels die Vorteile der Zuggurtung bei Patellafrakturen in 3 Punkten zusammen:

1. Indem man durch das Zuggurtungsprinzip die Vorteile der Druckosteosynthese nutzt, kann eine knöcherne Konsolidierung der Fragmente schnell und zuverlässig erreicht werden.
2. Auch bei Mehrfragment- und Trümmerbrüchen kann die femoropatellare Gelenkfläche vollkommen reponiert werden.
3. Durch die frühzeitige Bewegung des Beines kann eine Versteifung des Kniegelenkes und eine Quadrizepsatrophie verhindert werden.

Das biomechanische Prinzip der Zuggurtung wurde von Pauwels im Zusammenhang mit Röhrenknochen bereits 1935 in seiner Monographie *Der Schenkelhalsbruch: ein mechanisches Problem* illustriert (Abb. 6.4), und 1951 in der Veröffentlichung „Über die Bedeutung der Bauprinzipien des Stütz- und Bewegungsapparates für die Beanspruchung der Röhrenknochen" erneut dargelegt. Pauwels betonte die Funktion der Muskeln als Zuggurtung für das Skelett und verdeutlichte dies anhand der Bedeutung des M. tensor fasciae latae und Tractus iliotibialis für die untere Extremität. Er erläuterte den fundamentalen Unterschied zwischen Belastung und Beanspruchung am Beispiel eines Röhrenknochens auf dem das Körpergewicht lastet. Werden die Muskelkräfte erhöht, steigt zwar die Belastung des Knochens, die Beanspruchung des Röhrenknochens hingegen wird bedeutend gesenkt, da die Muskelkräfte als Zuggurtung gegen das Körpergewicht wirken: „Die Beanspruchung des Röhrenknochens

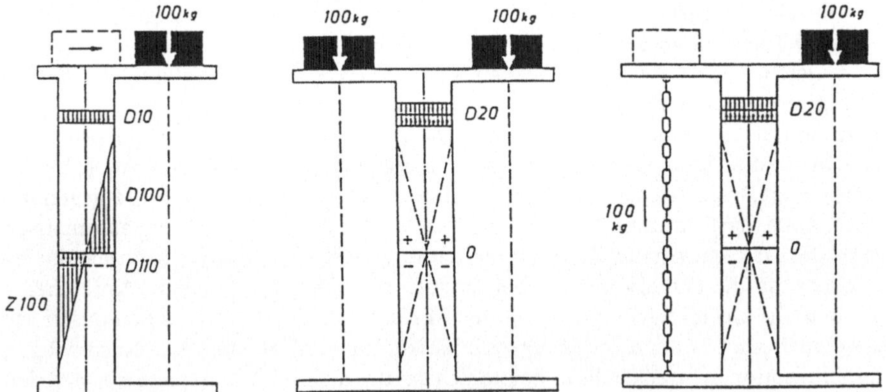

Abb. 6.5. Durch die seitliche Verschiebung der Last erhöht sich die Beanspruchung der Säule um ein Vielfaches. Die Biegespannung der Säule ist sehr viel größer als die reine Druckbeanspruchung. Die dem Druck überlagerte Biegebeanspruchung ist ausschlaggebend für die Größe der Beanspruchung der Säule. Bei Reduzierung der biegenden Komponente der Last kann die Beanspruchung der Säule stark herabgesetzt werden. Die „Beanspruchung" der Säule wird also durch die 2., auf der Gegenseite aufgelegte Last auf weniger als ein Fünftel reduziert, obschon ihre „Belastung" durch die 2. Last doppelt so groß wird. An Stelle der zweiten Last kann auch eine Kette angebracht werden, die mit der gleichen Kraft nach unten zieht (D). Diese Kette, in der theoretischen Mechanik „Zuggurtung" genannt, hat die gleiche Wirkung wie die 2. Last und reduziert die Beanspruchung der Säule in der gleichen Weise. (Aus Pauwels 1965 [204])

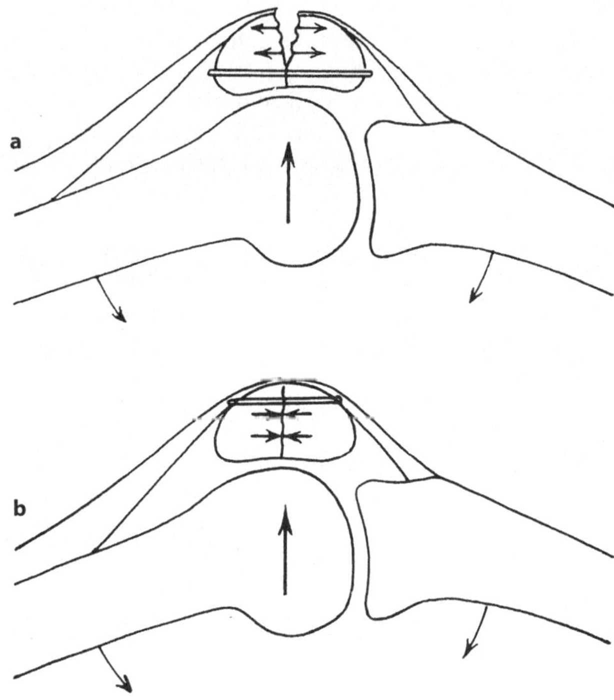

Abb. 6.6. Patellazuggurtung
(Aus Pauwels 1966 [205])

wird durch die Muskelkräfte erheblich herabgesetzt, weil sie als Zuggurtung gegen das Körpergewicht wirken" [204 (S. 231)] (Abb. 6.5).

In gleicher Weise wird die Beanspruchung der Kniescheibe durch die Drahtschlinge erheblich herabgesetzt, weil diese als Zuggurtung gegen die Biegebeanspruchung durch die Femurkondylen wirkt. Die Zuggurtung kann die Beanspruchung reduzieren und in reine Druckbeanspruchung umwandeln. Diese Kraft kann im Sinne einer Druckosteosynthese der Patella genutzt werden. Durch die gegenbiegende Kraft der Femurkondylen in Beugestellung wird die Zuggurtung automatisch gespannt. Das Prinzip der Zuggurtung ist nur in Beugestellung im Kniegelenk verwirklicht, da die Femurkondylen bei Extension keinen Druck auf die Kniescheibe ausüben, die Gelenkflächen nicht einmal in Kontakt stehen. Pauwels demonstrierte dies eindringlich anhand der Röntgenbilder von Hachez-Leblanc [204]. Nach 7 Tagen Immobilisation in Streckstellung zeigte sich ein deutlicher Frakturspalt zwischen den Fragmenten. Erst als das Bein bewegt und in Beugestellung gehalten werden konnte, kam es zu tadelloser Reposition der Fragmente, wie die Röntgenaufnahme 2 Monate nach der Operation belegt. Der Draht muß, um einen Zuggurtungseffekt zu erzielen, möglichst weit ventral liegen (Abb. 6.6).

Die Verbreitung der Zuggurtungsosteosynthese ist Folge des Aufgreifens dieses Verfahrens durch die Arbeitsgemeinschaft für Osteosynthesefragen (AO), insbesondere durch Bernhard G Weber[44], der die allgemeine Anwendbarkeit der Zuggurtungsosteosynthese bei Frakturen mit starker Zug- und Biegebeanspruchung, wie z.B. Olecranon, Patella-, einigen Hüft-, Sprunggelenk- und Acromionfrakturen demonstrierte [86, 294, 295]. Weber (1964, S.86): „Das Prinzip der Zuggurtung erweitert das Spektrum der stabilen Osteosynthese und damit der operativen Frakturbehandlung".

Die Arbeitsgemeinschaft für Osteosynthesefragen wurde 1958 von einer Gruppe von 15 Schweizer Chirurgen und Orthopäden unter Leitung von Maurice Edmond Müller (*1918) gegründet. Sie formulierte die Osteosyntheseziele der stabilen, anatomisch exakten Rekonstruktion, atraumatischer Operationstechniken sowie der frühen aktiven Mobilisierung der verletzten Extremität. Auf der Grundlage geeigneter tierexperimenteller Versuche, der Entwicklung eines umfassenden Instrumentariums und sorgfältiger Nachuntersuchungen der von ihnen behandelten Patienten wurde von M.E. Müller, Martin Allgöwer (*1917) und Hans Willenegger (*1910) 1963 die Monographie *Technik der operativen Frakturenbehandlung* herausgegeben. Die AO führte umfassende Unterrichtsprogramme durch, so daß die von ihr unterstützten Behandlungsprinzipien weltweite Verbreitung und Anerkennung gefunden haben [207].

Bereits 1963 stellte die AO die Zuggurtung bei der Behandlung von Patellafrakturen in den Vordergrund [186]. Der Zuggurtungsdraht soll bis zum Klaffen der retropatellaren Gelenkfläche angezogen werden, um den interfragmentären Druck in Beugung zu erhöhen. Zusätzlich empfiehlt die AO eine Verstärkung der Osteosynthese durch einen 2. ventralen Draht, der unter höchster Spannung ringförmig durch die Sharpey-Fasern gelegt wird (Abb. 6.7).

Die einfache ventrale Zuggurtung ist vornehmlich bei unkomplizierten Querbrüchen indiziert [186, 187]: Nach der sorgfältigen Inspektion der Patella und des Patel-

---

44 Weber BG, Orthopädisch-traumatologische Abteilung der Chirurgischen Klinik, Kantonsspital St. Gallen (Chefarzt: Prof. Dr. M.E. Müller).

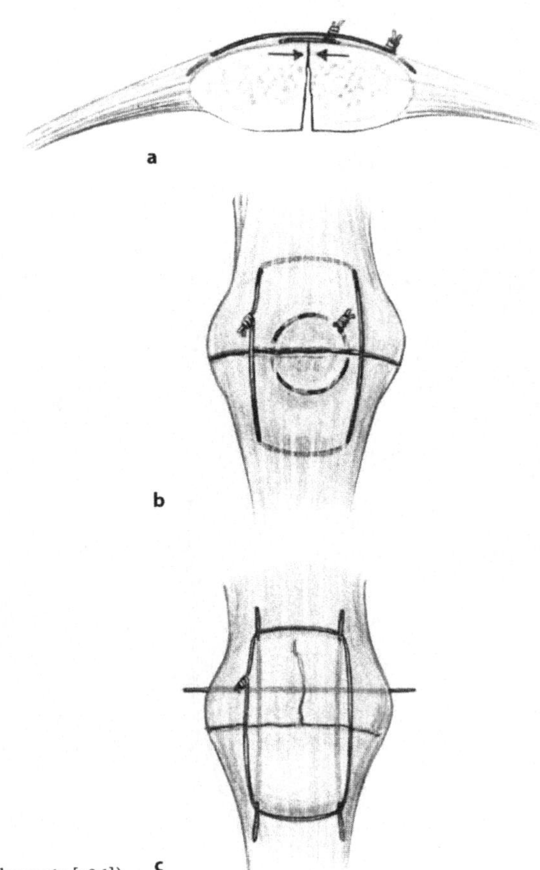

Abb. 6.7. Patellazuggurtung (Aus Müller 1963 [186])

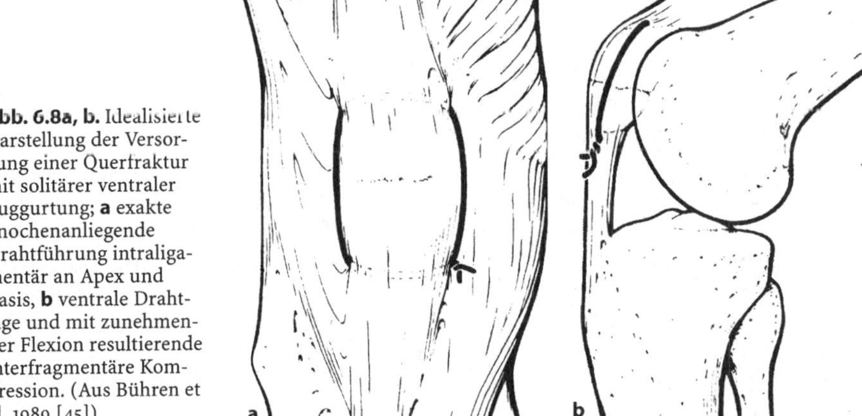

Abb. 6.8a, b. Idealisierte Darstellung der Versorgung einer Querfraktur mit solitärer ventraler Zuggurtung; **a** exakte knochenanliegende Drahtführung intraligamentär an Apex und Basis, **b** ventrale Drahtlage und mit zunehmender Flexion resultierende interfragmentäre Kompression. (Aus Bühren et al. 1989 [45])

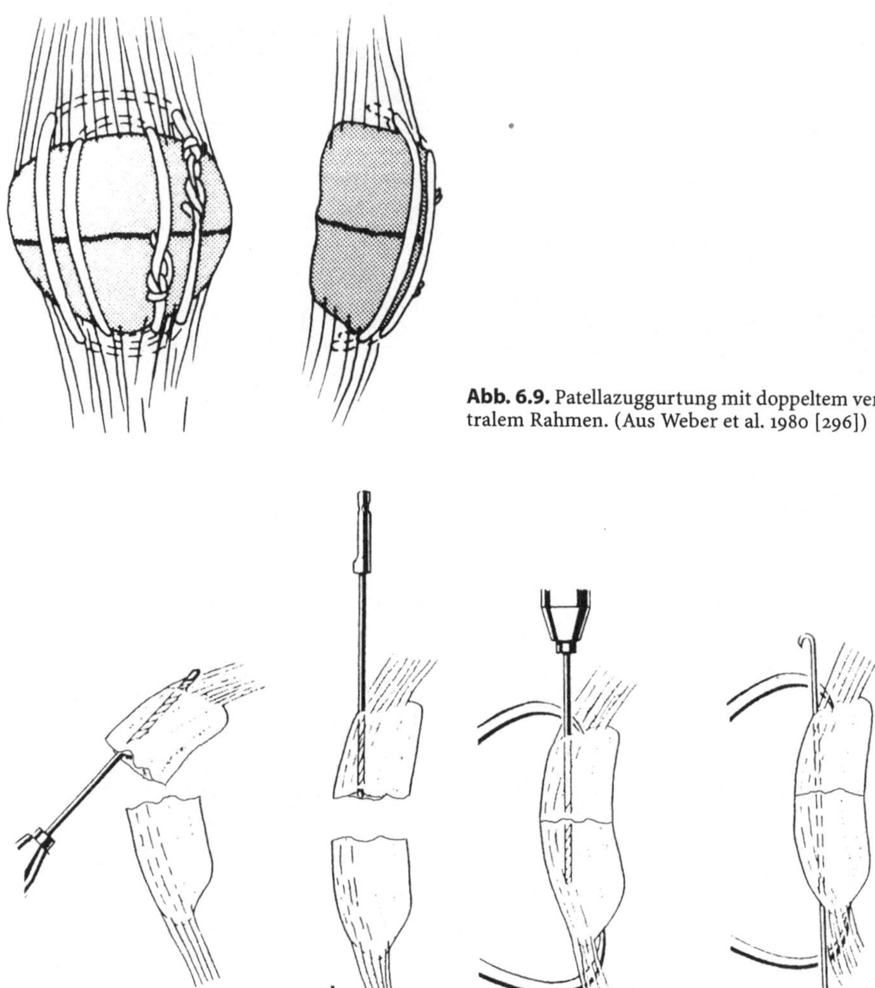

Abb. 6.9. Patellazuggurtung mit doppeltem ventralem Rahmen. (Aus Weber et al. 1980 [296])

Abb. 6.10. Einbohren der Kirschner-Drähte. (Aus Müller et al. 1992 [187])

lagleitlagers werden die Fragmente adaptiert und mit einer spitzen Repositionszange festgehalten. Die Drahtzuggurtung muß möglichst nah am Knochen liegen. Daher wird zunächst eine gebogene Kanüle am Patellarand entlang durch die Quadrizepssehne vorgeschoben. Der Draht kann nun in die Kanüle geführt werden, die anschließend zurückgezogen wird. Am Unterrand der Patella wird entsprechend verfahren. Die Zuggurtung wird, seitlich über der Patella liegend, angespannt, wobei die Gelenkfläche gleichzeitig palpatorisch kontrolliert wird (Abb. 6.8, 6.9). Das Knie wird intraoperativ durchbewegt, wobei darauf zu achten ist, daß die Frakturflächen bei der Beugung und der Streckung nicht auseinanderweichen. Mehrfragmentfrakturen sollen durch Spickdrähte reponiert und stabilisiert und dann mit einer ventralen Zuggurtung versorgt werden (Abb. 6.10).

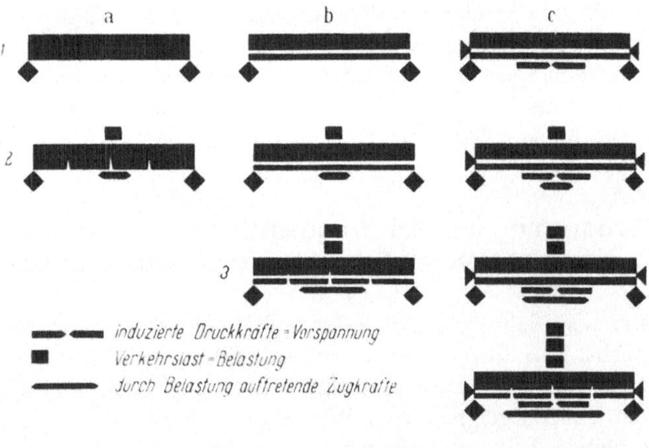

Abb. 6.11. Technisch-statische Grundlage und Zuggurtungsprinzip nach Weber [294]. **oben** Prinzip des Stahlbetons. **a** Homogener Betonbalken: *1* Fehlen zugfester Elemente, *2* Rißbildung und Bruch schon bei geringer Belastung; **b** Armierter Betonbalken: *1* Eingebaute zugfeste Elemente, *2* Zugspannungen übernommen durch Armierung, *3* Rißbildungen und Bruch erst bei erheblicher Belastung; **c** Vorgespannter Betonbalken: *1* Durch vorgespannte Armierung, den zu erwartenden Zugspannungen entgegengesetzt gerichtete induzierte Druckspannungen, *2* Zugspannungen noch überkompensiert durch induzierte Druckspannungen, *3* Zugspannungen und induzierte Druckspannungen im Gleichgewicht, *4* Rißbildungen und Bruch erst bei höherer Belastung, bei Überwiegen der Zugspannungen über induzierte Druckspannungen.
unten Vergleich Spannbeton – Olecranonfraktur. *1* Bruch eines vorgespannten Betonbalkens bei exzentrischer Überbelastung; *2* Analoge Querfraktur am Olecranon; *3* Ersatz der zerissenen zugfesten Elemente (kollagene zugfeste Bindegewebsfasern) durch Wiederaufbau der Vorspannung mit Zuggurtung am Ort zu erwartender Zugspannungen; *4* Spannbeton-Konstruktion nach Finsterwalder: Eigengewicht des gelenkig verbundenen Balkens induziert über das eingebaute zugfeste Element im Gesamtbalken Druckkräfte, den zu erwartenden Zugspannungen entgegengerichtet; *5* Zunahme der vorspannenden Druckspannungen im Gesamtbalken bei Belastung und Zunahme der Zugspannungen im zugfesten Element der Armierung.

Weber (1964) erläuterte die biomechanischen Grundlagen der Zuggurtung anhand des in der Bautechnik verwendeten Stahl- und Spannbetons. Im Verbundbau werden druckfeste Bauelemente mit zugfesten Bauelementen verbunden, was deren Festigkeit wesentlich erhöht. Bei gleichem Volumen ist ein Körper so wesentlich stabiler als Körper, die nur aus einem der beiden Materialien hergestellt werden.

Ein Betonbalken, in den zugfeste Stahlstäbe eingegossen sind, kann wesentlich höhere Belastungen aushalten als ein reiner Betonbalken. Wird das zugfeste Element wie beim Spannbeton zusätzlich vorgespannt, so erhöht sich die Belastbarkeit, und man kann bei minimalem Materialaufwand eine maximale Festigkeit erreichen (Abb. 6.11).

6.1
Zuggurtung bei Mehrfragmentfrakturen oder Polabrissen in Kombination mit Schrauben und/oder Kirschner-Draht

Bei ausgedehnten Stern- oder Mehrfragmentfrakturen sollte die Gelenkfläche zunächst gründlich inspiziert und sorgfältig geprüft werden, ob die Patella rekonstruierbar ist. Im Falle ausgeprägter Knorpelschäden sind die funktionellen Resultate bei frühzeitiger partieller Patellektomie häufig besser [229]. Sonst wird die Kniescheibe schrittweise rekonstruiert, indem die Einzelfragmente mit Kirschner-Drähten und Spongiosaschrauben adaptiert werden, und man versucht, 2 Hauptfragmente zu schaffen. Abschließend stabilisiert eine ventrale Zuggurtung die Fraktur. Die axial

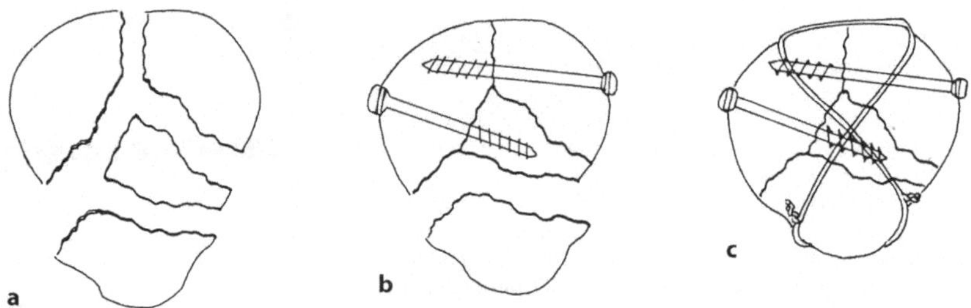

Abb. 6.12a–c. Handelt es sich um eine Mehrfragmentfraktur **(a)**, so ist – falls man nicht eine Patellektomie vornehmen muß – in üblicher Art aus dem Bruch ein Zweifragmentbruch zu machen **(b)**. Die beiden Fragmente sind dann durch eine Zuggurtung zu vereinigen **(c)**. (Aus Schauwecker 1972 [243])

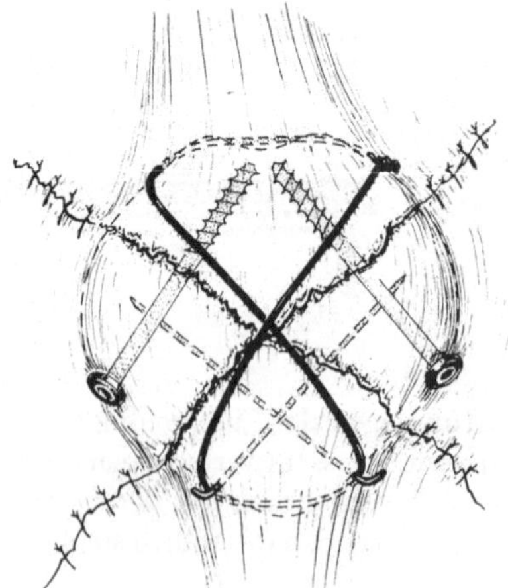

Abb. 6.13. Zusammengefügter Mehrfragmentbruch [27]

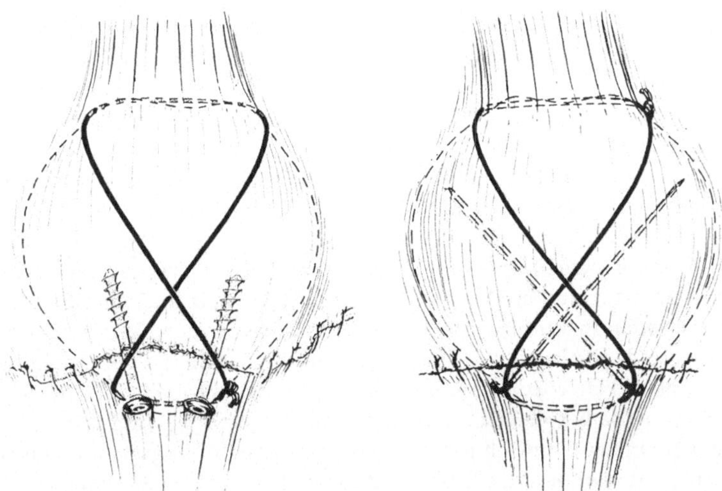

Abb. 6.14. Chirurgische Versorgung von Patellapolabrissen mit Schrauben und Kirschner-Drähten in Kombination mit der Zuggurtung [27]

eingebrachten parallelen Bohrdrähte können auch als Anker für die Zuggurtung dienen. Das exakte Vorgehen ist selbstverständlich von der Frakturform abhängig (Abb. 6.12, 6.13). Bei Patellapolabrissen kommt es zumeist zu Abrißfrakturen des unteren Pols. Bei der alleinigen ventralen Zuggurtung besteht bei kleinen Fragmenten die Gefahr des Verkantens dieser Fragmente. Daher empfiehlt es sich bei Polabrissen, das Fragment, sofern es groß genug ist, mit 1 oder 2 Spongiosaschrauben zu fixieren [27, 187, 299]. Ist das Fragment zu klein, muß man auf gekreuzte Kirschner-Drähte zurückgreifen (Abb. 6.14).

6.2
Modifikationen der Zuggurtung

Das Prinzip der ventralen Zuggurtungsosteosynthese wird auch heute noch anhand klinischer und experimenteller Ergebnisse kontrovers diskutiert. Das Zuggurtungsprinzip ist, wie schon Pauwels betonte, nur in Beugestellung des Kniegelenkes verwirklicht. In Streckstellung kommt es zu einem Klaffen der gelenknahen Frakturflächen [85, 204, 294]. Die gewünschte dynamische Kompression der Fragmente erfordert daher eine frühzeitige Gelenkmobilisation [27, 85, 204, 294]. Diese führt bei dem Wechsel von Beugung zur Streckung durch den Kräftewechsel von Kompression und Distraktion der Fraktur zu einer mechanischen Unruhe im Frakturspalt, die sich negativ auf den Heilungsprozeß auswirkt [298]. Bei wiederholter Durchbewegung stellte Weber (1980) bei der einfachen Zuggurtung experimentell eine zunehmende Distraktion sowie eine progrediente Zerstörung der patellofemoralen Gelenkflächen fest. Auch Labitzke (1982) u. Brill und Hopf[45] (1987) wiesen experimentell eine mangelnde Übungsstabilität der einfachen Zuggurtung nach. Brill und Hopf konnten

---

45 Brill W, Hopf T, Orthopädische Universitätsklinik (Dir: Prof.Dr. H. Mittelmeier), Homburg/ Saar.

auch bei einer modifizierten Zuggurtungsosteosynthese keinen Zuggurtungseffekt nachweisen und kamen zu dem Schluß, daß das „aus der Mechanik übernommene Zuggurtungsprinzip bei Patellafrakturen unter Verwendung von üblichem Cerclagedraht in Kombination mit dem elastischen Knochen und vor allem bei Weichteilpolsterung nicht anwendbar" sei [38 (S. 162)].

Fehlerquellen der Zuggurtung liegen in mangelnder Anschmiegsamkeit sowie im Einschneiden des Cerclagedrahtes in den Streckapparat, wodurch eine Längenreserve des Drahtes resultieren kann. Durch den postoperativen Längengewinn des Drahtes wird eine Lockerung der Osteosynthese hervorgerufen [45] (Abb. 6.15). Der auf der mangelnden Drahtanschmiegsamkeit und dem Einschneiden des Drahtes basierenden Insuffizienz der Osteosynthese kann man durch intraoperatives Durchbewegen des Kniegelenkes begegnen [178, 187]. Während der Operation wird kontrolliert, ob die Osteosynthese bei einer Beugung von 180° auf 120° stabil bleibt [280]. Gegebenenfalls sollte der Zuggurtungsdraht nachgespannt werden. Auf diese Weise gelingt eine anatomisch genaue und zuverlässig übungsstabile Reposition der Fragmente, die die sofortige funktionelle Nachbehandlung erlaubt.

Besondere Beachtung kommt den auf die Kniescheibe wirkenden dislozierenden Kräften zu, die sich als Distraktions-, Biege- und Anpreßkräfte beschreiben lassen. Die Zugkraft des M. quadriceps femoris, die in Ruhe 20 kp beträgt, und sich in Beugung bei 135° auf das 10 – 12fache des Körpergewichtes steigert, muß durch die Osteosynthese übertroffen werden, um eine interfragmentäre Kompression zu erreichen. Biegekräfte führen bei der Beugung zum Klaffen der gelenkfernen Frakturflächen. Bei der Zuggurtung werden diese Biegekräfte umgelenkt und in interfragmentäre Druckkräfte umgewandelt. Bei Mehrfragment- und Trümmerbrüchen können dabei Scherkräfte resultieren, die z.B. durch das Einbringen von Kirschner-Drähten neutralisiert werden können. Die bei zunehmender Beugung steigenden Anpreßkräfte führen bei instabiler Osteosynthese zur sekundären Dislokation der Fraktur und können vorgeschädigte Spongiosabereiche deformieren [109].

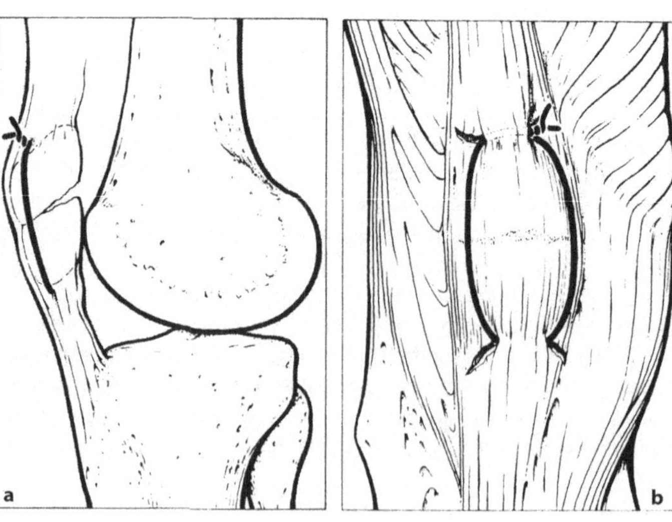

Abb. 6.15a, b. Fehlerquellen der alleinigen ventralen Drahtgurtung; **a** Klaffen der dorsal gelegenen Gelenkfläche in Streckstellung, das Zuggurtungsprinzip ist nicht wirksam, **b** Bei Flexion führen die hohen Zugkräfte zum Durchschneiden des Drahtes vor allem nach zentral, dadurch Längengewinn der Montage und Klaffen der Fraktur. (Aus Bühren et al. 1989 [45])

Ausgehend von diesen Überlegungen entstand eine Anzahl von Modifikationen der einfachen ventralen Zuggurtung, die das biomechanisch überzeugende Prinzip der Zuggurtung nutzen, gleichzeitig auftretende Fehlerquellen vermeiden und die auftretenden Distraktions-, Scher-, Biege- und Anpreßkräfte berücksichtigen.

6.3
Zuggurtung mit Kirschner-Drahtspickung

Bereits 1963 empfahl die AO die Kombination der Zuggurtung mit Kirschner-Drähten [186] (Abb. 6.16). Das Einbohren von 2 parallelen, längsverlaufenden Kirschner-Drähten schützt die Kniescheibe gegen auftretende Scherkräfte, verhindert ein Abkippen der Fragmente und kann Mehrfragmentfrakturen zusammenfassen. Dadurch wird die Osteosynthese wesentlich stabiler. Die Drähte werden senkrecht zur Frakturlinie durch die Kniescheibe geführt, wobei sie zunächst von der Bruchfläche des oberen Fragmentes nach proximal eingebohrt werden. Die Fragmente werden adaptiert und mit einer Knochenzange festgehalten. Das untere Fragment wird retrograd durchbohrt (Abb. 6.17). Durch schräg eingebrachte Kirschner-Drähte oder Zugschrauben kann man die Fragmente zusätzlich fixieren [187]. Der ca. 1–1,5 mm dicke Zuggurtungsstahldraht wird dorsal der Enden der Kirschner-Drähte um die Patella herumgelegt.

Weber (1980) wies experimentell nach, daß es bei dieser Frakturversorgung auch bei wiederholtem Durchbewegen zu keiner Distraktion der Fragmente kommt und führte dieses günstige Ergebnis auf den direkten Angriff des Osteosynthesematerials am Knochen zurück. Sowohl Rüter u. Burri[46] (1975) als auch Moschinski[47] et al. (1978)

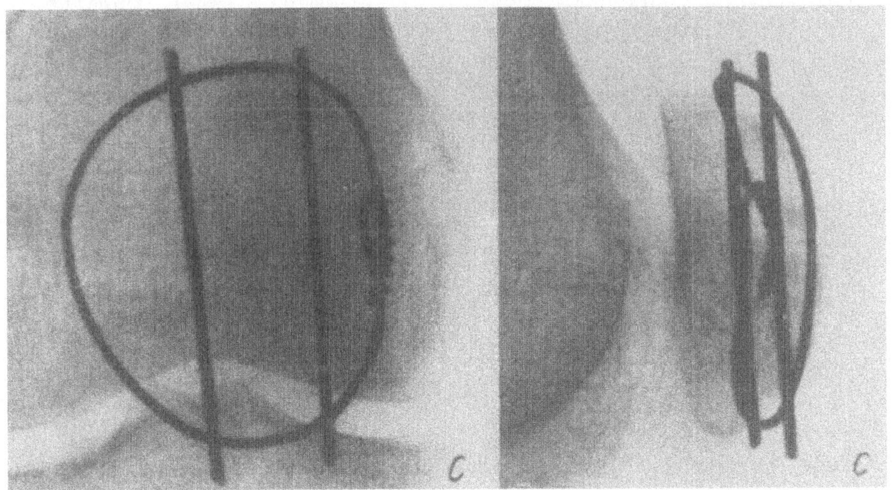

Abb. 6.16. Zuggurtungsosteosynthese mit Kirschner-Drahtspickung am Tag der Operation [280]

---

46 Rüter A, Burri C, Abteilung für Unfallchirurgie (Dir.: Prof.Dr. C. Burri), Universität Ulm.
47 Moschinski D, Kleinschmidt F, Klein H, Chirurgische Klinik A der Universität Düsseldorf (Dir.: Prof. Dr. K. Kremer).

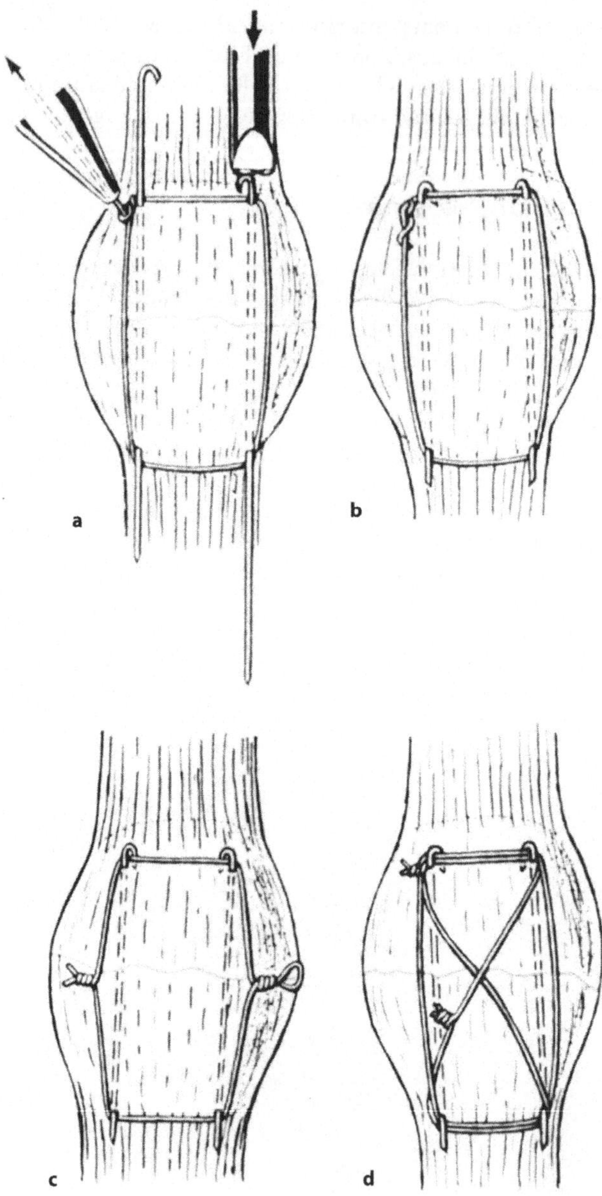

Abb. 6.17a–d. Zuggurtungsosteosynthese mit Kirschner-Drahtspickung. **a, b** Ein Draht mit Öse wird um die Kirschner-Drähte geführt und mittels Drahtspanner angezogen. Die Kirschner-Drähte werden mit ihrem abgebogenen Ende in den Knochen hineingehämmert. Anschließend können die distalen Enden der Drähte mit der Zange abgesetzt werden. **c** Alternative: Durch Bildung eines 2. Drahtquirls auf der gegenüberliegenden Seite kann der Draht alternierend schrittweise bzw. mit 2 Zangen angezogen werden. **d** Ein 2., evtl. eine Achterschlaufe bildender Draht wird zur Verbesserung des Zuggurtungseffekts hinzugefügt. (Nach Müller et al. 1992 [187])

empfehlen die Zuggurtung in Kombination mit einer möglichst dorsalen subchondralen Kirschner-Drahtspickung. Proximal soll der Zuggurtungsdraht hinter den Kirschner-Drahtenden, distal aber um den unteren Patellapol herumgeführt werden. Die Autoren befürchten, daß es bei der Zuggurtung mit Kirschner-Drähten, bei der der Cerclagedraht um beide Enden der Kirschner-Drähte herumgeführt wird, zum Auftreten großer Kippmomente kommt, die ein zu starkes dorsales Klaffen der Fraktur verursachen.

6.4
Transossäre Drahtnaht und Zuggurtung

Wenzl u. Krüger (1971) verbinden die Zuggurtung mit Kirschner-Drahtspickung und einer transossären Transversalnaht, um auch bei postoperativen Bewegungsübungen eine vollständige Ruhigstellung der Fraktur zu erreichen.

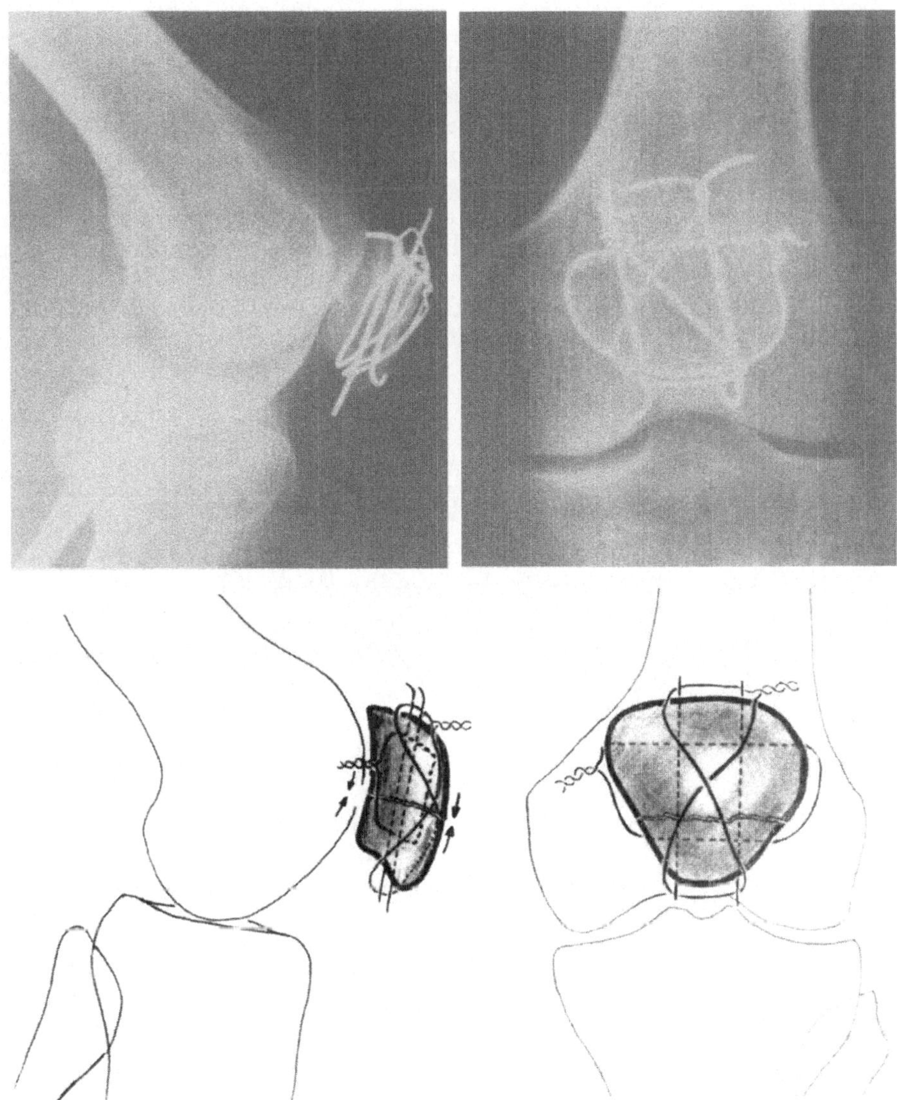

Abb. 6.18. Eine zusätzliche transossäre Drahtnaht verhindert das Klaffen des gelenknahen Frakturspaltes und ermöglicht in vielen Fällen auch die übungsstabile Osteosynthese einer Trümmerfraktur. (Aus Wenzl u. Krüger 1971 [298])

Die transversale Drahtnaht wird durch 2 vorgebohrte Löcher horizontal durch die Fragmente geführt und soll sowohl bei Quer- als auch bei Trümmerbrüchen die Kompression der Fragmente in Streckstellung garantieren. Die ventrale Zuggurtung soll eine Dislokation der Fragmente bei der Beugung des Knies verhindern. Die Kirschner-Drähte sichern die Osteosynthese gegen Scherkräfte (Abb. 6.18).

LAB/C-Technik

Mit der LAB/C-Technik (longitudinal anterior bands with cerclage wires) kombinieren Lotke u. Ecker[48] (1981) eine äquatoriale Cerclage mit der ventralen Zuggurtung und einer longitudinalen transossären Naht.

Zuerst werden die Fragmente reponiert und die Cerclage angelegt. Mit einer Beath-Steinmann-Ahle bohren die Autoren in ca. 1 cm Abstand in longitudinaler Richtung 2 parallele Kanäle durch die Patella. Ein Cerclagedraht wird nun durch die Kanäle gezogen und vor der Kniescheibe als Zuggurtung in der Form eines X unter Zug verknotet (Abb. 6.19). Die Cerclage adaptiert die Fragmente unter Kompression, kann aber bei Flexion des Kniegelenkes eine Dislokation nicht verhindern. Der longitudinale transossäre Draht soll den Scherkräften entgegenwirken und die Stabilität der Osteosynthese sichern. Kleinere Absplitterungen innerhalb der Fragmente könnten ohne die gleichzeitige Cerclage jedoch nicht erfaßt werden, und würden zu retropatellarer Gelenkinkongruenz führen.

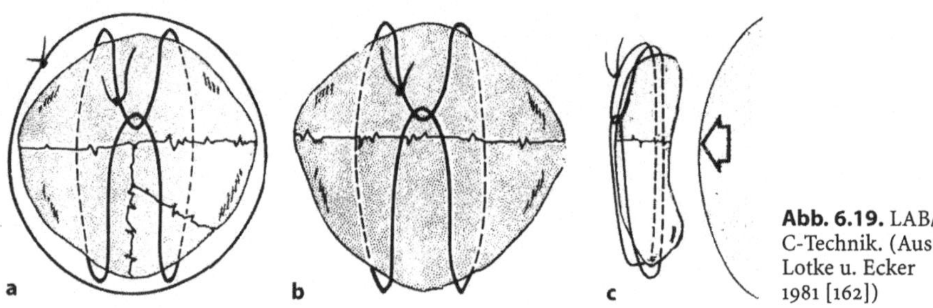

Abb. 6.19. LAB/C-Technik. (Aus Lotke u. Ecker 1981 [162])

Die ventrale Zuggurtung soll die Patella vor auftretenden Biegekräften schützen, aber erst die Kombination dieser 3 Osteosyntheseverfahren garantiere die anatomisch genaue und übungsstabile Rekonstruktion der frakturierten Kniescheibe. Dem Patienten wird ein Gips angelegt, und ihm werden Unterarmgehstützen verordnet. Er soll so schnell wie möglich mobilisiert werden und darf das Bein bereits am 1. Tag wieder voll belasten. Der Gips wird zwischen dem 10. und 21. Tag entfernt. Während die passiven Bewegungsübungen sofort daran anschließen, sollte mit aktiven Streck- und Beugeübungen erst 6 Wochen nach der Operation begonnen werden. Alle 16 von den Autoren behandelten Patienten konnten nach 6 Wochen das Knie bis mindestens 90° beugen. Das funktionelle Resultat war in allen 16 Fällen hervorragend [162].

---

48 Lotke PA, Associate Proffesor, Orthopedic Surgery, Hospital of the University of Pennsylvania, Philadelphia, Pennsylvania, Ecker ML, Associate Professor, Orthopedic Surgery, Childrens Hospital of Philadelphia, Philadelphia, Pennsylvania.

6.5
Zuggurtung, Kirschner-Draht und dorsale Cerclage

Ritter[49] (1975) verbindet die ventrale Zuggurtung mit der Cerclage und einer longitudinalen Drahtspickung. Bei der ventralen Zuggurtung, die die Biegekräfte aufnimmt, ist der interfragmentäre Druck von der Beugung des Kniegelenkes abhängig, während die dorsale Cerclage auch in der Streckung einen gleichmäßigen interfragmentären Druck aufrechterhält. Mit den parallel eingebohrten Kirschner-Drähten beugt Ritter eventuell entstehenden Scherkräften vor. Am 1. Tag nach der Operation kann mit der Bewegung des Kniegelenkes begonnen werden (Abb. 6.20).

Ebenso bevorzugt Meenen[50] (1992) eine Kombination von Zuggurtung, Kirschner-Drähten und äquatorialer Cerclage, um den auf die Kniescheibe wirkenden Kräften Rechnung zu tragen. Die äquatoriale Cerclage verhindert ein Klaffen der Fragmente in Streckstellung und kann gleichzeitig Mehrfragmentfrakturen zusammenfassen.

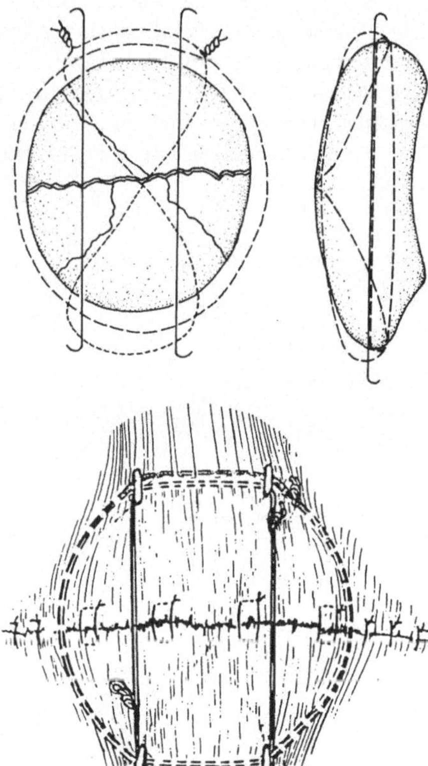

Abb. 6.20. Ventrale Zuggurtung, Kirschner-Drähte und dorsale äquatoriale Cerclage. (Aus Ritter 1975 [223])

Abb. 6.21. Ventrale Zuggurtung (Rahmen), Kirschner-Drähte und äquatoriale Cerclage. (Aus Meenen 1992 [178])

---

49 Prof.Dr. G. Ritter, Direktor der Unfallchirurgischen Klinik, Chirurgische Universitätsklinik Mainz.
50 PD Dr. N.M. Meenen, Abteilung für Unfall- und Wiederherstellungschirurgie der Chirurgischen Klinik und Poliklinik der Universität Hamburg.

Während Ritter die ventrale Zuggurtung als Achtertour legt, plaziert Meenen diese als Rahmen vor der Patella, um ein Strangulieren der Sehnenansätze und eine Rotation der Fragmente, die bei der Kreuzung der Drähte nicht auszuschließen ist, zu vermeiden (Abb. 6.21).

Es ist wichtig, beim Anlegen der Zuggurtung das Knie mehrfach über 90° in Beugung durchzubewegen, bevor die Zuggurtung endgültig festgezogen wird. Auf diese Weise wird die Gelenkfläche im Formschluß mit dem femoralen Gleitlager egalisiert, und der Draht kann sich ohne Längenreserve an den Knochenansatz anschmiegen. Die intraoperative Bewegung des Beines und das mehrfache Nachspannen des Drahtes ist wichtiger und effizienter als die Erzeugung einer noch so hohen Primärspannung durch Spanngeräte [178].

6.6
Pyrford-Technik

Curtis[51] (1990) beschrieb die Kombination einer einfachen ventralen Zuggurtung mit einer Cerclage. Die Stabilität seiner Pyrford-Technik, bei der er keine Kirschner-Drähte verwendete, zeigte sich in einer Studie an Leichen der AO-Zuggurtung überlegen, so daß er sie bei Mehrfragmentfrakturen empfahl (Abb. 6.22). Die Kombination der Zuggurtung mit einer äquatorialen Cerclage wurde ebenfalls von Zagra et al. (1970) und von Bühren[52] et al. (1989) beschrieben (Abb. 6.23).

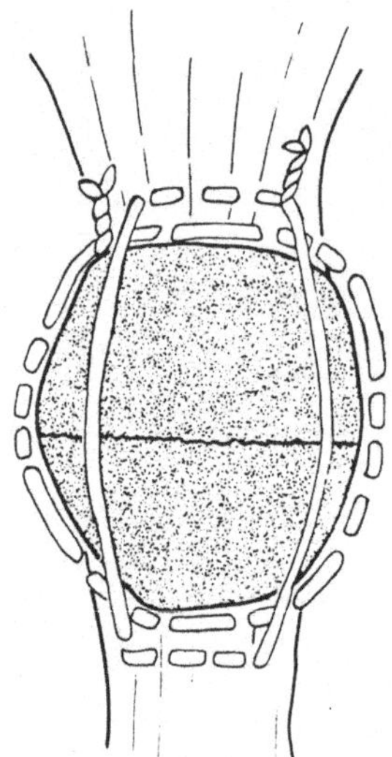

Abb. 6.22. Pyrford Technik.
(Aus Curtis 1990 [59])

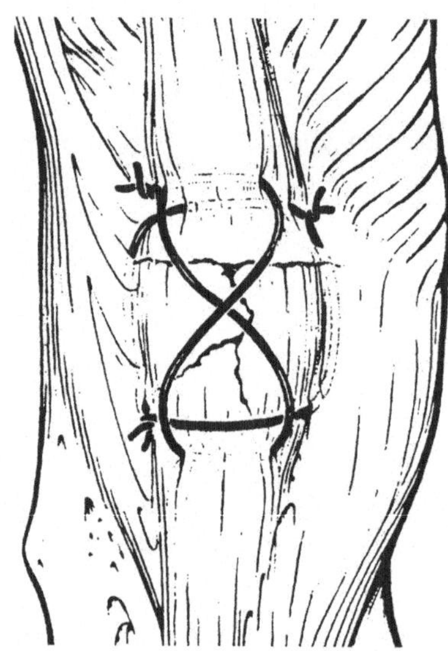

Abb. 6.23. Eine äquatoriale Cerclage adaptiert eine Mehrfragmentfraktur; die ventrale Gurtung soll Zugkräfte aufnehmen und ein Herauskippen der Fragmente verhindern. (Aus Bühren 1989 [45])

---

51 Curtis MJ, Rowley Bristow Orthopaedic Hospital, Pyrford, England.
52 Bühren V, Trentz O, Henneberger G, Abteilung Unfallchirurgie (Dir: Prof.Dr. O. Trentz) der Chirurgischen Universitätsklinik Homburg/Saar.

6.7
Patellazuggurtung mit resorbierbarem Material

Die Osteosynthese mit Metall belastet infolge der Notwendigkeit der Metallentfernung sowohl die Patienten als auch die Kostenträger [307]. Zukunftsweisende Alternativen zur Verwendung von Metall scheinen Zuggurtungsosteosynthesen mit resorbierbaren Materialien zu sein. Dafür stehen zur Verfügung das monofilamente Polydioxanone-s (PDS, ETHICON) und das multifilamente Polyglactine-910 (Vicryl Nr. 2). Mit einer Resorptionszeit von 180 Tagen und einem Verlust der Reißfestigkeit von 50% nach 5 Wochen ist PDS dem Vicryl (Resorptionszeit 90 Tage, Reduzierung der Reißfestigkeit um die Hälfte nach 14 Tagen) rein theoretisch überlegen. PDS birgt jedoch ein höheres Bruchrisiko. Obwohl Vicryl bereits nach 14 Tagen die Hälfte seiner Reißfestigkeit verliert, haben Wissing u. van der Werken[53] (1991) sehr gute funktionelle Ergebnisse durch die Zuggurtung mit Polyglactine-910 (Vicryl Nr. 2) erzielen können. Sie versorgten im Zeitraum von Januar 1987 bis Ende 1988 36 Frakturen mit der Zuggurtungsosteosynthese mit Vicryl (Nr. 2). Dabei handelte es sich in 4 Fällen um Patellafrakturen. Die Autoren verwendeten jeweils 2 Nähte Vicryl, die sie mit zwei 1,2 1,8 mm dicken Kirschner-Drähten aus Metall kombinierten und 8förmig um sie herumführten, einzeln anzogen und verknüpften. Die Heilung der Frakturen erfolgte innerhalb von 6 Wochen. Nur in einem Fall (N = 36) kam es zu einer Dehiszenz der Fragmente.

Zieren et al. (1991) erprobten verschiedene Kombinationen von resorbierbaren Osteosynthesematerialien in einer tierexperimentellen Studie an Merinoschafen. Die Kombination von 2 Polyglykolidstiften (Biofix CG, Bioscience Ltd.) mit 2 ventralen Polydioxanonkordeln (PDS, ETHICON) stellte sich dabei als überlegen heraus und konnte außerdem dem Vergleich mit der konventionellen Drahtzuggurtung standhalten. Die 3,2 mm Biofixstifte mußten mit einem speziellen Applikator in die vorgebohrten axialen Bohrlöcher eingesenkt werden. Die PDS-Kordeln wurden ventral vor die Kniescheibe um die Enden der Biofixstäbe herumgelegt. Dieses Verfahren führte zur stabilen und knöchernen Durchbauung des Osteotomiespaltes.

Die alleinige elastische PDS-Kordel-Zuggurtung zeigte zwar zunächst ebenfalls eine vollständige knöcherne Durchbauung, wies jedoch durch eine sekundäre ventrale Kallusdistraktion nach 1 – 2 Wochen auf eine entstehende Dislokation der Fragmente hin.

Zieren et al. (1991, S. 639) faßten ihre Ergebnisse folgendermaßen zusammen: „Bei weiteren Materialverbesserungen – Senkung der Flüssigkeitsansammlungsraten der Biofixstifte, geringerem Zugfestigkeitsverlust der PDS-Kordeln – können sie eine sinnvolle klinische Alternative zur metallischen Zuggurtung werden".

---

53 Wissing JC, Academisch Ziekenhuis Maastricht, Werken C van der, Abteilung Chirurgie, St. Elisabeth Krankenhaus Tilburg, Holland.

6.8
Laterale Zuggurtung nach Labitzke

Bei der „lateralen Zuggurtung" verwendet Labitzke[54] (1975, 1980, 1982) polyfile Drahtseile, die er seitlich an der Patella herumführt und unter Zug verspannt (Abb. 6.24). Labitzke bohrt zwei 2 mm starke Kirschner-Drähte parallel in Längsrichtung durch die Kniescheibe. An den Austrittsstellen legt er Stichinzisionen in die Quadrizepssehne und das Lig. patellae. Die Stahldrahtseile werden an der Seitenfläche der Kniescheibe jeweils vom oberen zum unteren Ende desselben Kirschner-Drahtes geführt. Sie liegen intraartikulär unter der genähten Kapsel und werden unter Zug verspannt. Die Kirschner-Drähte werden an ihren Enden nach medial umgebogen.

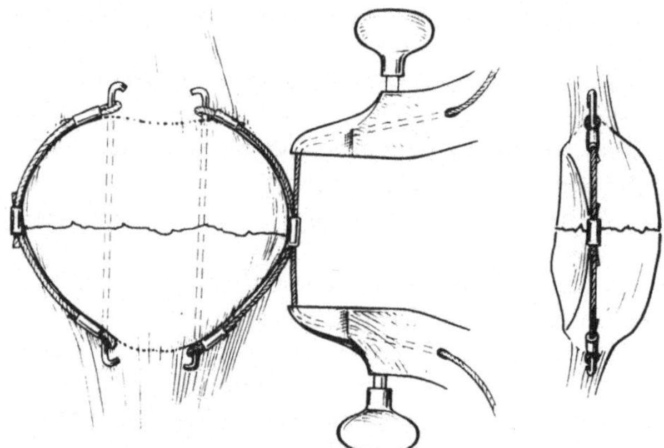

Abb. 6.24. Laterale Zuggurtung nach Labitzke [27]

Durch die „laterale Zuggurtung" will Labitzke erreichen, daß die Frakturflächen nicht nur in der Flexion unter Druck stehen, wie es bei der ventralen Zuggurtung/ AO-Zuggurtung der Fall sei, da deren „Kraftverhältnisse von Anfang an falsch analysiert wurden" [139 (S. 741)]. Gleichzeitig stellte er das „Seilosteosynthese-System Labitzke" vor, bei dem das Osteosynthesematerial besser fixierbar, anschmiegsamer und belastbarer als herkömmliche Osteosynthesematerialien sei. Brill und Hopf (1987) beschreiben die „laterale Zuggurtung", die sie treffender als laterale Seilzugosteosynthese bezeichnen, als ein statisches Osteosyntheseverfahren, bei dem experimentell aufgrund der lateralen Lage der Seile kein Zuggurtungseffekt nachweisbar war, deren dünne Seile sich in die Knochen und Weichteile einschneiden und so die „Gefahr der Zerstückelung der Kniescheibe" bergen [38 (S. 171)].

54 Labitzke R (1975), Chirurgische Klinik und Poliklinik der Berufsgenossenschaftlichen Krankenanstalten „Bergmannsheil" Bochum (Chefarzt: Prof.Dr. J. Rehn). Labitzke R (1980), Towfigh H, Abteilung für Unfallchirurgie (Dir.: Prof.Dr. K.P. Schmitt-Neuerburg), Universitätsklinikum der Gesamthochschule Essen. Labitzke R (1982), Abteilung für Chirurgie und Unfallchirurgie (Chefarzt: Priv.-Doz. Dr. R. Labitzke) des Evangelischen Krankenhauses Schwerte.

7 Perkutane Techniken

7.1
Die subkutanen Nahtmethoden

Fast gleichzeitig mit der Einführung der offenen Knochennaht, bei der das Gelenk mit einem breiten Hautschnitt eröffnet wurde, wurden Ende des 19. Jahrhunderts zahlreiche Versuche unternommen, die Patellafraktur perkutan und subkutan zu versorgen. Viele Chirurgen schreckten anfangs vor der breiten Eröffnung des Gelenkes zurück. Die Antisepsis war noch sehr jung, und die Gefahr einer Infektion war vor Einführung der Asepsis nicht zu unterschätzen. Zahlreiche Fehlschläge schienen den Gegnern der offenen Naht recht zu geben [276]. Tatsächlich aber war die Gefahr der Gelenkaffektion bei den subkutanen Methoden ebenfalls sehr hoch, so daß sich das Risiko der Infektion von dem bei der offenen Naht nicht maßgeblich unterschied [271, 272]. Selbstverständlich haben die meisten Chirurgen auch die subkutane Naht unter Beachtung der antiseptischen Regeln durchgeführt.

Entscheidende Nachteile bei den per- und subkutanen Methoden, die auch heute noch in der Behandlung von Kniescheibenbrüchen Anwendung finden [165], bestehen darin, daß die interponierten Weichteile nicht aus dem Frakturspalt entfernt und damit die Fragmente oft nicht suffizient adaptiert werden können. Die Kapsel-Band-Strukturen und der Reservestreckapparat können nicht genäht werden.

7.2
Volkmanns Sehnennaht

Zu den ersten perkutanen Nahtmethoden zählt die perkutane Sehnennaht, die Richard von Volkmann[55] (1830–1889) bereits 1868 in vorantiseptischer Zeit bei 3 Patienten durchgeführt hat [86, 135, 285, 287]. Volkmann legte mit einer stark gekrümmten Nadel je eine Fadenschlinge durch das Lig. patellae und durch die Quadrizepssehne möglichst dicht an der Patella entlang, wobei die Haut stark nach oben und unten zurückgezogen wurde. Die Fragmente wurden zusammengebracht und die beiden Fadenschlingen auf der Haut miteinander verknotet (Abb. 7.1).

---

55 Volkmann, Richard von (1830–1889) , am „17. Aug. 1830 in Leipzig geb., studirte in Halle, Giessen und Berlin, promovierte 1854 in Berlin, war Assistent in Blasius Chir. Klinik, habilitierte sich 1857 in Halle als Privatdocent der Chir., schied dann aus seinen Beziehungen zur Klinik aus und wurde ein sehr gesuchter praktischer Arzt. 1863 ergriff er erneut die akademische Laufbahn, wurde a.o., 1867 ord. Prof. der Chirurgie und Direktor der chirurgischen Universitätsklinik in Halle, 1877 Geheimer Medizinalrat, 1885 geadelt und starb am 28. November 1889 in Jena an Paralyse. ... Er gehört zu den genialsten deutschen Chirurgen in der 2. Hälfte des 19. Jhdts. ... Unter dem Pseudonym ‚Richard Leander' , ist V. ausserdem mit einigen nicht-med. literar. Arbeiten hervorgetreten" [105 (2: 797)].

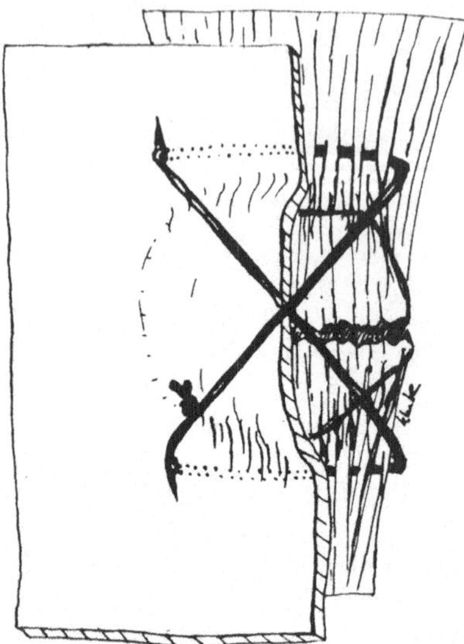

Abb. 7.1. Sehnennaht nach Volkmann [287]

Volkmann ließ diese Sehnennaht allerdings nur für kurze Zeit liegen, nämlich bis der anschließend angelegte Gipsverband erhärtet war. Danach wurde die Naht durch eine Fensterung im Gips entfernt. Einmal führte diese Methode zu knöcherner Konsolidierung, einmal zu einem fibrösen Kallus. Ein 3. Patient verstarb nach der Vereiterung des Knies an Pyämie.

1880 wendete Volkmann dieses Verfahren unter Berücksichtigung der Antisepsis erneut an. Er verknotete dieses Mal Silberdrähte über Jodoformgazebäuschen, um eine Druckgangrän und das Kanten der Fragmente zu verhindern. Um die Fragmente in möglichst engen Kontakt zu bringen, punktierte er vorher das Gelenk und zog die Drahtschlingen nach einigen Tagen fester an. Das Knie verband er mit einem antiseptischen Verband und lagerte die Extremität auf einer Schiene. Er empfahl, die Sehnennaht möglichst früh anzulegen.

Arthur Mayo Robson (*1853) (1889) durchstach die Sehnen transversal mit 2 langen Nadeln, die er dann zusammenband. Er benutzte dafür aseptische Nadeln mit Glasköpfen an den Enden, die er durch die Quadrizepssehne und das Lig. patellae am Unter- und Oberrand der Fragmente entlangführte. Die Nadeln band er mit Achtertouren zusammen. Darüber legte er einen immobilisierenden Heftpflasterverband an, den er nach 3 Wochen fensterte, um die Nadeln zu entfernen. Nach 7 Wochen durfte der Patient mit Krücken und geschientem Knie mit Gehübungen beginnen. Nach 20 Wochen wurde die Schiene entfernt.

Friedrich O. Witzel (1859–1925) durchstach das Lig. patellae und die Quadrizepssehne mit einem leicht gebogenen Trokar dicht am Knochen und ließ die beiden Trokarhülsen in den Sehnen liegen [240]. Nun zog er einen Silberdraht durch die Hülsen und verknotete diesen straff über einem Tampon über der Kniescheibe, um ein Kanten der Fragmente zu verhindern. Eine Woche nach dem Eingriff begann er mit der Massage, in der 3. Woche mit der passiven und später der aktiven Bewegung. Witzel empfahl diese Methode aufgrund ihrer Ungefährlichkeit, Einfachheit und der guten Resultate (Abb. 7.2).

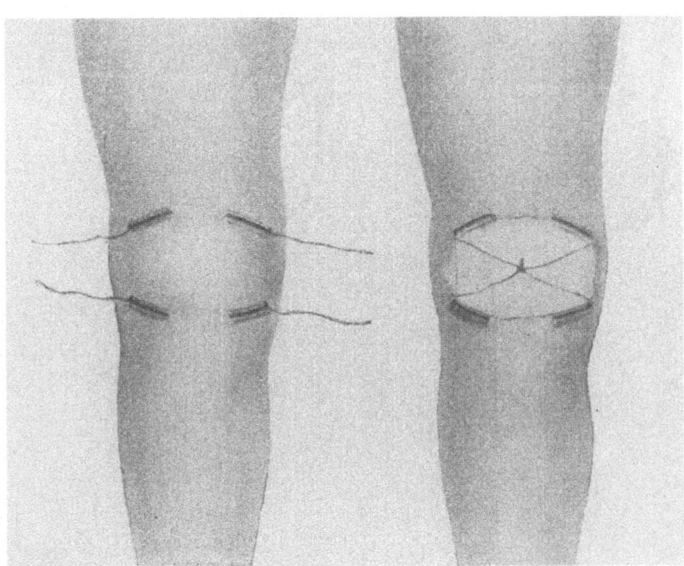

Abb. 7.2. Osteosynthese der Patella nach Witzel [240]

7.3
Subkutane peripatellare Naht

Theodor Kocher[56] (1880) wendete die peripatellare Naht, eine Form der perkutanen Naht, bei der er den Draht durch die Gelenkhöhle führte, zunächst bei 2 Patienten an (Abb. 7.3). Nach der Punktion des Kniegelenkes machte er zwei 2 cm lange Hautinzisionen in der Längsrichtung an der Ober- und der Unterkante der Kniescheibe, um einer Hautfaltung entgegenzuwirken. Mit einer krummen Nadel führte er einen doppelten Silberdraht hinter den Fragmenten durch das Kniegelenk und verknotete sie auf der Haut über Krüllgazerollen. Er führt den Draht also in sagittaler Ebene einmal um die Kniescheibe herum. Nach 2 und 4 Tagen zog er den Draht nach. Darüber legte er einen gewöhnlichen Okklusivverband und lagerte das Bein auf einer Volkmann-Schiene. Die beiden Patienten beklagten sich nicht über den im Kniegelenk liegenden Silberdraht. Allerdings kam es nur bei 1 Patienten zu einem bedeutenden Rückgang

---

56 Kocher, Theodor (1841–1917), „am 25. August 1841 in Bern geboren, studierte und promovierte hier 1865. Nach einer Studienreise ins Ausland trat er 1866 als Assistent in die von Luecke geleitete Berner chirurgische Klinik ein und habilitierte sich zugleich für Chirurgie. Von 1872 bis zum Jahre 1911 versah er den Lehrstuhl für Chirurgie in seiner Vaterstadt, in der er am 27. Juli 1917 starb. 1909 hatte er für seine Verdienste um die Schilddrüsenforschung den Nobelpreis erhalten. K., der eine große Schule von Chirurgen heranbildete, beschäftigte sich wissenschaftlich vor allem mit den Problemen des Kropfes und des M. Basedow, die er, teils experimentell-physiologisch, teils klinisch durcharbeitete ..., ferner mit der Wirkung der Schußwaffen, dem Wesen des Hirndrucks und den Rückenmarksverletzungen. Technisch auf vollster Höhe stehend, wurde er einer der Begründer der Bauchchirurgie (Magen, Gallenblase, Mastdarm), beteiligte sich eifrig am Ausbau der Anti- und Aseptik und machte sich durch seine Kropf-, Trigeminus- und Gelenkoperationen bekannt. K. war einer der ersten, die es wagten, den Darm zu resezieren und primär zu nähen (1878); er führte auch das Bismuth. subnitr. in die Wundbehandlung ein (1880). Er gab eine jetzt seinen Namen führende Methode der Einrichtung der Humerusluxation ... und eine nach ihm benannte Methode der Leistenbruchoperation ... an und trug mit zahlreichen Instrumenten (Kocher-Klemme, Kocher-Sonde, Kocher-Glasdrains) zur Fortentwicklung der chirurgischen Technik bei" [70 (1: 787)].

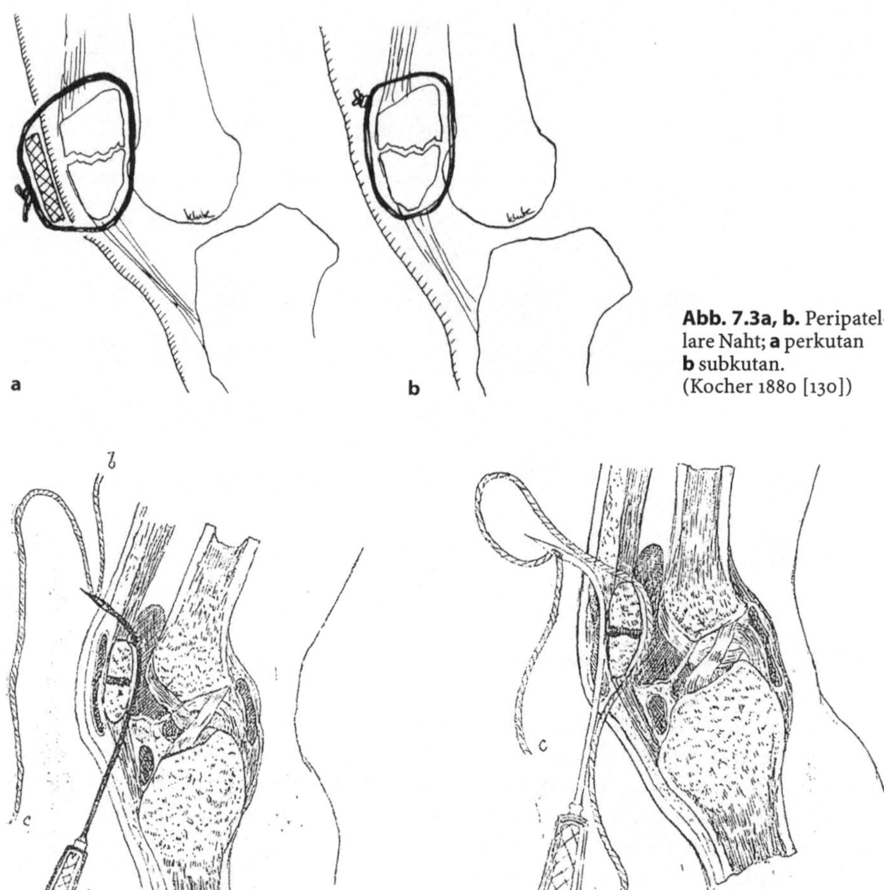

Abb. 7.3a, b. Peripatellare Naht; **a** perkutan **b** subkutan. (Kocher 1880 [130])

Abb. 7.4. Subkutane Naht. (Aus Barker 1892 [10])

der Diastase. Dieser Patient konnte das Bein kräftig und aktiv strecken, klagte allerdings nach 6 Wochen noch über seine behinderte Beugefähigkeit.

Kocher hatte sich später dazu entschlossen, statt der 2 kurzen Schnitte einen langen Längsschnitt über der Kniescheibe zu machen, den Draht subkutan zu verknoten und so eventuelle Druckschäden der Haut zu vermeiden [50].

Kochers peripatellare Naht wurde von Arthur Barker (1850–1916) (1892) aufgegriffen, der das Nahtmaterial ebenfalls subkutan verknotete und einheilen ließ (Abb. 7.4). Barker legte innerhalb der ersten 12 Stunden nach der Fraktur einen schmalen Schnitt an die Unterseite der Patella bis ins Gelenk, um dann den Gelenkerguß zu entfernen, während er die Fragmente mit Zeigefinger und Daumen fixierte. Durch diese Öffnung führte er eine gestielte Nadel hinter der Patella durch das Gelenk. Er stach sie möglichst nah am oberen Patellarand heraus, nahm dort das Nahtmaterial („perfectly sterilized silk or wire") auf und zog es mit der Nadel zurück durch die Einstichöffnung. Mit der unarmierten Nadel ging er anschließend an der Vorderfläche der Kniescheibe zur oberen Wunde und nahm das dort liegende Ende des Fadens auf, um es unter der Haut nach unten zu führen. Die Naht lag nun subkutan in einer

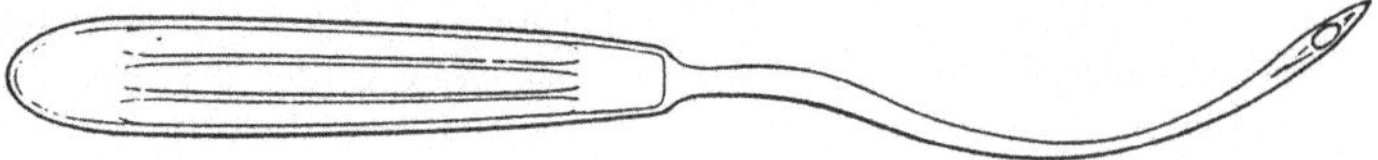

Abb. 7.5. Gebogene Nadel. (Aus Riedel 1914 [222])

Schlinge um die Patellafragmente und wurde fest zusammengezogen, subkutan verknotet, kurz abgeschnitten und zum Einheilen liegengelassen. Dieser Eingriff dauerte bei der 5. Operation nur noch 4,5 min. Der Autor legte einen antiseptischen Verband an und lagerte das Bein hoch. Barker betonte die Bedeutung der frühzeitigen Mobilisierung der verletzten Extremität und begann nach 8 – 10 Tagen mit passiver Bewegung des Gelenkes.

Die 5 von ihm behandelten Fälle heilten komplikationslos, „without a drop of suppuration" [10]. Alle 5 Patienten konnten nach der Behandlung das Knie gut bewegen und sogar Leitern hochsteigen. Ein Patient jedoch bekam nach einiger Zeit, in der er als Maurer gearbeitet hatte, ein steifes Bein. Die intraartikuläre Lage des Drahtes führte in 2 Fällen zu erheblichen Beschwerden [194]. In 2 Fällen zeigte sich im Röntgenbild, daß der Draht zerrissen war [10].

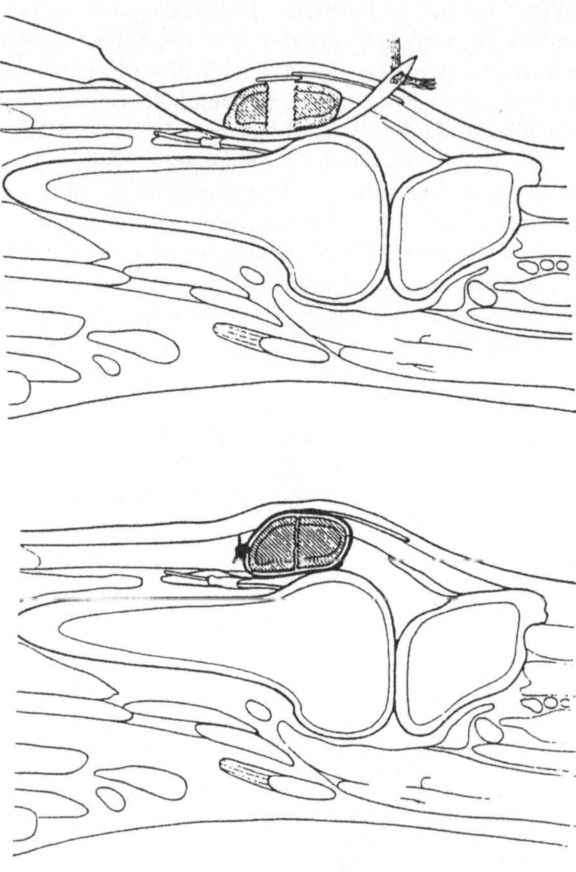

Abb. 7.6. Subkutane Naht. (Aus Riedel 1914 [222])

Bernhard Riedel (1846–1916) (1904, 1914), der Kniescheibenfrakturen seit 1883 mit der subkutanen peripatellaren Naht nach Kocher nähte und dafür eine besondere gebogene Nadel entwickelt hat (Abb. 7.5, 7.6), behandelte auch Pseudarthrosen subkutan:

Riedel legte 2 kurze Hautinzisionen beiderseits neben die Patella und löste evtl. ankylosierte Fragmente vom Femur, frischte dann von den Seiten mit einer Stichsäge die Bruchflächen an, entfernte den fibrösen Kallus und nähte anschließend die Kniescheibe mit der subkutanen Naht zusammen. Zum Ausbruch des 1. Weltkrieges empfahl Riedel (1914) seine subkutane Naht erneut dem Arzt im Feld, um eine breite Eröffnung des Kniegelenkes zu vermeiden (Abb. 7.6).

7.4
Transossäre und subaponeuröse Verfahren

Antonio Ceci[57] (1822–1920) (1885) stellte eine subkutane Naht vor, die von Hackenbruch (1894) als erste wirklich subkutane Patellanaht bezeichnet wurde. Die offene Naht lehnte Ceci wegen der großen Anzahl der bleibenden Funktionsstörungen des Kniegelenkes und der Anzahl der Todesfälle ab. Ceci durchbohrte die Fragmente mit einem eigens konstruierten 7–8 cm langen und 2 mm dicken geöhrten Knochenpfriem von kleinen Hautschnitten aus diagonal, so daß die Bohrkanäle sich kreuzten und die Figur eines X entstand. Die Bohrlöcher lagen parallel zur Vorderfläche, ohne das Gelenk zu affektieren. Am Ende des Bohrkanals durchstach er mit dem Bohrer die Haut, legte einen Silberdraht durch die Öse im oberen Ende und zog den Bohrer mit Silberdraht durch den Kanal zurück. Die Naht wurde im Knochen in einer Achtertour gelegt, durchbohrte am unteren Patellarand das Lig. patellae, am oberen Rand die Quadrizepssehne und wurde subkutan zusammengedreht. Als Nahtmaterial verwendete Ceci Silberdraht, Seide oder Katgut. 1885 berichtete er von 2 erfolgreich behandelten Fällen, 1888 von 5 weiteren. Ceci strebte eine frühe Mobilisation an, entfernte den Verband nach 4–8 Tagen, so daß das kranke Bein nach kurzer Zeit aktiv und passiv wieder bewegt werden und die Patienten sehr früh aufstehen konnten (Abb. 7.7).

Wiliam Livingston Axford[58] (1858–1891) (1888) durchbohrte die Kniescheibe mit 2 langen dünnen Bohrern parallel in der Längsachse. Er durchstach die Haut mit dem Bohrer, ohne vorher Inzisionen zu machen. Mit den Bohrern wurde jeweils 1 Draht durch die Kniescheibe gezogen, die anschließend über aufgelegten Gazestreifen über der Haut zusammengedreht wurden. Um eine Quadrizepsatrophie zu vermeiden, bedeckte Axford die Wunde nur mit einem dünnen Gazeverband und einer Leder- oder Filzkappe und schloß eine Massagebehandlung an. Die interponierten Weichteile beseitigte er durch einfaches Aneinanderreiben der Fragmente und im gegebenen Falle durch ein in das Gelenk eingeführtes Tenotom.

---

57 Ceci, Antonio (1852–1920), „am 11.Oktober 1852 in Ascoli Piceno geboren, 1876 in Neapel promoviert, war Schüler Gallozis, D'Antonas und Durantes und erhielt seine spätere Ausbildung in Deutschland, Frankreich und England. Er lehrte zuerst allgemeine Pathologie und pathologische Anatomie sowie chirurgische Pathologie und Klinik in Camerino und wurde 1883 Professor der chirurgischen Pathologie in Genua, 1895 der klinischen Chirurgie in Pisa, wo er am 17. August 1920 starb. Ein ausgezeichneter Techniker, beteiligte er sich auch am wissenschaftlichen Ausbau des Faches, führte als einer der ersten in Italien die Splenektomie aus und machte sich um die Einführung der Lokalanästhesie in diesem Lande verdient" [74, (1:231)].
58 Axford W L, Chirurg, Chicago.

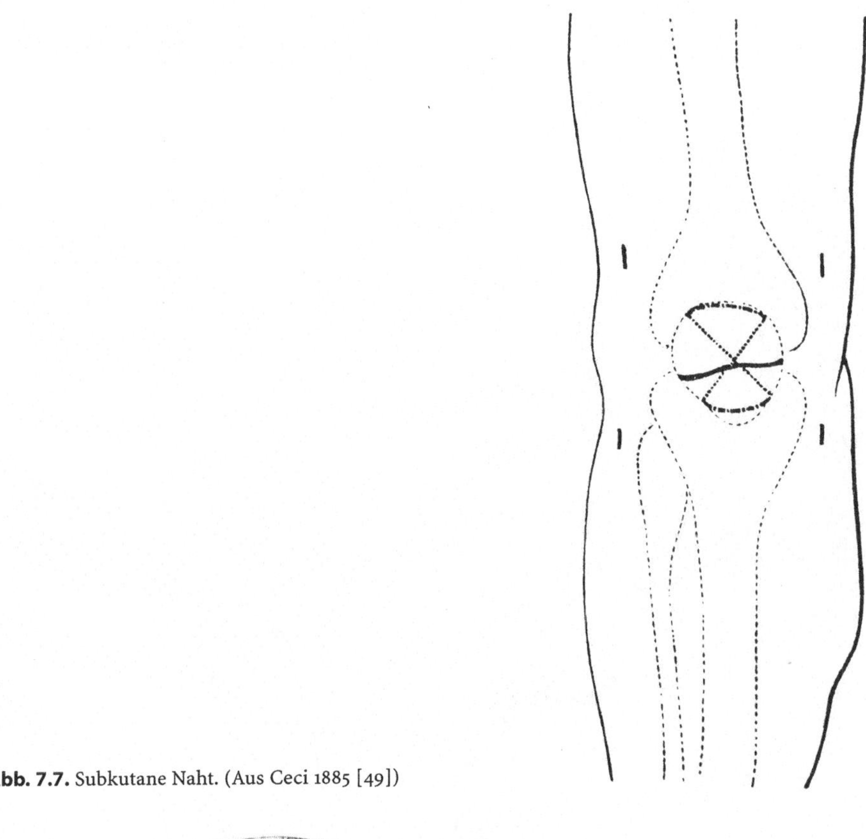

Abb. 7.7. Subkutane Naht. (Aus Ceci 1885 [49])

Abb. 7.8. Ahle.
(Aus Aitken 1892 [2])

Aitken[59] (1892) durchbohrte die Kniescheibe nur einmal transossär in Längsrichtung, zog einen Draht durch den Kanal und verknotete diesen subkutan.

Er benutzte dabei eine kanülierte Ahle (Abb. 7.8), die ähnlich einem Trokar ein Lumen besaß, um den festen Silberdraht vorschieben zu können. Die Kniescheibe wurde bei gebeugtem Knie und einander angenäherten Fragmenten durch die Haut von unten nach oben durchbohrt, der Silberdraht durchgeschoben, vor der Patella zum unteren Hauteinstich herausgeführt und subkutan verknotet. Aitken sah die Vorteile seiner Methode in der Einfachheit der Instrumente, der festen Vereinigung der Fragmente durch die direkte Krafteinwirkung des Drahtes am Knochen und der Schonung des Gelenkes (Abb. 7.9).

Marshall durchbohrte 1878 bei 2 Patienten die beiden Fragmente mit je einer starken Nadel horizontal durch die Haut. Die beiden Nadeln band er über der Haut an

---

59 Aitken DW, Chirurg, Edinburgh.

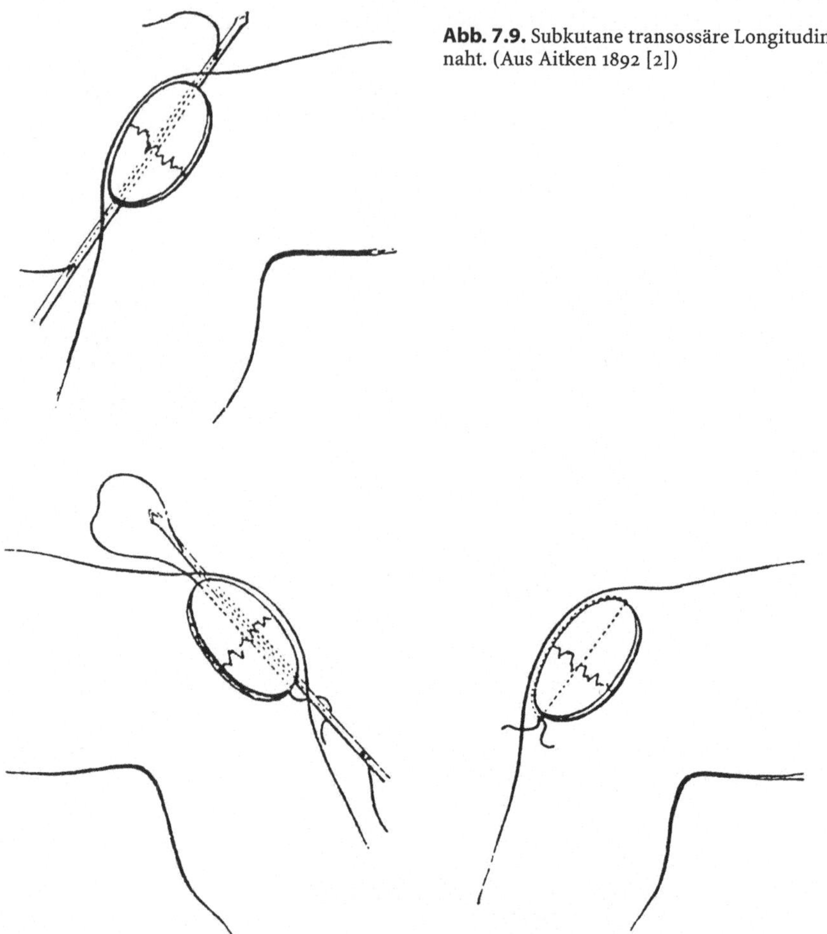

Abb. 7.9. Subkutane transossäre Longitudinal-naht. (Aus Aitken 1892 [2])

ihren überstehenden Enden zusammen [10]. Es handelte sich dabei um eine streng extraartikuläre perkutane Methode. Ebenso ging Lund 1882 vor [10], und auch Myles (1889) in Dublin griff die Methode von Marshall auf. Der Unterschied zu Mayo Robsons Methode (1889) (s.S. 96) bestand darin, daß dieser die Nadel nicht transossär, sondern durch die Sehnen am Unter- und Oberrand der Fragmente entlangführte.

Nachdem sich Winslow Anderson (1860–1917) (1892) an einer Leiche davon überzeugt hatte, daß die Fasern der Aponeurose so fest an der Kniescheibe verankert sind, daß sie auch bei starkem Zug nicht nachgeben, entschied er sich, perkutan lange Stahlnägel in die präpatellare Aponeurose zu legen (Abb. 7.10). Zunächst lagerte er das verletzte Bein eine Woche lang ruhig auf einer Schiene. Mit einem ca. 11 cm langen Stahlnagel mit lanzettenförmiger Spitze durchstach er von medial die Haut und führte ihn in ca. 1 cm Entfernung parallel zum Bruchspalt dicht vor dem Knochen unter der Aponeurose durch. Er durchbohrte dabei nicht den Knochen, wie es etwa Marshall getan hat. Ebenso verfuhr er mit einem 2. Nagel am unteren Fragment.

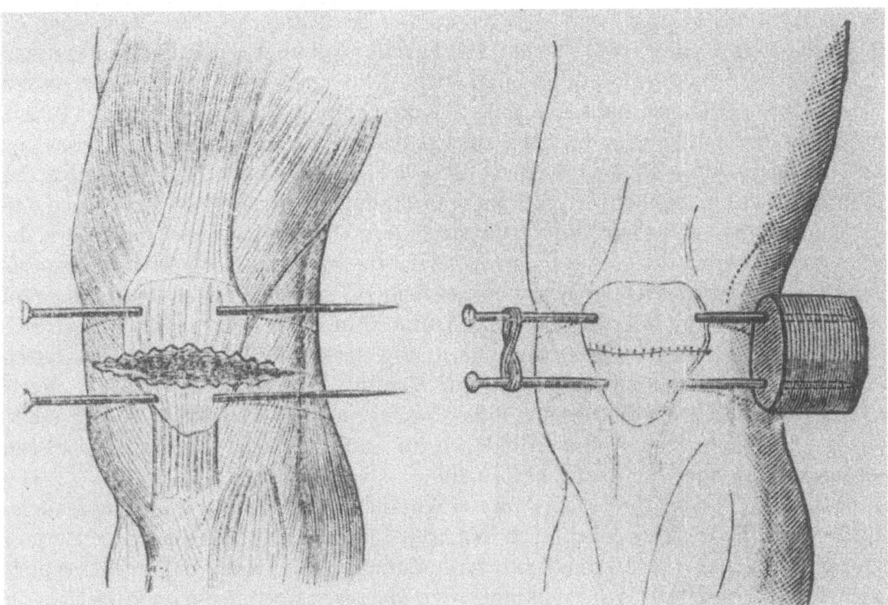

Abb. 7.10. Transkutane Fixation mit 2 Stahlnägeln. (Aus Anderson 1892 [5])

Durch Annähern der Nägel vereinigte er die beiden Fragmente und stach dann die beiden Nagelspitzen in einen Korken. Die beiden anderen Nagelenden wurden mit einem Silberdraht umbunden und zusammengezogen. Das Knie wurde mit Jodoform eingesprüht, verbunden und auf einer Schiene 2 bis 3 Wochen ruhig gelagert. Dann wurden die Nägel entfernt. In 4 Fällen verlief die Heilung schmerzfrei und aseptisch, 2 mal führte die Behandlung zu knöchernem Kallus und temporärer Steifheit. Bei der 5. Patientin, einer Alkoholikerin, kam es zu einer Vereiterung, am 13. Tag mußte Anderson die Nägel entfernen, und die Patella heilte mit einem bindegewebigen Kallus.

7.5
Subkutane Cerclage

Ausgehend von Bergers offener Cerclage aus dem Jahre 1892 entwickelte Stimson bereits 1894 die 1. subkutane Cerclage der Kniescheibe [122]. Von 4 kurzen Einschnitten an den „Ecken" der Kniescheibe aus legte er die Seidennaht durch die Quadrizepssehne und das Lig. patellae und an den Seiten der Kniescheibe entlang. Auch John William Keefe (1863–1935) (1896) hat nach dieser Methode einen Patienten behandelt. Er begann an einem der unteren Hautschnitte und führte dann den Faden immer in dieselbe Hautöffnung ein, durch die er ihn zuvor herausgeführt hatte. Die Fadenenden zog er kräftig an, während er die Fragmente von außen in Kontakt brachte, und verknotete sie unter der Haut. Die Hautwunden nähte er mit Seide. Bei der Operation ging Keefe aseptisch vor und verband das Bein schließlich mit einem aseptischen Verband. Dann wurde es auf einer Schiene hochgelagert. Die Heilung verlief reaktionslos, und nach 35 Tagen konnte der Patient wieder gehen, nach 90 Tagen das Bein sogar bis 115° beugen. Der Frakturspalt blieb durch die Haut tastbar.

L. Heusner (1897) legte mittels einer leicht gebogenen Trokarnadel einen dicken Silberdraht als Cerclage subkutan um die Kniescheibe herum. Oberhalb der Patella wurde der Trokar 3–4 cm breit durch die Quadrizepssehne, unterhalb durch das Lig. patellae gelegt, ohne die Gelenkkapsel zu verletzen. Nach jeder Punktion wurde der Silberdraht durch den Trokar geschoben, der ihm als Führungshülse diente, so daß die Kniescheibe nach 4 Punktionen umsäumt war. Den Vorteil dieser Operation, die ca. 10 min. dauerte, sah der Autor darin, daß das Gelenk nicht eröffnet werden mußte. Bei einigen seiner Patienten gipste er das Bein 14 Tage ein. Bei anderen Patienten begann er schon früh mit der Mobilisation, und sie konnten bereits nach 4 Tagen aufstehen. Stets berichtete er von einer übermäßig starken Kallusbildung, einer festen Vereinigung und gutem funktionellem Erfolg. Von John Bingham Roberts (1852–1924) (1905) wurde die subkutane Cerclage als Tabaksbeutelnaht vorgestellt. Um die interponierten Aponeurosefetzen zu entfernen, rieb er die Bruchenden gegeneinander, ohne das Knie zu eröffnen.

Auch wenn bereits Thiem (1905) die subkutanen Methoden für nicht empfehlenswert erachtete, da so weder die Sehnenfetzen im Frakturspalt noch der Bluterguß oder kleine Knochensplitter entfernt werden können, die Gefahr der Infektion aber genauso groß bleibt, wird die subkutane Cerclage auch noch heute praktiziert.

Ma[60] et al. (1984) behandelten bis zu ihrer Veröffentlichung mit dieser perkutanen Nahtmethode 107 Patienten. Von 4 kleinen Hautschnitten aus legen sie mit einer gebogenen starken chirurgischen Hautnadel einen rostfreien Stahldraht durch den Streckapparat als Cerclage um die Kniescheibe herum (Abb. 7.11). Bei Frakturen mit Abriß des unteren Patellapols greifen die Autoren auf die Hémicerclage Quénus zurück. Das obere Fragment durchbohren sie perkutan durch die volle Breite mit

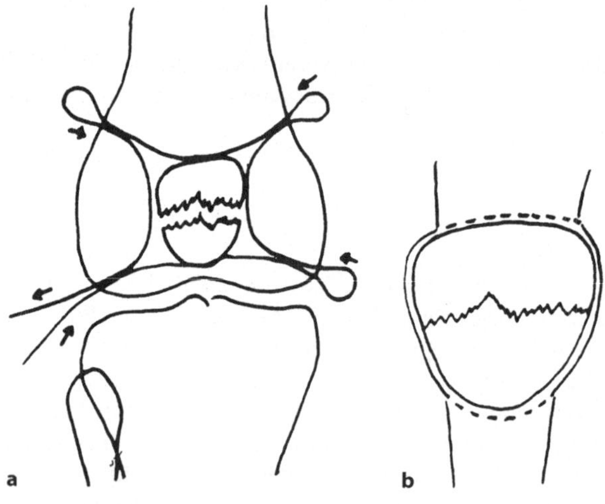

Abb. 7.11. Perkutane Cerclage
a operative Vorgehensweise
b endgültige Lage des Nahtmaterials. (Aus Ma et al. 1984 [165])

60 Ma Y-Z, Zhang Y-F, Qu K-F, Yeh Y-C, Shanghai Institute of Traumatology and Orthopaedics, Department of Traumatology and Orthopaedics, Rui-jin Hospital, Shanghai Second Medical College, Shanghai, China.

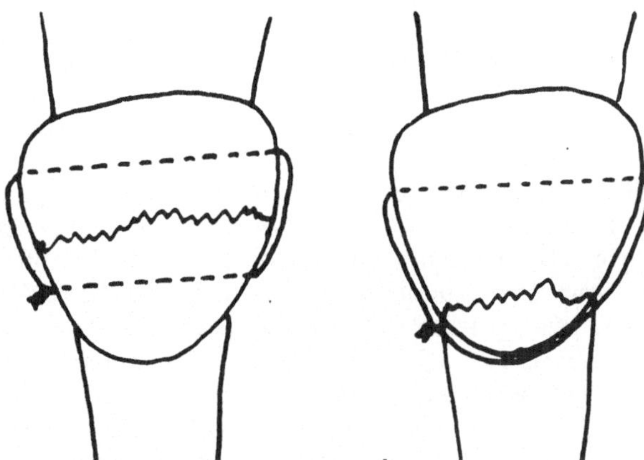

Abb. 7.12a, b. Perkutane
Naht; **a:** Transversalnaht,
b: Hémi-Cerclage.
(Aus Ma et al. 1984 [165])

einem Kirschner- Draht. Der Kirschner- Draht besitzt am hinteren Ende eine Öse, so
daß der Cerclagedraht durch den Bohrkanal nachgezogen werden kann. Um den
unteren Patellapol wird mit der gebogenen Nadel der Draht durch das Lig. patellae
gelegt (Abb. 7.12 b). Weiterhin verwenden sie bei Querbrüchen, die in der Mitte der
Kniescheibe liegen, auch die Transversalnaht nach Quénu (Abb. 7.12 a). Sie legen die
Transversalnaht ebenfalls über 4 Hautinzisionen. Mit dem oben erwähnten geöhrten
Kirschner- Draht werden 2 Kanäle horizontal durch die gesamte Breite der Kniescheibe gebohrt und dann das Nahtmaterial durchgezogen. Die Nachbehandlung bei
den 3 verschiedenen Methoden ist gleich. Das Bein wird in leichter Beugestellung 5
bis 6 Wochen lang durch einen Gips immobilisiert. Anschließend beginnt der Patient
mit Krankengymnastik. In 104 Fällen verwendeten die Autoren Stahldraht, in 3 Fällen
Seide.

Das Resultat beurteilten die Autoren anhand der Stufenbildung der patellaren
Gelenkfläche und geben nach den Röntgenbildern Bewertungen von 1 bis 4. In 77 Fällen zeigten sich exzellente Ergebnisse mit einer glatten Gelenkoberfläche. 20mal
waren Stufen bis zu 2 mm (= gut) und in jeweils 5 Fällen 2–3 mm (= mittelmäßig)
bzw. über 3 mm (= schlecht) zu erkennen. Es kam nur in einem Fall zu oberflächlicher
Vereiterung. Bei der Nachuntersuchung von 81 Patienten, mindestens 2 Jahre nach
der Operation, beurteilten sie die Funktion des Knies nach der Bewegungseinschrän-
kung, dem Muskelumfang, der Muskelkraft und dem Gangbild. Bei 59 Patienten war
das Gesamtergebnis exzellent, 15mal gut, 4 mal mittelmäßig, und nur 3 Patienten
mußten als schlecht eingestuft werden.

Auch ohne die Naht des Reservestreckapparates halten die Autoren die Naht für
stabil genug. Der Cerclagedraht fixiere die Fraktur in ausreichendem Maße, und der
Gips unterstütze die mechanische Ruhe im Frakturspalt. Im Anschluß an die Naht
kontrollieren sie die Fraktur im Röntgenbild und entfernen eventuell interponierte
Periostfetzen, indem sie die Cerclage lockern und mit einem Kirschner- Draht perkutan das Gewebe aus dem Frakturspalt herausziehen. Anschließend wird die Cerclage
erneut angezogen. Die subkutanen Operationsmethoden sind nach Ansicht der Autoren technisch einfacher und weniger traumatisierend als die Eröffnung des Kniegelenkes, so daß sie diese als Mittel der Wahl empfehlen.

7.6
Punktion des Kniegelenkes

Die Kniegelenkpunktion zur Entfernung des Blutergusses und der durch diesen verursachten Diastase der Fragmente wurde schon 1873 von Volkmann und 1875 von Georg Albert Lücke (*1829) empfohlen [86, 120, 130, 135]. Auch Kocher (1880) punktierte den Hämarthros im Kniegelenk schon seit 1875 regelmäßig, um die Fragmente besser vereinigen zu können, mußte aber feststellen, daß das Blut oft nach kurzer Zeit schon geronnen war: „Es ergiebt sich daraus die Indikation, die Punktion sofort auszuführen, wenn die Fractura patellae in Behandlung kommt", (Kocher 1880, S. 323), und auch Volkmann (1880) riet, sofort zu punktieren. Henry Marcy (1837–1924) (1876) aspirierte den Bluterguß bei starker Schwellung und legte dann einen Heftpflasterverband an und auch Jourowsky (1878) punktierte das Gelenk, ohne es auszuspülen, umwickelte es anschließend mit einer elastischen Binde und lagerte das Bein auf einer Schiene.

Schede (1877) punktierte das Gelenk und spülte es im Gegensatz zu den anderen Autoren mit 3%iger Karbolsäurelösung aus. Schede machte große Diastasen bei Querbrüchen als Ursache für schlechte Resultate verantwortlich. Da die durch den Hämarthros verursachte Diastase in den ersten 1–2 Wochen der Adaptation der Bruchstücke durch Verbände im Wege stand, punktierte Schede das Kniegelenk, bevor er einen Verband anlegte. Er verwendete dazu einen Trokar und spülte es solange mit Karbolsäure aus, bis die Flüssigkeit ungetrübt zurückfloß. Anschließend verschloß er die Wunde mit Seide und Salizylwatte und legte einen dachziegelförmigen Heftpflasterverband an, dessen Streifen sich in der Kniekehle und auf der Wade kreuzten. Den Verband wechselte er in den ersten Wochen sehr häufig, da auch nach der Punktion das Bein noch weiter abschwoll. Verringerte sich der Umfang nicht mehr, gipste er das Bein für weitere 6 Wochen ein. Um eine Refraktur der Patella zu verhindern, die bei dem stark atrophierten und verkürzten Quadrizeps drohte, verordnete er den Patienten für 4–6 Monate einen Schienengehapparat. Dieser reichte von der Hüfte bis zum Fuß und war im Kniegelenk durch ein Scharnier beweglich, das anfangs auf 20° Beugung eingestellt wurde. Gleichzeitig wurde das Bein massiert und passiv bewegt. In 3 Fällen aus dem Jahre 1877 führte die Behandlung zu knöcherner Konsolidierung, und die funktionellen Ergebnisse waren sehr gut. In 2 Fällen von 1876 kam es, bei anderer Nachbehandlung, nur zu Pseudarthrosen, wobei das funktionelle Resultat in einem Fall gut und im anderen unbekannt war. Werner Körte (*1853) (1893) schloß sich der Ansicht Schedes an und wies darauf hin, daß man möglichst starke Trokare, die man auch zum Bauchstich verwendete, wählen soll und die Blutkoagel gleichzeitig durch Druck (von außen) auf das Kniegelenk herauspressen kann. Er spülte das Gelenk mit schwach antiseptischer Lösung aus, warnte aber davor, mit hohem Druck auszuspülen, da der obere Recessus häufig perforiert wurde. Die Punktionswunde verschloß er durch eine Naht. Leichte Ergüsse verteilte er mittels Massage oder Kompressionsverbänden. Auch Ranneft[61] (1887) empfahl sowohl die Punktion mit anschließendem Verband als auch die Resorption des Blutergusses durch Massage.

Zu den Kritikern der Punktion gehörte Brunner (1885), der berichtete, daß Lücke, Fritz König (1866–1952), Karl Johann August Langenbuch (*1846) und Rudolf Ulrich

---

61 Ranneft, Chirurg, Groningen, Holland.

Krönlein (1847–1910) vergeblich versucht hätten, den Hämarthros genu abzupunktieren, da das Blut bereits geronnen war. Auch Coste[62] (1900), Assistenzarzt bei Bergmann in Berlin, hielt die alleinige Punktion in vielen Fällen für sinnlos, zumal wenn das Blut bereits geronnen war.

---

62 Coste, Stabsarzt, Königl. chirurgische Universitätsklinik (Leiter: Prof. E. von Bergmann), Berlin.

8 Allgemeine Aspekte der chirurgischen Versorgung von Patellafrakturen

8.1
Indikation

Listers Patellanaht war bahnbrechend für die Behandlung von Kniescheibenbrüchen. Im Anschluß an die Veröffentlichung seiner 1. antiseptischen Patellanaht von 1877 folgten zahlreiche Kollegen dem Beispiel Listers, „kühn gemacht durch den Erfolg" dieser ersten Operation, wie Pfeil Schneider (1880, S. 299) Smith (1878) zitiert.

Zu diesen frühen Operationen zählen die aus dem Jahre 1877 von Schede [245] und Edward Amphlett (1848–1880) [115], aus dem Jahre 1878 von Langenbeck [197], van der Meulen [291], Smith (1878), Trendelenburg [277] und König [291] und aus dem Jahr 1879 von Metzler [291], Pfeil Schneider [209], Edmund Rose (1836–1914) und Royes Bell [41].

Brunner (1885, S. 23) blickte auf die enorme Reaktion auf Listers 1. Operation zurück: „Die Behandlung der Patellafracturen bildete von jeher ein interessantes Object chirurgisch-therapeutischer Untersuchungen", doch „zu keiner Zeit auch hat dieser Gegenstand das Interesse der Chirurgen dermassen in Anspruch genommen, wie dies in den jüngst vergangenen Jahren der Fall war, nachdem Lister die Resultate seiner auf diesem Gebiete erzielten operativen Behandlungsmethode vor das Forum der Wissenschaft gebracht hatte".

In seinem vielbeachteten Artikel in *Langenbecks Archiv* faßte Pfeil Schneider (1880) die Ergebnisse von 10 operierten geschlossenen Querbrüchen mehrerer Autoren zusammen und empfahl aufgrund dieser Resultate bereits 1880 die antiseptische Knochennaht bei Patellafrakturen als das Mittel der Wahl: „Wir können nach alledem nur wiederholen, dass vorläufig nichts vorliegt, was den Ruf der Gefährlichkeit rechtfertigt, in welchem die antiseptische Knochennaht des geschlossenen Kniescheibenbruches steht, dass im Gegentheil einem jeden Chirurgen, der seiner antiseptischen Schutz-maßregeln sicher ist, es warm empfohlen werden darf, weitere Versuche mit dieser ratio-nellsten Methode der Behandlung querer Kniescheibenbrüche zu machen" [209, S. 304)]. Ebenso optimistisch sah es Lister (1883, S. 859): „Strict antiseptic treatment ... converts serious risk into complete safety". Lister ging noch weiter als Pfeil Schneider. Er hielt es aufgrund seiner hervorragenden Erfahrungen geradezu für moralisch ver-pflichtend, Kniescheibenbrüche bei fehlender Kontraindikation mit der Knochennaht zu versorgen: „Considering, therefore, the great inconvenience which results in many cases when the treatment is conducted on ordinary principles, I believe that if we can really say that we are morally certain that we do not subject the patient to risk, we are in duty bound to give him the benefit of this method" [159, (S. 859)].

Auch wenn sich die Knochennaht in England rasch verbreitete, so wurde die gün-stige Einschätzung dieser Operation zunächst keinesfalls von allen Chirurgen geteilt.

Zu den frühen Kritikern gehörten Hamilton (1880), Kocher (1880) und Volkmann (1880). In den Jahren 1883 bis 1885 entstanden eine Anzahl von Übersichtsarbeiten zu diesem Thema (z.B. [41, 54, 115, 175, 291]), in denen die Autoren anhand von veröffentlichten Operationen in der Literatur und eigenen Erfahrungen die Gefährlichkeit der offenen Behandlung belegten und sich gegen die Knochennaht bei frischen Kniescheibenfrakturen bzw. grundsätzlich gegen die offene Versorgung aussprachen. Brunner (1885, S. 92) kam zu dem Schluß, daß die Knochennaht ein Verfahren ist, „dessen Erfolg ungewiss ist und dessen Vortheile viel zu gering sind im Verhältniss zu den Gefahren". Daher sah er in den unblutigen Methoden weiterhin das Mittel der Wahl. Moritz Wahl (*1835) (1883) riet im allgemeinen, das Knie zu punktieren und dann die Fragmente unblutig zu reponieren. Die Indikation zur Operation stellte er möglichst eng: „Das Indicationsgebiet für dieselbe [Knochennaht] wird deshalb, ausser bei den complicierten Frakturen und den mit breiter Bandmasse verheilten und grosse Functionsstörungen verursachenden alten subcutanen Fällen, bei den frischen nicht offenen Brüchen immerhin ein beschränktes bleiben müssen" [291, (S. 298)]. Karl Maydl (1853–1903) (1882 1883, S. 106) forderte ganz in diesem Sinne: „Erst nach dem Fehlschlagen anderer Methoden sollte man zur Knochennaht übergehen." Nach Chauvel (1884), der die Position der zeitgenössischen französischen Chirurgie charakterisierte, war allein Just-Marie-Marcellin Lucas-Championnière (1843–1913) ein energischer Verfechter der Knochennaht bei frischen Patellafrakturen. Die Mehrzahl der französischen Chirurgen, wie etwa Aristide Auguste Stanislas Verneuil (*1823), Le Fort und Eugène-Armand Desprès (1834–1896), schreckten seiner Kenntnis nach weiterhin vor der Kniescheibenoperation generell zurück und begnügten sich lieber mit einem weniger günstigen funktionellen Resultat mittels unblutiger Methoden. Reichel, der diesen Artikel [56] im *Zentralblatt für Chirurgie* referierte, führte das darauf zurück, daß die französischen Chirurgen die Antisepsis schlechter beherrschten als etwa die englischen oder deutschen. Die allgemeine Auffassung sowohl in Deutschland als auch in Frankreich ginge dahin, daß die Knochennaht bei frischen Frakturen vermieden, jedoch bei schlecht verheilten Brüchen empfohlen wurde.

Chauvel (1884) zählte bei seiner Zusammenstellung von 43 blutig behandelten Patellafrakturen 20 Eiterungen des Kniegelenkes, 1 Amputation und 3 Todesfälle. Wahl (1883) legte die Ergebnisse aus 38 Fällen aus der Literatur von 1877–1883 dar, bei denen es zu 4 Ankylosen und 5 Todesfällen gekommen war. Im gleichen Jahr sammelte Jalaguier (1883) 94 Fälle, bei denen es 16mal zur Ankylose und einmal zur Amputation kam. Fünf Patienten starben. Bei den 90 von Brunner (1885) zusammengetragenen Fällen fanden sich 19 Gelenkvereiterungen, 14 Ankylosen, 5 Amputationen und 5 Todesfälle. Andererseits kam es immerhin 51mal zur knöchernen Vereinigung der Fragmente, und 44 Patienten konnten mit einem guten funktionellen Ergebnis entlassen werden.

Frederick Sheppard Dennis (1850–1934) (1887), ein Befürworter der Knochennaht, vertrat im *New York Medical Journal* die Ansicht, daß sich mit der Anzahl der durchgeführten Operationen und dem zunehmend sichereren Umgang mit der Antisepsis die Zahl der guten Resultate gestiegen sei und weiterhin steigen würde. In einer bis 1883 reichenden Literaturstudie zählte er bei 49 Operationen noch 2 Todesfälle und 6 Gelenkvereiterungen mit folgender Ankylose, wohingegen in der Zeit nach 1883 bei 137 Operationen kein Patient mehr gestorben sei.

Hermann Tillmann (1844–1924) (1894) bezeichnete in seinem *Lehrbuch der allgemeinen und speciellen Chirurgie* die aseptische Kniescheibennaht als das „beste Fixationsmittel der Fragmente" und empfahl die Naht bei offenen Frakturen, bei subkutanen Frakturen mit hochgradiger Verschiebung und bei veralteten, bindegewebig verheilten Frakturen mit Funktionsstörung. Bei frischen subkutanen Frakturen sah er in der Regel von der Knochennaht ab und bevorzugte subkutane Nahtmethoden und konservative Verfahren. Franz König (1832–1910) nähte ab 1896 alle frischen Kniescheibenbrüche so früh wie möglich [63]. Unter Bergmann wurden in der Zeit von 1893 – 1900 in 25 Fällen operiert [57]. Im Jahre 1900 wurde die Patellanaht von Bergmanns Assistenzarzt Coste als Standardverfahren bei frischen und veralteten Kniescheibenbrüchen bezeichnet, um ein gutes funktionelles Ergebnis zu erreichen. Thienger[63] (1902) nähte „schon seit Jahren" alle zur Behandlung kommenden Patellafrakturen so früh wie möglich, und auch von Mikulicz (1902) und Schmidt (1903) empfahlen die offenen Nahtmethoden bei Patellafrakturen mit Diastase oder starker Beteiligung des Streckapparates.

Nicolai Petrovich Trinkler (1859–1925) (1900) unterstrich in den *Annalen der russischen Chirurgie* die große Bedeutung der Einführung der Asepsis für die Erfolge und Fortschritte der operativen Behandlung der Kniescheibenfraktur. Diese hat nach Trendelenburgs Worten in Deutschland bis zum Jahre 1890 allgemeine Verbreitung gefunden [277]. Dabei verglich Trinkler (1900) die Ergebnisse von 216 Operationen aus der Literatur. Bereits die Resultate der Operationen aus dem Zeitraum von 1883 – 1890 waren besser als die Ergebnisse in der von Wahl, Jalaugier oder Chauvel zusammengetragenen Literatur von 1877 bis 1883. In der aseptischen Zeit von 1890 bis 1898 verstarb bei 109 Operationen kein Patient mehr, und es kam nur in 1 Fall zu einer Ankylose bei einer veralteten Fraktur. Trinkler schloß mit der Forderung, sämtliche Patellafrakturen zu nähen. (Tabelle 8.1)

Auf dem 34. Kongreß der Deutschen Gesellschaft für Chirurgie faßte Carl Thiem[64] (1905, S. 730) die Diskussion um die Therapie von Patellafrakturen zusammen: „Der

Tabelle 8.1. Ergebnisvergleich unter antiseptischen und aseptischen Kautelen. (Aus Trinkler 1900 [279])

		Im Ganzen Fälle	Gute Resultate	Knöcherne Verwachsung	Fibröse Verwachsung	Begrenzte Beweglichkeit	Volle Ankylose	Eiterung	Tod
Antiseptische Periode 1883–1890	Frische Fälle	96	67 (69,6%)	72 (79,1%)	5	6	2	4	2
	Veraltete Fälle	11	8 (72,7%)	8 (72,7%)	3	2	–	–	2
Aseptische Periode 1890–1898	Frische Fälle	88	76 (88%)	80 (90,9%)	3	2	–	1	–
	Veraltete Fälle	21	18 (87,1%)	17 (85,7%)	1	–	1	1	–

---

63 Thienger K, Chirurgische Abteilung (Oberarzt Dr. Göschel), Allgemeines Krankenhaus Nürnberg.
64 Thiem, Carl (1850–1917), „geboren am 10. Oktober 1850 in Nicolschmiede (Kreis Sagan), studierte in Greifswald, promovierte 1876 und ließ sich in Cottbus nieder, wo er 1885 eine Chirurgisch-gynäkologische Privatklinik, 1887 daneben ein Medikomechanisches Institut errichtete. T. erwarb sich auf dem Gebiet der Unfallheilkunde große Verdienste" [70 (2: 1561)].

unter den Chirurgen ausgebrochene und noch heute nicht erledigte Streit darüber, ob einfache (subcutane) Querbrüche der Kniescheibe unblutig zu behandeln oder zu operieren seien, begann erst Ende der siebziger Jahre im vorigen Jahrhundert in der antiseptischen Zeit. Die Operation wurde anfangs nur von wenigen Chirurgen geübt, während die Mehrzahl noch an der alten unblutigen Methode festhielt und die offene Naht für ebenso gefährlich wie überflüssig erklärte." Thiem verglich 283 Unfallakten der Berufsgenossenschaft. 223 Kniescheibenbrüche wurden konservativ behandelt und zeigten eine knöcherne Heilungsrate von 14%, 60 Frakturen wurden operiert und verheilten in 75% der Fälle knöchern. Thiem kam zu dem Schluß, daß die nicht genähten Fälle die Berufsgenossenschaft das 1,7- fache, „d.h. beinahe das doppelte Opfer an Zeit und Geld gekostet [haben] als die frisch genähten Fälle" [271, (S. 747)].

Thiem formulierte daher die heute noch aktuelle und allgemeingültige Forderung, alle Kniescheibenfrakturen mit Strecklähmung oder Diastase zu operieren, und stieß damit auf breite Zustimmung: „Alle Kniescheibenbrüche mit Strecklähmung oder erheblicher Streckschwäche und solche mit Klaffen der Bruchstücke sind durch die offene Naht zu behandeln. Deshalb empfiehlt es sich – namentlich für Berufsgenossenschaften – Leute mit derartigen Verletzungen sofort einem Krankenhaus zu überweisen, in welchem die richtige Handhabung der modernen chirurgischen Wundbehandlung gewährleistet ist" [271, (S. 749)].

Thiems Vortrag, der schon während des Kongresses bei der Mehrzahl der Diskussionsteilnehmer „rückhaltlose Anerkennung" fand und nur von Silbermark, aus der Klinik von Albert von Mosetig-Moorhof (1831–1907), der die Knochennaht ablehnte, kritisiert wurde [148, (S. 668)], hat die Einstellung der deutschen Chirurgie zur Kniescheibennaht entscheidend geprägt [15]. Kästner (1924, S. 275) schrieb rückblickend: „Die Autoren, die sich seitdem über die Frage der Indikationsstellung geäußert haben, nahmen fast alle einen ähnlichen mehr oder weniger radikal operativen Standpunkt ein". Felix Lejars (*1863) (1906) in Frankreich hielt die Knochennaht generell für die Methode der Wahl und empfahl nur dann konservativ vorzugehen, wenn die offene chirurgische Frakturversorgung kontraindiziert ist. Verbände und Methoden, bei denen das Knie längere Zeit immobilisiert wird, lehnte er kategorisch ab.

Basierend auf dem Studium von 1.100 Fällen aus der französischen, deutschen und englischsprachigen Literatur sowie eigenen Erfahrungen faßte Heineck (1909) die Vorzüge der Knochennaht bei Patellafrakturen in mehreren Punkten zusammen:

1. Bei der operativen Versorgung kommt es seltener zu Refrakturen als nach der konservativen Behandlung oder Massage.
2. Durch die Operation wird eine schnelle und vollständige Erholung erreicht. Die funktionellen Resultate können dabei durch Belastungstest wie z. B. Treppensteigen objektiviert werden.
3. Die Eröffnung des Kniegelenkes versetzt den Operateur in die Lage, die meisten Hindernisse, die einer funktionell befriedigenden Primärheilung im Wege stehen, auszuräumen:
   a. Die Dislokation der Fragmente
   b. Das Kanten der Fragmente
   c. Die Zerreißungen der Kapsel und des Reservestreckapparates
   d. Die Interposition von Gewebefetzen im Frakturspalt

e. Die Quadrizepsatrophie (durch Immobilisation oder Arthritis)
f. Arthritis
g. Die Verklebung der Kniescheibe mit den Femurkondylen
h. Die mechanische Gelenkbeeinträchtigung durch Inkongruenzen (durch versetzte Zusammenheilung)

8.2
Anmerkung zur Bedeutung der Antisepsis und Asepsis

Die offene Kniescheibennaht war „einer der klassischen Probiersteine auf das Listersche Verfahren" [127]. Es wurde lange Zeit kontrovers diskutiert, ob es gerechtfertigt sei, das Risiko einer Gelenkinfektion einzugehen, nur um eine knöcherne Heilung und ein besseres funktionelles Resultat zu erzielen. „Wer will", fragte Kocher (1880, S. 322), „die Verantwortung übernehmen ein Kniegelenk breit zu eröffnen, um eine Patellafraktur zur exakten Heilung zu bringen? ... Und das Alles bloß um eines quantitativen Unterschiedes willen in der Funktion des Kniegelenkes".

Um die Kritiker der offenen Behandlung zu verstehen, muß man sich die Situation der Chirurgie vor der Einführung der Antisepsis vor Augen führen. Simpson stellte Mitte des 19. Jahrhunderts fest, daß ein Mann, der in einem der chirurgischen Krankenhäuser auf dem Operationstisch lag, mehr Gefahr liefe zu sterben, als ein englischer Soldat auf dem Schlachtfeld von Waterloo [235] Christian Albert Theodor Billroth (1829–1894) empfahl noch 1878, lieber im Privathaus als in der Klinik zu operieren [242]. Die Operationen in Billroths Klinik in Zürich wurden auf dem gleichen Tisch ausgeführt, auf dem man morgens sezierte. Als Verbandmaterial diente in Fäden zerissene und zerzupfte alte Leinenwäsche, die in den Krankensälen aussortiert wurde. Billroth, der häufig diese sog. Scharpie (franz.: Charpie) und Kompressen zurückwies, da sie noch mit alten Eiterkrusten anderer Patienten bedeckt waren, bezeichnete die Verhältnisse am Züricher Kantonsspital noch als mustergültig, da dort die aussortierte Wäsche immerhin mit kaltem Wasser ausgewaschen wurde [235].

Trendelenburg (1923) sah in der Scharpie einen Hauptträger der Infektion. Die Verbände wurden meist nach 2–3 Tagen gewechselt, wenn sie begannen, faulig zu riechen. Bei den Operationen waren die Chirurgen in einen alten Rock gekleidet, und der ältere, erfahrene Chirurg unterschied sich von seinem jungen Assistenten durch den Grad der Verschmutzung seines mit getrocknetem Blut und Eiter bedeckten Kittels [235]. Sir Rickham John Godlee (1849–1925) beschrieb, daß der ältere Kollege nicht ohne Geringschätzung auf das noch saubere Kleid des Anfängers herabblickte [235].

„Die moderne Chirurgie verdankt ihre Entwicklung in erster Linie der Bakteriologie", stellte Hans Boit (*1876) (1926) fest. Antoni van Leeuwenhoek (1632–1723) entdeckte 1695 mit einem von ihm gebauten Mikroskop erstmals Bakterien. Diese wurden allerdings nicht unmittelbar mit der Erregung und Übertragung von Infektionen in Verbindung gebracht. Auch Billroth hielt 1874 die von ihm als „Coccobacteria septica" beschriebenen Bakterien für belanglos bei der Entstehung von Infektionen. Louis Pasteur (1822–1895) bewies in den Jahren 1857–1863, daß die Gärung und Fäulnis von keimfreiem Material nur möglich ist, wenn lebende Keime zugeführt werden. Robert Koch (1843–1910) (1878) klärte die Ursache der Septikämie und isolierte verschiedene Wundinfektionskrankheiten und deren Erreger. Ignaz Semmelweis (1818–1865), Assistent an der 1. Geburtsklinik in Wien (1846–1849), erkannte die Kontaktinfektion durch die Hand des Arztes als Ursprung für das Kindbettfieber. Durch die Waschung der Hände mit Chlorkalk konnte Semmelweis die Sterblichkeit durch Puerperalsepsis erheblich senken [32, 40, 235]. Trotzdem wurde seine Lehre von Fachgenossen „vielfach erbittert bekämpft" [40, (S. 7)] und konnte sich zunächst in der Chirurgie nicht durchsetzen. Das von Semmelweis empfohlene Chlorwasser wurde später öfter nach einer Operation benutzt, um die eigenen Hände von dem Eitergeruch zu befreien [277]. Der Pariser Apotheker Lemaire veröffentlichte 1860 seine Entdeckung, daß Mikroorganismen durch Karbolsäure, einem Bestandteil des Steinkohleteers, zerstört werden. Er kam weiterhin zu der Erkenntnis, daß anstekkende Krankheiten von Mikroorganismen erzeugt werden, und empfahl 7 Jahre vor Lister die Verwendung von Karbolsäure als Antiseptikum.

Der Begründer der Antisepsis in der Chirurgie, der die allgemeine Anerkennung für die Verwendung von Karbolsäure erkämpfte, war Lister. Lister fürchtete als Erreger von Wundinfektionen v. a. Keime aus der Luft. „In seinem Bestreben, ein wirksames keimtödendes Mittel zu finden, fiel ihm eine Mitteilung aus der Stadt Carlisle auf, wo es mit Hilfe der Carbolsäure gelungen war, die übelriechenden Abwässer der Stadt geruchlos zu machen und zugleich die darin erhaltenen Entozoen zu vernichten, von denen das Weidevieh auf den Rieselwiesen vordem geplagt worden war. Was den Entozoen nachteilig geworden war, das sollte vielleicht auch den Mikroorganismen aus den Wunden entgegenwirken, so schloß Lister", schrieb Walter von Brunn (*1876) (1926, S. 8). Der Lister-Verband bestand neben der Karbolanwendung an der Wunde in der luftdichten Absperrung der Wunde. Der Übertragung von Erregern durch den Kontakt mit Händen und Instrumenten maß er zunächst keine große Bedeutung zu. Brunn zitierte Körner, der ihm berichtete, wie Lister 1885 aus dem Wagen stieg, „ins Krankenhaus ging, dann, ohne den Gehrock abzulegen, drei Operationen unter großem Aufwand an Carbol ausführte, ohne sich auch nur einmal zwischendurch die Hände zu waschen" [40, (S. 9)]. Lister erfuhr von vielen Seiten zunächst Kritik. Die Einführung der anfangs auch als „Listerei" verunglimpften Maßnahmen wurde in Deutschland besonders von Karl Thiersch (1822–1895), Volkmann und Johann Nepomuk Nußbaum (1829–1890) und in Frankreich von Lucas-Championnière unterstützt [32, 40]. Mit der Zeit nahm man von den Karbolzerstäubern Abstand, weil man sah, daß die Bedeutung der Luftinfektion geringer war als die der Kontaktinfektion. Zunehmend wurde auch die Erfahrung gemacht, daß die Wirkung der Karbolsäure überschätzt worden war. Sie schädigte das Gewebe, und es bestand die Gefahr einer Karbolintoxikation.

Während bei der Antiseptis chemische Mittel angewendet werden, um infektiöse Keime zu bekämpfen, die in die Wunde gelangt waren, werden bei der 1886 Bergmann und Curt von Schimmelbusch (1860–1895) eingeführten Asepsis Infektionen auf physikalischem Wege verhütet. Durch das Abtöten von Keimen durch strömenden Wasserdampf, kochendes Wasser und trockene Hitze sollen Erreger vom Operationsfeld ferngehalten werden [40].

Eine wichtige Infektionsquelle stellten die Hände der Operateure dar. William Stewart Halsted (1852–1922) entwickelte daher 1890 die Gummihandschuhe [235]. Franz König (1897) hingegen empfahl die fingerfreie Operation und forderte auf dem 26. Chirurgenkongreß 1897 im Zusammenhang mit Kniescheibenoperationen, daß während der Operation jeglicher Kontakt der Finger mit dem Kniegelenk zu vermeiden sei.

8.3
Operationszeitpunkt

Geschichte. Nachdem sich die allgemeine Operationsindikation bei frischen Kniescheibenfrakturen durchgesetzt hatte, wurde der Zeitpunkt für den Eingriff zumeist in den ersten 6 Tagen nach dem Unfallereignis angesetzt [128]. F. König [63] und Karl Kausch (1867–1928) (1907) operierten sofort, und auch Wilhelm Baum[65] (1910) stand einem Zuwarten bei nachgewiesener Diastase der Fragmente ablehnend gegenüber, weil dies eine erhebliche Quadrizepsatrophie nach sich ziehe. Bruno Oskar Pribram (*1887) (1924) bei August Karl Gustav Bier (1861–1949) forderte ebenfalls die möglichst frühzeitige Operation, da er die Patellanaht aufgrund der Funktion der Kniescheibe und der Bedeutung der Naht des Reservestreckapparates als Sehnennaht auffaßte. Bei Körte [194] wartete man bis zum 2. bis 5. Tag, bei Richard Mühsam [144] wurde am 2. bis 3. Tag, bei Payr [238] durchschnittlich am 6. Tag operiert.

Aktuell. Heute wird bei geeigneter Indikation eine sofortige operative Versorgung, möglichst noch vor dem Einsetzen der Ödemphase, innerhalb der ersten 6–8 h nach dem Trauma angestrebt. Die sofortige Behandlung bietet gleichzeitig den Vorteil der frühzeitigen Entfernung des Hämarthros. Die Operation sollte auf jeden Fall bis zum 6.–10. Tag erfolgen, wobei veraltete Frakturen auch noch bis zu 2–3 Wochen nach der Fraktur befriedigend behandelt werden können. Offene Frakturen werden notfallmäßig sofort operiert, Frakturen mit hochgradigem Weichteilschaden und starker Wundverunreinigung werden erst nach Abschluß der Wundheilung mit einer Osteosynthese versorgt [27, 33, 45, 183, 190, 260].

8.4
Zugang

Geschichte. So wie sich zahlreiche Operationsmethoden entwickelten, wurden auch bei der offenen Naht unterschiedliche Zugänge angewandt [206]. Neben dem Längsschnitt, wie ihn schon Lister (1883) empfohlen hatte, wurde die verletzte Kniescheibe durch einen Querschnitt [206] oder einen Bogenschnitt, der nach oben konvex, nach unten konvex oder als geschwungener Längsschnitt [120] zur Seite konvex sein konnte, freigelegt. Entscheidend sei bei dem Hautschnitt eine ausreichende Freilegung und eine Hautnarbe, die nicht unmittelbar über der Verletzung und der Naht der Kapsel zu liegen komme, stellte Kästner (1924) fest.

Aktuell. Bei der Wahl der Schnittführung bietet sich als gebräuchlichster Zugang der Querschnitt an, der eine sehr gute Übersicht über den gerissenen Reservestreckapparat und die Patellarückfläche gestattet. Der Schnitt wird leicht bogenförmig jeweils etwa einen Querfinger über den Patellarand hinaus geführt. Der longitudinale Payr-Schnitt erlaubt eine gute Präparation der Sehnenansätze bis zur Tuberositas tibiae, ist allerdings kosmetisch ungünstig und birgt bei der anteromedialen Schnittführung die Gefahr einer Läsion des R. infrapatellaris des N. saphenus und der medialen Lymphbahnen [27, 45, 109, 116, 183, 229, 234, 270].

---

65 Baum, E Wilhelm Chirurg, Privatdozent, Oberarzt, Königliche Chirurgische Klinik in Kiel (Direktor: Prof.Dr. Anschütz).

8.5
Nahtmaterial

Bei der Auswahl des Nahtmaterials überwog zunächst der von Lister bevorzugte Silberdraht. Trendelenburg (1923) führte die seiner Meinung nach „unberechtigte Vorliebe für den Silberdraht" auf die Zeit zurück, „als man noch glaubte, nur die edlen Metalle machten keine Eiterung". Heusner (1897) glühte den Silberdraht vor und ließ ihn dann langsam abkühlen, wodurch er besonders weich und biegsam wurde. Der 1 mm starke Draht halte dann eine Zugbelastung von 45 kg aus. Robert Glasgow Patteson (1862–1900) (1900) empfahl einen im Durchschnitt halbrunden, abgeflachten D-förmigen Silberdraht mit dem Vorteil, daß dieser nicht durch den Knochen und das Gewebe schneiden soll. Dieses Konzept taucht in der späteren Literatur allerdings nicht wieder auf. Kittredge (1891) benutzte Silberdraht auch für die Hautnaht.

Neben Uhde (1878), der 5 fach gedrehten Eisendraht verwendete, da ihm der Silberdraht riß, nähten auch Trendelenburg (1878), und Fincke (1882) [41] mit Eisendraht. Steinmann (1919) empfahl sowohl Eisen- als auch Zinkdraht. Trendelenburg (1923) wechselte bald von Silberdraht zu frisch ausgeglühtem Schlosserdraht, den er nicht näher beschrieb. Das Periost nähte er 1878, bei seiner 1. offenen Kniescheibennaht, bereits mit Katgut.

Mikulicz (1902) bevorzugte Aluminiumbronzedraht. Aluminiumdraht hatte nach Heusners (1897) Ansicht den Vorteil, daß er sich im Gewebe langsam auflöste und zu essigsaurer Tonerde wurde. Klinisch ließ sich diese Annahme nicht bestätigen.

Kirschner (1922), der ausgeglühten Klaviersaitenstahldraht schätzte, verglich 8 verschiedene Drahtsorten von 0,75 mm Stärke (Tabelle 8.2) Er glühte den Draht mehrere Stunden in der Rotglut eines Holzkohlenfeuers und brachte ihn mittels einer Drahtspannzange in Spannung. Bei ausreichender Belastungsfähigkeit war der Draht so wesentlich biegsamer als in ungeglühtem Zustand. Die Drahtenden wurden mit Tinol verlötet (Abb. 8.1). Da sich „das Bewußtsein Unfallverletzter, einen Draht im Knie zu haben", auf suggestivem Wege hemmend auf die Beseitigung der subjektiven Beschwerden auswirkt, zog Thiem (1905) das von Lister 1869 eingeführte Katgut [129] und Seide dem Draht vor. Nach Max Madlener (*1898) et al. (1930) und Eduard Rehn (1880–1972) (1958) überwog die Zahl der Fälle, bei denen eine Arthritis deformans beobachtet wurde, bei Drahtnaht gegenüber Katgut oder Seide. Der Silberdraht bot außerdem ein erhöhtes Infektionsrisiko, wenn er intraartikulär oder transkutan aus

Tabelle. 8.2 Qualitätsvergleich verschiedener Drahtsorten für operative Zwecke. (Aus Kirschner 1922 [124])

Drahtsorte (von 0,75 mm Stärke)	Reißt bei kg Belastg.	Dehnt sich bei Belastung in kalt. Zustand?	Verliert durch Belastung in erwärmtem Zustand (beim Löten) an Festigkeit?	Läßt sich löten?
1. Aluminiumbronzedraht	16	sehr stark	stark	nein
2. Silberdraht	17	stark	stark	ja
3. Kruppscher rostfreier Stahldraht	18	stark	stark	schlecht
4. Ungeglühter Eisendraht	20	wenig	stark	ja
5. Kupferdraht	25	stark	stark	ja
6. Geglühter Eisendraht	31	stark	stark	ja
7. Geglühter Klaviersaitendraht	41	nein	nein	ja
8. Ungeglühter Klavierseitenstahldraht	82	nein	nein	ja

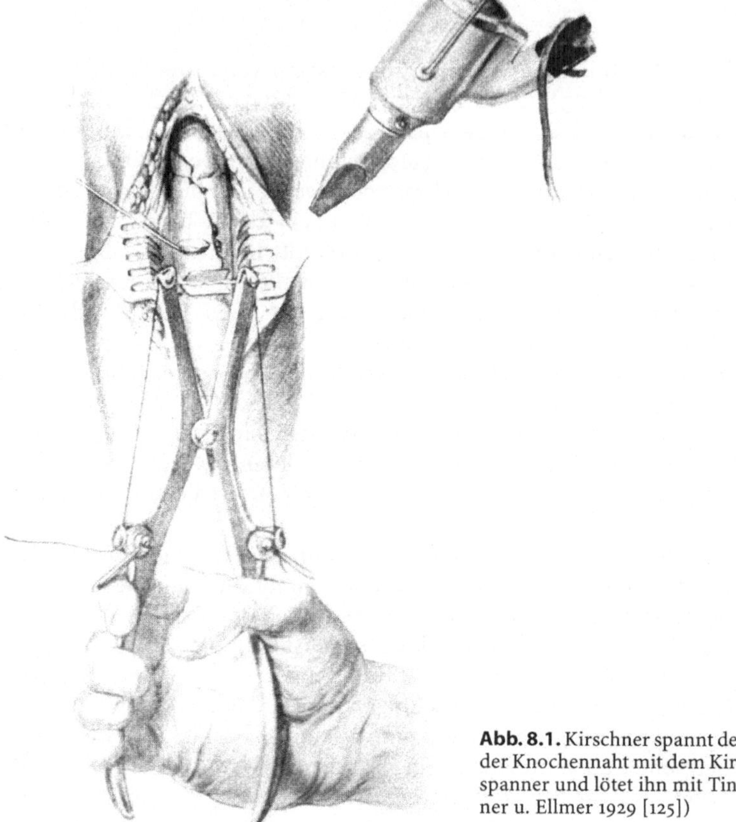

Abb. 8.1. Kirschner spannt den Draht bei der Knochennaht mit dem Kirschner-Drahtspanner und lötet ihn mit Tinol. (Aus Kirschner u. Ellmer 1929 [125])

der Wunde herausgelegt wurde oder in einem 2. Eingriff später entfernt werden mußte, wie es z.B. von Lister (1883), Schede (1877) und Wahl (1882) gemacht wurde.

Daher wichen schon Wagner (1886) und Ranneft (1887) auf resorbierbares Chromsäurekatgut aus. Die Frage nach der Zumutbarkeit nichtresorbierbaren Nahtmaterials wurde auch von Heineck (1909) gestellt, der die Verwendung von Metalldraht aus folgenden 3 Gründen ablehnte:

1. Metallimplantate irritieren regelmäßig das Gewebe und erhöhen das Infektionsrisiko. Dies kann eine spätere Entfernung notwendig machen.
2. In einigen Fällen lockerte sich der Draht und brach, und die Bruchstücke lagen intraartikulär.
3. Er bezweifelt die stabilitätsunterstützende Funktion der Drahtnaht und zählt 12 Fälle auf, in denen es trotz erfolgreicher Knochennaht zu einer Refraktur der Kniescheibe kam.

Der Autor redete daher der Verwendung von Katgut und Känguruhsehnen das Wort. Die wissenschaftlich begründete Nahtmaterialentwicklung begann erst ab dem Jahre 1930 [129].

8.6
Behandlungsdauer

Die durchschnittliche stationäre Behandlungsdauer betrug nach einer Aufstellung von Kästner (1924) für unblutige Verfahren 50,3 Tage, bei der blutigen Behandlung 45,5 Tage. Thiems (1905) operativ versorgte Patienten lagen im Durchschnitt 35 Tage im Krankenhaus, bei Mikulicz [248] 38 Tage und bei Willy Anschütz (1870–1954) [15] 64 Tage, bei Sandrock[66] (1914) 41,6 Tage. Leopold Schönbauer[67] (1888–1963) (1959) kommt auf eine durchschnittliche gesamte Behandlungsdauer von 137 Tagen bei frischen Frakturen. Dem Krankenhausaufenthalt schloß sich grundsätzlich eine wochen- bis monatelange Nachbehandlungszeit an. Auch unbefriedigende funktionelle Ergebnisse konnten sich noch im Laufe von Monaten und Jahren durch eine konsequente Nachbehandlung erheblich bessern [120].

8.7
Nachbehandlung

Geschichte. Die postoperative Nachbehandlung der Patellafraktur birgt das Problem, daß das Kniegelenk frühzeitig mobilisiert werden muß, ohne die Stabilität der Osteosynthese aufs Spiel zu setzen. Pfeil Schneider (1880) stellte bereits fest, daß das Kniegelenk postoperativ frühzeitig bewegt werden muß, um ein gutes funktionelles Ergebnis zu erreichen. Um die Knochennaht nicht zu überfordern und die rasche Konsolidierung der Fraktur nicht durch Bewegung im Frakturspalt zu gefährden, wurde die Extremität allerdings häufig postoperativ lange ruhiggestellt. Die meisten Chirurgen lagerten die Extremität postoperativ in Streckstellung (z.B. auf einer Volkmann-Schiene [170, 191, 192, 231, 232] (Abb. 8.2) bei gleichzeitig flektierter Hüfte, um den Quadriceps maximal zu entspannen, wie es das Grundprinzip konservativer Maßnahmen war [15].

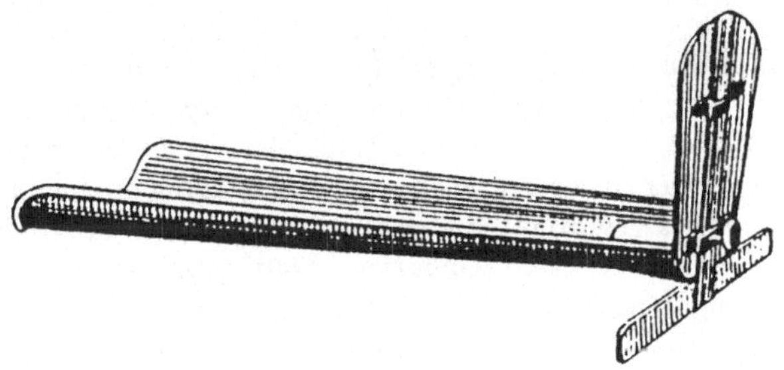

Abb. 8.2. Volkmann-Schiene [32]

Riedel (1914) rückte die solide Vereinigung der Fragmente in den Vordergrund und fixierte dennoch die Extremität 4 Wochen in Streckstellung. Die eingetretene Versteifung lasse sich durch energische Bewegung anschließend gut überwinden. Baum (1910) setzte sich kritisch mit der Behandlung von Kniescheibenfrakturen mit der Knochennaht auseinander und stellte fest, daß diese eine ideale Methode darstelle,

---

66 Sandrock W, Chirurgische Universitätsklinik Leipzig (Direktor: Prof. Dr. E. Payr).
67 Schönbauer Heinz R, Arbeitsunfallkrankenhaus Wien XX der AUVA (Leiter: Prof.Dr. L. Böhler).

wenn nicht eine langandauernde mühevolle Nachbehandlung nötig wäre, um ein befriedigendes funktionelles Ergebnis zu erreichen. Auch nach wochen- und monatelanger Behandlung resultiere häufig eine schwer reversible Beugebehinderung. „Diese wenig befriedigenden Erfolge mögen manchem die Knochennaht verleidet haben" [15, (S. 377)].

Kausch (1907) lagerte das Bein auf einem Sandsack in einer Beugestellung des Knies von 100–110°, nachdem er während der Operation die Stabilität der Knochennaht geprüft hatte, indem er das Kniegelenk intraoperativ durchbewegte. Dies hielt er besonders bei veralteten Frakturen für wichtig. Riß die Naht bei der intraoperativen Beugung, so konnte er sofort einschreiten. Auf diese Weise war eine stabile Frakturversorgung gewährleistet, so daß er bereits am 2.-3. Tag nach der Operation mit der Massage und passiver Bewegung beginnen konnte. Gleichzeitig sollte die erwähnte Beugestellung schrittweise erhöht werden. Am 10. Tag entfernte der Autor die Hautnähte, und am 14. Tag durfte der Patient aufstehen. Baum (1910) hielt die postoperative Beugestellung nach Kausch, die von Hoffmann (1908) und zunehmend auch von anderen Chirurgen geschätzt wurde, für geeignet, um eine sichere funktionelle Heilung zu erzielen [120, 211]. Baum beugte das Knie in einem Winkel von 135°, begann nach 5–6 Tagen mit der Massage, und stellte bei seinen Patienten fest, daß die ersten passiven Bewegungen nach der Operation schmerzfreier waren als bei der herkömmlichen Lagerung. Die funktionellen Ergebnisse, die er mit dieser Methode erreichen konnte, waren wesentlich besser. In 6 Fällen konnten die Patienten nach durchschnittlich 47 Tagen entlassen werden, ohne daß eine spätere Nachbehandlung nötig wurde. In 14 in derselben Klinik behandelten Fällen, die in Streckstellung immobilisiert wurden, lag der durchschnittliche Krankenhausaufenthalt bei 64 Tagen, und nur 2 der 14 Patienten konnten mit einem annähernd normal beweglichen Kniegelenk entlassen werden. Gelinsky[68] (1912) in Berlin stellte eine auf Höhe des Knies bewegliche, mit einem Scharniergelenk versehene Lagerungsschiene vor, bei der er mit einer Kurbel den Grad der Beugung einstellen konnte, um das Bein frühzeitig und schonend zu bewegen.

Massage. Die Bedeutung der Massage in der Medizin wurde bereits im letzten Jahrhundert besonders von Johann Georg Mezger (1830–1909) und Carl von Mosengeil (1840–1900) hervorgehoben. Hoffa, der „Vater der Orthopädie", integrierte die Massage neben der Heilgymnastik und der Behandlung mit medikomechanischen Apparaten am Ende des letzten Jahrhunderts in die Orthopädie [81]. Anders Georg Berglind (*1823) und Christian Bernhard Tilanus (1796–1883) gehörten zu den ersten Chirurgen, die die später häufig angewandte frühzeitige Massage zur Nachbehandlung nach der Patellanaht empfahlen [152, 238]. An von Mosetig-Moorhofs Klinik wurden Patellafrakturen mit teilweise erhaltener Streckfunktion seit 1886 mit der Massage behandelt [289]. In den ersten 3–4 Tagen wurde die Schwellung des Knies mit Eisbeuteln behandelt, am 4. bis 5. Tag begann die tägliche Massage des Quadrizeps und des Kniegelenkes. Nach einigen Tagen wurde parallel dazu mit der passiven, nach Abklingen der Schmerzen mit der aktiven Bewegung begonnen. Nach 2–3 Wochen sollten die Patienten mit Gehhilfen laufen. Bei Frakturen mit vollständigem Streckverlust wurde die Massage als begleitende Therapie zur Knochennaht durchgeführt.

---

68 Gelinsky, Stabsarzt an der Kaiser Wilhelms-Akademie, kommandiert zur chirurgischen Klinik der Charité, Berlin.

Georg Schmidt (1903) beschrieb die funktionelle Nachbehandlung an von Mikuliczs Klinik in Breslau folgendermaßen: Postoperativ wurde das Kniegelenk in einer Schiene ruhiggestellt und mit einer Gummibinde umwickelt. Vom 2. bis 4. Tag an massierte er den Quadrizeps, die Adduktoren, den M. tensor fasciae latae und den M. glutaeus maximus. Nachdem der Patient nach Ablauf der 1. Woche mit einem abnehmbaren Gipsverband aufstehen durfte, begann er in der 4. Woche mit Krankengymnastik, wobei der Patient nach aktiven und passiven Bewegungsübungen schließlich krankengymnastische Übungen an sog. medikomechanischen Apparaten machte. Schmidt hoffte durch die Massage den Bluterguß zu beseitigen und die Muskulatur zu kräftigen. Heinrich Helferich (*1851) (1914, S. 346) ging detaillierter auf die von ihm praktizierte Massagetechnik ein: „Der Quadriceps wird täglich ein- oder zweimal massiert mittels Klopfens und Knetens, wobei die Richtung nach abwärts, gewissermaßen zu einem Hinabschieben des oberen Fragmentes bevorzugt wird".

Medikomechanische Behandlung. Begründer der medikomechanischen Therapie, die um die Jahrhundertwende für mehrere Jahrzehnte die Krankengymnastik prägte, war der schwedische Arzt Gustaf Jonas Wilhelm Zander (1835–1920), der die auf den Schweden Per Henrik Ling (1776–1839) zurückgehende Heilgymnastik konsequent mechanisierte, um sie „auf das Niveau der Industrie" [136] zu heben. Die Zander-Apparate waren den natürlichen Bewegungen und physiologischen Kräften angepaßte Maschinen, sog. Gymnasten, die später durch Dampf- und Elektromotoren angetrieben wurden. Bis zum 1. Weltkrieg wurden zahlreiche kostspielige Zander-Institute in ganz Deutschland gegründet, die aber angesichts der 4,25 Millionen Kriegsverletzten im 1. Weltkrieg überlastet und durch billigere Therapiekonzepte ersetzt und letztendlich verdrängt wurden [136].

Aktuell/CPM. Die angesprochene Kontroverse um die Indikation für Ruhe und Bewegung in der Behandlung von Gelenkverletzungen bildete den Ausgangspunkt für das von Salter[69] (1980/1987) vorgestellte Konzept der kontinuierlichen passiven Bewegung (CPM – continous passive motion) zur Stimulation, Heilung und Regeneration von Gelenkgewebe und zur Vermeidung von Verklebungen und Gelenksteife, das er anhand von tierexperimentellen Studien an Kaninchen belegte. Die kontinuierliche passive Bewegung stimuliert die Heilung des Gelenkgewebes in signifikant größerem Ausmaß, als dies bei der Immobilisation und der intermittierenden Mobilisation der Fall ist. Bei relativer Schmerzfreiheit, normaler Wundheilung und verbessertem Bewegungsausmaß ist mit einer größeren Compliance zu rechnen. Zur Vermeidung von Muskelatrophie, Knorpelschäden, Recessusverklebung und Gelenkversteifung ist daher zu einer frühzeitigen funktionellen Nachbehandlung mittels CPM-Schiene zu raten, die am 1. postoperativen Tag in einem Bewegungsumfang von 20–60° beginnt. Die Behandlung erfolgt heute prinzipiell gipsfrei, wobei im Einzelfall aufgrund der individuellen Struktur des Patienten ein Gipstutor nicht zu vermeiden sein kann. Ab der 6. Woche darf das Bein an Unterarmgehstützen teilbelastet werden [45, 183, 190, 229].

---

69 Salter RB, Hospital for sick children, (Prof.Dr. R.B. Salter), Toronto, Ontario, Canada.

8.8
Ergebnisse

Die „Patellafraktur stellt eine Frakturform dar, die technisch hohe Anforderungen an den Operateur stellt und mit einer relativ hohen Komplikationsrate behaftet ist", resümierte Holz (1990, S. 147). Tatsächlich werden auch in den aktuellen Follow-up Studien bei bis zu 79,5% [116] der nachuntersuchten Patienten subjektive Beschwerden angegeben (Tabelle 8.3).

Diese nehmen typischerweise unter Belastung des Patellofemoralgelenkes beim Treppensteigen und Hocken [183, 229] durch die Erhöhung des Patellaanpreßdruckes zu, wobei sich in bis zu 60% [109] der Fälle kein morphologisches Korrelat für die Beschwerden findet.

Die Beurteilung der Spätergebnisse richtet sich sowohl nach subjektiven Beschwerden der Patienten als auch nach objektivierbaren Befunden. Zu den subjektiven Beschwerden gehören Schmerzen beim Knien und Treppensteigen, individuelle Beeinträchtigung und Wetterfühligkeit. Zu den objektivierbaren Befunden zählt der klinische Untersuchungsbefund, der die Beurteilung von Beuge- und Streckdefiziten, Muskelumfangdifferenzen, Muskelkraft, klinischen Arthrosezeichen, Kapselschwellung, Gelenkerguß und Sensibilitätsstörungen umfaßt, sowie die radiologische Beurteilung von Gelenkstufenbildung und Arthrosezeichen. Weiterhin kann das Auftreten von Komplikationen und eventuell notwendigen Folgeeingriffen nach der operativen Versorgung in die Beurteilung mit eingehen [149, 178, 190]. Die Untersuchungsergebnisse wurden im allgemeinen in 3 – 4 Kategorien unterteilt, wobei noch kein einheitlicher Score gefunden wurde. Rogge (1985) schließt, daß die gefundenen Ergebnisse aufgrund der Unterschiede in der Zusammensetzung des Patientenkollektivs, der Behandlungsart und der Nachuntersuchungsmethodik nur einen beschränkten Vergleich zulassen.

Autor	%
Holz (1990)	51,8
Jaskulka (1989) (n = 47)	55,3
Rogge (1985) (n = 80)	60,8
Dick(1975) (n = 79)	67,6
Moschinski (1978)	75,0
Horst (1993) (n = 73)	79,5

Tab. 8.3. Subjektive Beschwerden [%]

Autor	%
Rogge (1985) (n = 80)	23
Jaskulka (1989) (n = 47)	27
Moschinski (1978) (n = 48)	28
Hubel (1987) (n = 59)	30
Horst (1993) (n = 73)	49,3
Freuler (1975) (n = 73)	54
Holz (1990)	56
Sebisch (1987) (n = 47)	60

Tabelle 8.4. Beugedefizit [%]

Tabelle 8.5. Ergebnisse [%]

Autor	Sehr gut	Gut	Mäßig	Schlecht
Babayan (1975) (n = 60)	63,3	16,7	8,3	11,7
Böstmann (1983) (n = 93)	26,9	49,5	16,1	7,5
Holz (1990)	28,2	20	27,8	24
Hubel (1987) (n = 59)	27	39	–	34
Levack (1985) (n = 64)	–	45	27	28
Lindenstromberg (1987) (n = 75)	23	63	13	1
Neumann (1993) (n = 85)	–	64,7	18,8	16,5
Riebel (1981) (n = 43)	25,6	44,2	25,6	4,7
Schax (1990) (n = 107)	19,8	38,6	28,3	13,2
Ziegler (1991) (n = 140)	30	48	11	11

Bewegungseinschränkungen zeigen sich postoperativ v. a. in Form von Beugedefiziten, seltener als Streckdefizit (Tabelle 8.4). Schlechte und mittelmäßige Ergebnisse finden sich nach operativer Behandlung in bis zu 55% der Fälle [149], wobei die Ergebnisse aus Tabelle 8.5 nicht nach verschiedenen Behandlungsverfahren aufgeschlüsselt sind, so daß die Ergebnisse von Zuggurtung, resezierenden Verfahren, Schraubenosteosynthese und Cerclage gleichermaßen miteinfließen.

Die modifizierte Zuggurtungsosteosynthese mit Kirschner- Drähten zeigt im Vergleich mit den anderen Behandlungsmethoden in breiter Übereinstimmung die besten Resultate [33, 116, 149, 178, 187, 190, 229, 234, 259, 280]. Bei Längsfrakturen empfiehlt sich die quere Verschraubung [116, 178, 234, 259, 280]. Die schlechteste Prognose besitzen die Mehrfragment- und Trümmerfrakturen [178,190], insbesondere, wenn der Versuch unternommen wurde, die zertrümmerte Kniescheibe mit aufwendigen Osteosyntheseverfahren zu rekonstruieren [229]. In diesen Fällen zeigen frühzeitige, resezierende Vorgehensweisen signifikant bessere Ergebnisse.

8.9
Komplikationen

Zu den Komplikationen bei der offenen chirurgischen Patellafrakturversorgung zählen oberflächliche und tiefe Weichteilinfekte, Osteitis, Gelenkinfektionen und die postoperative Instabilität der Osteosynthese, die aufgrund von Materialversagen oder technisch-chirurgisch unzureichender Durchführung zu einer sekundären Dislokation der Fragmente führen kann. Gelenkinfektionen können in Ausnahmefällen auch heute noch eine Arthrodese notwendig machen. Das Versagen der Osteosynthese führt in Einzelfällen zu sekundärer Dislokation der Fragmente und Bildung von Pseudarthrosen [61,74].

Patellarer Knorpelschaden. Ein Knorpelschaden äußert sich klinisch v. a. in Patellaanpreßschmerzen beim Knien und Treppensteigen [74, 229]. Die Ernährungssituation des Patellaknorpels ist aufgrund der erheblichen Knorpeldicke ungünstig und der Knorpel daher besonders gefährdet. Dies gilt namentlich für junge Patienten, im Alter nimmt die Knorpeldicke ab. Zu den Ursachen zählen der makroskopische Knorpelschaden, die traumatische Knorpelkontusion sowie die Oberflächenschädigung des Gelenkknorpels durch den Hämarthros [183]. Auch bei exakter stufenloser Reposition kann sich aufgrund einer Knorpelkontusion eine patellofemorale Arthrose ausbilden [61]. Durch die

Fraktur und den Knorpeldefekt entsteht eine Änderung des arteriellen Versorgungsmusters der Patella, das einen Zusammenhang mit dem Auftreten von Arthrose und Chondromalacia patellae erkennen läßt [26].

Femoropatellare Arthrosen. Das Auftreten von posttraumatischen Arthrosen wird bestimmt durch das Ausmaß des traumatischen Knorpelschadens sowie Gelenkstufen des retropatellaren Gleitlagers. Verbleibende oder sekundäre, postoperativ auftretende retropatellare Gelenkinkongruenzen provozieren durch eine konstante Mikrotraumatisierung die frühzeitige Entstehung einer femoropatellaren Arthrose [61, 178, 259, 280]. Wie bereits weiter oben erwähnt, werden Arthrosen häufig postoperativ bei aufwendig rekonstruierten Mehrfragment- und Trümmerfrakturen beobachtet [109, 178, 190, 229]. In diesen Fällen zeigen frühzeitige resezierende Maßnahmen signifikant bessere Ergebnisse. Die bei Nachuntersuchungen festgestellten begleitenden arthrotischen Veränderungen im Femorotibialgelenk zeigen, daß es sich bei der Patellafraktur um eine komplexe Störung des gesamten Kniegelenkes handelt, bei der es zur Ausbildung einer Gonarthrose kommen kann. Ultima ratio bei der so entstandenen Gonarthrose kann eine Spätpatellektomie sein, bei der die durch die Arthrose bis dahin verursachten Beschwerden häufig weiterbestehen [74, 178, 183, 229].

9 Diskussion

Grundlagen

Die Fraktur der Kniescheibe verursacht neben der Verletzung der Integrität des Kniegelenkes einen erheblichen Funktionsverlust der Extremität. Posttraumatisch kommt es, wie bei allen Knochenbrüchen, während der Frakturheilung zu Veränderungen der Blutzirkulation, zu lokalen Entzündungsreaktionen, Schmerzen und einer reflektorischen Schonung [187]. Daraus kann das klinische Bild der Frakturkrankheit mit chronischer Schwellung, Muskelfibrose und -atrophie, fleckiger Osteoporose und Weichteilatrophie resultieren. Unphysiologische Verklebung der Faszien mit dem fibrosierten und atrophierten Muskelgewebe und dem Knochen führen zu einer Gelenksteife, deren Folgen physiotherapeutisch häufig auch nach wochen- bis monatelanger Behandlung nicht beseitigt werden können und die im ungünstigsten Falle in einer Teil- oder Vollinvalidität endet [187]. Nach Müller et al. (1992, S. 1) ist eine derartige bleibende Behinderung „wahrscheinlich häufiger die Folge der beschriebenen Frakturkrankheit als die Folge einer verzögerten oder fehlerhaften Knochenbruchheilung". Die Gründer der Arbeitsgemeinschaft für Osteosynthesefragen (AO) postulierten daher 1958/59 die folgenden Behandlungsprinzipien, deren Gültigkeit für intraartikuläre Frakturen 1992 erneut bestätigt wurde [187, (S. 2)]:

1. Anatomische Rekonstruktion der Frakturfragmente insbesondere bei Gelenkbrüchen.
2. Stabile innere Fixation durch interfragmentäre Kompression, um lokalen biomechanischen Ansprüchen gerecht zu werden.
3. Erhaltung der Blutversorgung von Knochen und Weichteilen durch atraumatische Operationstechnik.
4. Frühe aktive Mobilisation der verletzten Extremität sowie des Patienten zur Vermeidung der Frakturkrankheit."

Salter weist darüber hinaus auf die Bedeutung des Knorpelschadens hin. Durch die kontinuierliche passive Bewegung (CPM) wird die Heilung des Gelenkgewebes erheblich stimuliert, und es kommt bei relativer Schmerzfreiheit, normaler Wundheilung, verbessertem Bewegungsausmaß und einer guten Compliance zur schnelleren Knorpelheilung, mit besseren funktionellen Resultaten [236, 237].

Operationsziele

Diesen Prinzipien folgend, steht die Wiederherstellung der Funktion des Streckapparates durch eine übungsstabile, stufenlose Reposition sowie der weitestgehende

Erhalt der Kniescheibe bei der Versorgung von Patellafrakturen im Vordergrund. Dabei ist die anatomisch exakte Rekonstruktion des Streckapparates und der retropatellaren Gelenkfläche unter besonderer Beachtung des Gelenkknorpels das Behandlungsziel. Bei ausgedehnter Zertrümmerung der ossären Anteile und starker Knorpelschädigung kann durch eine partielle oder totale Patellektomie ein besseres funktionelles Ergebnis erzielt werden. Hier tritt die Forderung nach weitestmöglichem Erhalt der Patella in den Hintergrund [27, 33, 109, 190, 229, 259, 280, 296].

Die Wahl der Osteosynthese

Die Zuggurtungsosteosynthese zeigt im Vergleich zu anderen operativen Behandlungsmethoden die besten Resultate und konnte sich daher bei allen dislozierten Querfrakturen und gut rekonstruierbaren Mehrfragmentfrakturen als Mittel der Wahl behaupten [33, 116, 149, 178, 187, 190, 229, 234, 259, 280, 305]. Die Zuggurtung gewährleistet eine anatomisch exakte und übungsstabile Wiederherstellung der Kniescheibe bei Frakturen.

Das biomechanische Prinzip der ventralen Zuggurtung besteht darin, daß die auf die Kniescheibe einwirkenden Biege- und Zugkräfte von dem Zuggurtungsdraht aufgenommen, in interfragmentären Druck umgeformt und im Sinne einer Druckosteosynthese genutzt werden [85, 186, 187, 204, 294].

Um auftretende Scherkräfte zu neutralisieren, empfiehlt sich besonders eine modifizierte Zuggurtung mit Kirschner- Drähten. Mehrfragmentfrakturen werden durch Verschraubung oder durch zusätzliche Kirschner- Drahtspickung zu größeren Fragmenten zusammengefaßt und dann mit einer Zuggurtung stabilisiert. Eine zusätzliche äquatoriale Cerclage faßt hier die Fragmente zusammen und verhindert ein gelenknahes Klaffen der Bruchflächen in Streckstellung des Knies. Um eine übungsstabile Osteosynthese zu gewährleisten und Längenreserven des Zuggurtungsdrahtes zu verhindern, wird die Extremität intraoperativ durchbewegt und die Zuggurtung ggf. nachgespannt.

Bei Trümmerbrüchen mit ausgedehnter Knorpelkontusion sollte auf eine aufwendige osteosynthetische Rekonstruktion verzichtet werden, da ein frühzeitiges resezierendes Vorgehen bessere Spätresultate zeigt. Bei der partiellen Patellektomie sollte dabei nicht mehr als ein Drittel der Kniescheibe entfernt werden [229, 259, 270, 280]. Bei Längsfrakturen empfiehlt sich die quere Verschraubung der Fragmente [116, 178, 234, 259, 280].

Ein wesentlicher, wenn nicht sogar der entscheidende Faktor für das funktionelle Ergebnis ist das Konzept der gipsfreien, frühfunktionellen Nachbehandlung, entsprechend dem AO-Prinzip: „Leben ist Bewegung, Bewegung ist Leben" [187, (S. 1)]. Ist eine funktionelle Nachbehandlung nicht möglich, muß die Osteosynthese als nicht gelungen angesehen werden.

Bis ins 19. Jahrhundert wurden Patellafrakturen vorwiegend konservativ versorgt. Die Resultate der Behandlung von dislozierten Patellafrakturen mit Verbänden und Retentionsapparaten blieben allerdings unbefriedigend, und Komplikationen, wie Versteifung des Kniegelenkes, Amputation und Todesfälle, waren häufig. Zu den Hauptursachen für die unbefriedigenden Resultate bei der konservativen Therapie dislozierter Patellafrakturen zählt die Schwierigkeit, die Fragmente durch die Haut sicher zu erfassen. Eine interfragmentäre Kompression war daher bei unzureichendem Kontakt der Fragmente und interponierten Weichteilen in keinem Fall gewährleistet.

Malgaigne gelang es mit seinem Fixateur externe, der Malgaigne-Klammer, direkt an den Fragmenten anzugreifen und die Fraktur dadurch wesentlich exakter zu reponieren. Die perkutan in die Kniescheibe eingebrachte Klammer war allerdings durch den notwendigen Stichkanal mit einem hohen Infektionsrisiko verbunden. Die stabile, anatomisch exakte Rekonstruktion wurde erst durch die offene chirurgische Revision der Patellafraktur durch die Knochennaht möglich.

Die offene Reposition und Naht der Patella gehört zu den ältesten offenen chirurgischen Frakturversorgungen überhaupt [193]. Severino (1646) besaß bereits im 17. Jahrhundert die Kühnheit, ein Kniegelenk zu eröffnen, die Fragmente anzufrischen und zu reponieren. Rhea Barton, George McClellan, Cooper und Logan gehören zu den ersten Chirurgen, die die Patellanaht in der Mitte des 19. Jahrhunderts erprobten. Cooper gelang es sogar mehrfach, die Kniescheibe mit Erfolg zu nähen. Bahnbrechend war die 1. antiseptische Knochennaht einer frischen Patellafraktur von Lister, dem es gelang, die Operationsrisiken durch die Anwendung antiseptischer Maßnahmen zu begrenzen. Die Patellanaht stellte gleichzeitig einen entscheidenden Prüfstein für Listers antiseptisches Verfahren dar. Eine antiseptische Patellanaht wurde erstmals am 5. März 1877 von Listers Freund Cameron bei einem schlecht verheilten Bruch und am 26. November des gleichen Jahres von Lister selbst bei einem frischen Bruch der Kniescheibe mit überzeugendem Erfolg angewendet. In England verbreitete sich die neue Methode sehr schnell. Obwohl Schede bereits am 22. Dezember 1877 Listers Methode in Deutschland einführte und Trendelenburg und Uhde 1878 von guten Resultaten berichteten, stand man in Deutschland sowohl der Eröffnung des Kniegelenkes als auch der als „Listerei" verunglimpften Antisepsis zunächst skeptisch gegenüber. In den ersten Jahrzehnten nach Einführung der Antisepsis waren die Risiken für den Patienten hoch und Wundinfekte, Versteifungen, Amputationen und Todesfälle noch häufig [18, 130, 271].

Um die Risiken der Eröffnung des Gelenkes zu umgehen, entwickelten sich parallel zur Knochennaht die perkutanen und subkutanen „minimal invasiven" Nahtmethoden. Zu den ältesten gehören die perkutane Sehnennaht von Volkmann (1880) und Kochers peripatellare Naht (1880), bei denen der Draht aus der Wunde herausgeführt und über der Haut verknotet wurde. Ceci (1885) entwickelte die subkutane Naht, bei der der Draht postoperativ subkutan lag und dadurch nach dem Eingriff keine Eintrittspforte für Erreger mehr bot. Obwohl auch bei diesen Verfahren die antiseptischen Maßnahmen getroffen wurden, boten sie wider Erwarten kein geringeres Infektionsrisiko als die breite Eröffnung des Kniegelenkes [271]. Demgegenüber besaßen sie aber entscheidende Nachteile. Interponierte Weichteile konnten nicht entfernt und die Fragmente oft nicht genau adaptiert werden. Auch die Naht des Reservestreckapparates war nicht möglich.

Der bedeutende Vorteil, den die Patellanaht gegenüber den konservativen Methoden besaß und besitzt, liegt in der Stabilität der Osteosynthese, die eine frühzeitige Mobilisation des Kniegelenkes erlaubt und dadurch zu besseren funktionellen Ergebnissen führt. Die frühfunktionelle Nachbehandlung erfuhr schon bei Pfeil Schneider (1880) besondere Beachtung. Durch passive und aktive Bewegungsübungen, Massage und medikomechanische Behandlung wurde der Gefahr der postoperativen Inaktivitätsatrophie und Versteifung begegnet. Aus dem Verständnis für die Bedeutung der

Mobilisation heraus entwickelten sich auch konservative Behandlungsmethoden, die eine frühzeitige Bewegung der Extremität unterstützten. Fischers Heftpflasterextensionsverband [69] ermöglichte es dem Patienten sogar, mit dem Verband aufzustehen und umherzugehen.

Neben der direkten Knochennaht nach Lister, die sich v. a. bei einfachen Querbrüchen der Kniescheibe bewährte, setzte sich die äquatoriale Cerclage der Kniescheibe nach Berger (1892) bei Mehrfragmentbrüchen und Frakturen mit kleinen Bruchstükken bis in die Mitte dieses Jahrhunderts als das Mittel der Wahl durch. Die Cerclage wird auch heute noch verwendet, zeigt allerdings klinisch und experimentell eine geringere Stabilität und schlechtere Resultate als die Zuggurtung [116, 117, 296]. Björkström (1980) wies darauf hin, daß eine äquatoriale Cerclage die Blutversorgung der Kniescheibe beeinträchtigt. Quénu (1903) versuchte die Cerclage und die direkte Knochennaht durch seine transossäre Transversalnaht zu verbinden und stellte gleichzeitig mit der Hemicerclage eine Modifikation der Cerclage vor, die sich besonders für kombinierte Quer- und Trümmerbrüche eignete. Die von Payr [107] entwikkelte Longitudinalnaht hat lange ihre Aktualität bewahrt. Sie galt Wachsmuth (1956) bei Querbrüchen als Methode der Wahl und wird von Blauth (1986) als Alternativmethode zur Zuggurtung angeführt. Weber et al. (1980) wiesen experimentell eine hohe Übungsstabilität der Longitudinalnaht nach, die zudem auftretende Scherkräfte neutralisiert.

Zuggurtung

Die moderne Osteosynthesebehandlung der Patella begann nicht erst mit Pauwels und der ventralen Zuggurtungsosteosynthese, die er in der Aschoff-Vorlesung (1958) vorstellte, sondern ist Teil der Weiterentwicklung von Osteosynthesetechniken. Die Zuggurtungsosteosynthese leitet sich grundsätzlich von Bergers Cerclage ab [85].

Das biomechanische Prinzip der Zuggurtung orientiert sich an der Physiologie des Streckapparates, der sowohl die intakte Kniescheibe als auch subaponeurotische Frakturen im Sinne einer ventralen Zuggurtung stabilisiert [35, 36]. Ebenso wirkt die anatomische Rekonstruktion des Reservestreckapparates, der ca. 30% der zur Streckung des Unterschenkels erforderlichen Kraft überträgt, im Sinne einer Zuggurtung. Die Naht des prä- und parapatellaren Streckapparates war von jeher ein wesentlicher Aspekt bei der operativen Versorgung der Patellafrakturen [275, 271]. Auch die ausschließliche prä- und parapatellare Sehnennaht zeigte gute Resultate. Heineck (1909) und Georg Magnus (1883–1942) (1931) hielten die zusätzliche Naht der Fragmente bei sorgfältiger Naht des Resevestreckapparates für überflüssig. Schultze (1913) verkleinerte bei seiner überkorrigierenden Sehnennaht das Kniescheibenbett, indem er den Reservestreckapparat mit Muzeux-Zangen weit faßte und unter Spannung zusammennähte. Insbesondere bei Seuberts (1915) Sehnenplastik wirkte der ventral mit dem Streckapparat vernähte Fascia-lata-Lappen im Sinne einer ventralen Zuggurtung.

Steinmann (1919) nahm mit der von ihm als Sehnennaht bezeichneten Osteosynthese nicht nur die einfache ventrale Zuggurtungsosteosynthese nach Pauwels vorweg, sondern nähte gleichzeitig auch noch die Fragmente direkt, was der so versorgten Kniescheibe zusätzliche Stabilität in Streckstellung verlieh. Steinmann erkannte die mechanische Belastbarkeit dieser modifizierten Zuggurtungsosteosynthese und nutzte sie für die von ihm angestrebte frühe aktive Mobilisierung.

Ein anderes Osteosyntheseverfahren, bei dem die ventrale Naht der Fragmente im Vordergrund stand, wurde von Wolff (1891) vorgestellt. Wolff befestigte an den ventralen Flächen der Kniescheibenfragmente mit Hilfe von in den Knochen eingebrachte Klammern 2 Drahtschlingen, die in Beugestellung als ventrale Zuggurtung wirkten. Inwieweit bei Volkmanns (1880) subkutaner Sehnennaht und Witzels subkutaner Methode [240] ein Zuggurtungseffekt gewährleistet war, ist unklar. Beide legten den biegsamen Draht wie bei der ventralen Zuggurtung entlang dem proximalen und distalen Rand der Kniescheibe durch die Quadrizepssehne bzw. das Lig. patellae und anschließend in einer Achtertour vor die Kniescheibe. Der Draht wurde allerdings über der Haut verknotet. Durch kräftiges Zusammendrehen des Drahtes sollten die Fragmente in Kontakt gebracht, durch die ventrale Lage des Drahtes und den dadurch erzeugten Druck ein Kanten der Fragmente verhindert werden.

Das praktische Konzept der ventralen Zuggurtungsosteosynthese mit dem zentralen Element der frühfunktionellen Nachbehandlung wurde also schon vor Pauwels mehrfach erprobt. Pauwels großes Verdienst ist es, daß er das biomechanische Prinzip der Zuggurtung, das er 1935 bereits im Zusammenhang mit der Statik von Röhrenknochen beschrieben hatte, für die Frakturbehandlung von Kniescheibenbrüchen naturwissenschaftlich begründete und praktisch umsetzte. Bei der minimalen Anzahl von Literaturverweisen, auf die sich Pauwels in seinen Arbeiten zur Zuggurtung bezog [203, 204, 205], ist es nicht sicher, ob er das Konzept der Sehnennaht Steinmanns (1919) gekannt hat. Weber (1964) allerdings hat sich 1 Jahr vor Pauwels Vortrag vor der Deutschen Orthopädischen Gesellschaft 1965 und vor dessen bekannter Veröffentlichung zur Zuggurtungsosteosynthese [204], auf Steinmann als einen Vorreiter der Zuggurtung bezogen.

Auch Weber beschäftigte sich mit den Grundlagen, der Technik und den verschiedenen Anwendungsmöglichkeiten der Zuggurtungsosteosynthese und begründete das Interesse der AO, die die Patellazuggurtung bereits 1963 in ihr Lehrbuch aufnahm, was für die rasche Verbreitung der Zuggurtungsosteosynthese, die sich seitdem bei dislozierten Patellafrakturen als Verfahren der Wahl behaupten konnte, entscheidend war [186].

Die moderne Chirurgie scheint heute in Teilbereichen an einem Punkt angekommen, an dem methodisch innerhalb der bestehenden, naturwissenschaftlich abgesicherten Verfahren keine grundlegenden Entwicklungen mehr zu erwarten sind. Dies führt auf Seiten der modernen Traumatologie zu einem anwachsenden Interesse an der Herkunft und den früheren Entwicklungsstufen der aktuellen Osteosyntheseverfahren. Beispiele für diese Entwicklung in der Unfallchirurgie sind der „pin-fixateur" der AO (1993), der das Grundprinzip des Malgaigne-Stachels von 1846 aufgreift, sowie die Rückbesinnung auf rekonstruierende Bandnähte statt der jahrelang propagierten primären Bandplastik. Konzepte wie das der primären Knochenbruchheilung wurden überdacht, da sie zwar möglich, aber in der Frakturbehandlung nicht essentiell sind. Es stellte sich heraus, daß die primäre Heilung unter einer Plattenosteosynthese im Ergebnis nicht unbedingt besser als eine Marknagelung sein muß, die über einen Kallus abläuft. Die Hinwendung zur Marknagelung bei Schaftfrakturen ist beispielhaft für die Abkehr von statischen Osteosynthesekonzepten zugunsten funktionell adaptierter und biomechanisch dynamischer Verfahren, zu denen auch die Zuggurtungsosteosynthese der Kniescheibe gehört.

Auch in der aktuellen Behandlung von Kniescheibenfrakturen drückt sich die Bedeutung älterer Osteosyntheseprinzipien aus: Bergers äquatoriale Cerclage von

1892 wird z.B. von Ritter (1985), Lotke und Ecker (1989), Bühren (1989), Curtis (1990) und Meenen (1992), Quénus Transversalnaht von Wenzel (1971) in der Kombination mit der ventralen Zuggurtung genutzt.

Ein weiteres Beispiel für die Bedeutung von Ansätzen, die in der Vergangenheit entwickelt wurden, aber inzwischen in den Hintergrund getreten waren und einer weiteren Analyse bedürfen, sind die subkutanen Nahtmethoden. Diese gehen auf Volkmann (1880) und Kocher (1880) zurück und nehmen den Grundgedanken minimalinvasiver Chirurgie (MIC) vorweg, die durch kleinere Eingriffe geringere Gewebetraumatisierung, kürzere Operationen und damit bessere Ergebnisse anstrebt. Nachdem am Ende des letzten Jahrhunderts eine Anzahl subkutaner Nahtverfahren entstanden war, wurde dieses Therapiekonzept am Anfang dieses Jahrhunderts wieder verlassen. Ma et al. (1984) berichten von guten Erfahrungen mit subkutanen Operationsverfahren bei Kniescheibenbrüchen, wie etwa der subkutanen Cerclage der Kniescheibe, die bereits von Stimson 1894 [122] und Heusner (1897) vorgestellt wurde.

Mit der Forderung nach resorbierbarem Osteosynthesematerial, wie sie von Zieren et al. (1991) und Wissing u. Werken (1991) formuliert wurde, erneuern die Autoren die Kritik von Thiem (1905) und Heineck (1909), die bei der Verwendung von nichtresorbierbarem Osteosynthesematerial auf die Gewebeirritation, das Drahtbruchrisiko und die Belastung durch sekundäre Eingriffe zur Metallentfernung hinwiesen. Die Knochennaht mit Katgut oder Seide wurde jedoch wieder verlassen, da diese den Anspruch nach einer möglichst stabilen und funktionell belastbaren Osteosynthese nicht erfüllen konnte. Tierexperimentell führten z.B. Polyglykolidstifte mit Polydioxanonkordeln zu gleichwertigen Ergebnissen wie die konventionelle Drahtzuggurtung, so daß Zieren et al. (1991) und Wissing u. Werken (1991) auf die zukunftsweisende Bedeutung resorbierbaren Osteosynthesematerials hinweisen.

Weiter können Fehlerquellen der Patellaosteosynthese, wie die Längenreserve des Drahtes und die sekundäre Lockerung der Osteosynthese durch das Einschneiden des Drahtes in das parapatellare Bindegewebe [45], die auch in experimentellen Arbeiten zu den schlechten Ergebnissen führten [38], durch die intraoperative Durchbewegung des Beines, wie sie schon Kausch (1907) bei der direkten Knochennaht empfahl, vermieden werden.

Die Patellazuggurtung ist ein nach wie vor stimmiges dynamisches Konzept, das die aktuellen Anforderungen an ein modernes Osteosyntheseverfahren erfüllt und das Mittel der Wahl bei dislozierten Quer- und Mehrfragmentfrakturen darstellt. Follow-up-Studien zeigen bei der operativen Behandlung von Patellafrakturen jedoch auch heute noch in bis zu 51,8 % der Fälle mäßige und schlechte Ergebnisse [109, 190], und bis zu 75 % der Patienten klagen auch noch nach Jahren über subjektive Beschwerden [116, 183]. Auch wenn mit der ventralen Zuggurtung im Vergleich zu anderen Osteosyntheseverfahren bessere Resultate erzielt werden, so besteht weiterhin stets die Notwendigkeit, Operationsindikation und Operationstechniken anhand der Spätresultate kritisch zu überprüfen und die Verbesserung der bestehenden Methoden anzustreben.

Entsprechend Billroths (1859) Grundsatz, daß nur der, der die Wissenschaft und Kunst der Vergangenheit und Gegenwart genau kennt, ihre Fortschritte mit Bewußtsein fördern wird, erscheint es uns sinnvoll, über die Darstellung der aktuellen Situation der Patellachirurgie und deren Entstehungsweg hinaus auch Entwicklungsrichtungen zurückzuverfolgen und vom heutigen Kenntnisstand zu betrachten, die in der Vergangenheit nicht weiter verfolgt wurden. Denn gerade aus der Kenntnis des breiten Spektrums von historischen Behandlungsansätzen können Anregungen für zukunftsweisende Therapiekonzepte gewonnen werden.

10 Zusammenfassung

Die Fraktur der Kniescheibe, die aufgrund des damit verbundenen Funktionsausfalls des Beines ein therapeutisches Eingreifen von jeher zwingend notwendig macht, stellt hohe Ansprüche an den behandelnden Arzt. Anhand der Erörterung konservativer Behandlungsansätze, wie sie bis zum Ende des 19. Jahrhunderts vorherrschten, und deren Resultate soll die besondere Problematik der Patellafraktur, bei der zusammen mit der Kniescheibe das gesamte Kniegelenk betroffen und die Kontinuität des Quadrizepsstreckapparates unterbrochen ist, verdeutlicht werden. Gelenkversteifungen, Pseudarthrosenbildung und Refrakturen führten zum einen zur Forderung nach frühzeitiger Mobilisation der verletzten Extremität und zur Entwicklung mobilisierender konservativer Methoden, und förderten zum anderen invasive Behandlungsprinzipien wie die Malgaigne-Klammer (ein Fixateur externe) und die offene Knochennaht, die eine stabile Fragmentfixierung gewährleisten und dadurch wiederum eine frühzeitige funktionelle Nachbehandlung ermöglichen. Es wird die lebhafte Entwicklung in der Kniescheibenchirurgie seit Listers erster Patellanaht unter antiseptischen Bedingungen von 1877 dargestellt, wobei der Schwerpunkt auf der Vielfalt und der technischen Weiterentwicklung von Operationsmethoden sowie auf der Kontroverse um die Operationsindikation liegt. Weiterhin wird die aktuelle Position der Kniescheibenchirurgie erläutert, in deren Mittelpunkt die 1919 von Steinmann konzeptionell entwickelte und 1958 von Pauwels biomechanisch begründete Zuggurtungsosteosynthese steht. Aufgrund der schwierigen anatomischen und pathophysiologischen Verhältnisse der Kniescheibenbrüche kommt es auch in aktuellen Studien zum Auftreten subjektiver Beschwerden und objektiver Fehlergebnisse, so daß eine Überprüfung bestehender Behandlungsregimes und die Entwicklung zukunftsweisender dynamischer Konzepte unter Berücksichtigung historischer Entwicklungsschritte weiterhin sinnvoll erscheint.

Literatur

1. Abul-Qasim Khalaf ibn Abbas al-Zahráwi (1973) On surgery and instruments. Transl. by Spink MS, Lewis GE, University of California Press, Berkeley, p 760
2. Aitken DW (1892) Subcutaneous suture of fractured patella. Br Med J, p 177
3. Albert E (1891) Lehrbuch der Chirurgie und Operationslehre. Urban & Schwarzenberg, Wien Leipzig, S 404–410
4. Aldridge (1869) Medical Times and Gazette, p 513
5. Anderson W (1892) Treatment of Fracture of the Patella. Lancet, pp 10–11
6. Axford WL (1888) A method of wiring fractures of the patella. Philadelphia Ann Surg 8: 1–5
7. Axhausen W, Schultze G (1959) Zur Behandlung der Zertrümmerungsfrakturen der Patella. Zentralbl Chir 84 (14): 534–537
8. Babayan R, Jungbluth KH, Thunich J (1975) Patellafrakturen. Behandlungsmethoden und Ergebnisse. Akt Traumatol 5: 27–30
9. Bardenheuer (1904) Die Behandlung der intra- und juxtaarticulären Fracturen mittels Extension und orthopädischen Maßnahmen während der eigentlichen Fracturheilung. Z. orthop Chir, 12: 107–45
10. Barker AEJ (1892) Clinical lecture on permanent subcutaneous suture of the patella for recent fracture. Br.med. j.: 425–428
11. Bärlocher (1903) Zur Behandlung des Kniescheibenbruches. (Korrespondenzblatt für Schweizer Ärzte 4) Zentralbl Chir 21: 593
12. Barton, JR (1827) On the treatment of anchylosis, by the formation of artificial joints. Harding, Philadelphia, pp. 1–17 (Reprint from the North American Medical and Surgical Journal for April, 1827)
13. Barton, JR (1837) A new treatment in a case of anchylosis. Am J Med Sci. 21: 332–340
14. Barton, JR (1848) Dr Bartons Operation for femoral ancylosis. Med News Library. 62: 11–2
15. Baum EW (1910) Zur Technik und Nachbehandlung der Patellanaht. Dtsch Z Chir. 104: 375–385
16. Baumgartl F (1964) Das Kniegelenk: Erkrankungen, Verletzungen und ihre Behandlung. Springer, Berlin Göttingen Heidelberg New York, pp S. 296–318
17. Beck C (1900) Die Bedeutung und Behandlung der Kniescheibenbrüche in moderner Beleuchtung (New Yorker med. Monatsschrift 1900). Zentralbl Chir 27: 1135–1136
18. Beck E (1888) Über die Behandlung der Kniescheibenbrüche und ihrer Endresultate. Bruns Beitr Klin Chir 2: 270 ff
19. Behrend FJ, Kluge (1845) Iconographische Darstellung der Beinbrüche und Verrenkungen. Leipzig, S 65–77
20. Benzenhöfer U (1994) Verzeichnis der medizinhistorischen Dissertationen aus der BRD zwischen 1960 und 1969. Weißer, Mainz Aachen
21. Bérenger-Féraud LJB (1870) Traité de limmobilisation directe des fragments osseux dans les fractures. Delahaye, Paris, pp 613–649
22. Berger P (1892) Suture de la rotule par un procédé nouveau (cerclage de la rotule). Bull Mém Soc Chir Paris 18: 523–525
23. Bergmann E von (1887) Ein Vorschlag zur Behandlung veralteter Querbrüche der Patella. Zentralbl Chir 14: 635
24. Bergmann E von (1891) Über Patellafrakturen. Vortrag auf der Sitzung der freien Vereinigung der Chirurgie Berlins am 11. Mai 1891. Dtsch Med Wochenschr S 1137
25. Billroth T (1859) Historische Studien über die Beurtheilung und Behandlung der Schußwunden vom fünfzehnten Jahrhundert bis auf die neueste Zeit. Berlin, Reimer. In. Walker AE ed (1967) A history of neurological surgery. Hafner, New York.
26. Björkström S, Goldie IF (1980) A study of the arterial supply of the patella in the normal state, in chondromalacia patellae and in osteoarthrosis. Acta Orthop, Scand. 51: 63–70

27. Blauth W, Schuchardt E (1986) Orthopädisch-chirurgische Operationen am Knie. Thieme, Stuttgart
28. Bogdanik J (1886) Naht der gebrochenen Kniescheibe, (Wiener medizinische Presse 51 u. 52). Zentralbl Chir. 13: 227
29. Bogdanik J (1887) Nachtrag über die Knochennaht bei frischen Kniescheibenbrüchen. (Przeglad lekarski 1888 (44)) Zentralbl Chir 14 (7): 135–136
30. Böhler J (1955) Gekreuzte Bohrdrähte, ein einfaches Prinzip der Osteosynthese. Arch orthop Unfallchir 47: 242–254
31. Böhler L (1957) Die Technik der Knochenbruchbehandlung. 12 u. 13. Aufl. Bd 2/2. Maudrich, Wien, S 1586–1617
32. Boit H (1926) In: Kirschner M, Nordmann O (Hrsg.) Die Chirurgie; eine zusammenfassende Darstellung der allgemeinen und speziellen Chirurgie. Urban & Schwarzenberg, Berlin Wien. S 1121, 1223 ff
33. Böstman O, Kiviluoto O, Santavirta S, Nirhamo J , Wilppula E (1983) Fractures of the Patella treated by Operation. Arch Orthop Trauma Surg 102: 78–81
34. Boström A (1972) Fracture of the patella. A study of 422 patella fractures. Acta Orthop Scand Suppl 143
35. Braun W (1990) Indikation zur konservativen Behandlung von Patellafrakturen. Unfallchirurg 93: 372–375
36. Braun W (1993) Indications and results of nonoperative treatment of patellar fractures. Clin Orthop 289: 197–201
37. Bretschneider H (1851) Der Bruch der Kniescheibe und dessen Heilung. Müller, Gotha. S 42–47
38. Brill W, Hopf T (1987) Biomechanische Untersuchung verschiedener Osteosyntheseverfahren bei Patella-Querfrakturen. Unfallchirurg 90: 162–172
39. Brooke R (1937) The treatment of fractured patella by excision. A study of morphology and function. Br, J, Surg, 24: 733–747
40. Brunn W von (1926) Geschichtliche Einführung in die Chirurgie. Bd1. In: Kirschner M, Nordmann O (Hrsg.) Die Chirurgie. Urban & Schwarzenberg, Brelin Wien, S 1–76
41. Brunner C (1885) Über Behandlung und Endresultate der Querbrüche der Patella. D Z. Chir, 23: 23–93
42. Brunner C (1886) Über die Behandlung und Endresultate der Querbrüche der Patella. Zentralbl Chir 13: 402–404
43. Brunner C (1888) Über functionelle Anpassung und anatomischen Befund bei alten Kniescheibenbrüchen mit breiter Diastase der Fragmente. Dtsch Med Wochenschr 14: 393–397
44. Bruns P (1888) Über die veralteten, schlecht geheilten Kniescheibenbrüche. Bruns Beitr Klin Chir 3: 303–316
45. Bühren V, Trentz O, Henneberger G (1989) Die operative Behandlung der Patellafraktur. Chirurg 60: 723–731
46. Busch JP (1895) Zur ambulantorischen Massagebehandlung der Kniescheibenbrüche. Zentralbl Chir 22: 449–452
47. Cameron HC (1878) Transverse fracture of the patella. Glasgow Med J 10 (7): 291–294
48. Cartwright FF (1968). The developement of modern surgery. Crowell, New York
49. Ceci A (1885) Eine neue Operation der Patellarfraktur. Subcutane Metallnaht der Kniescheibe. D Z Chir, 22: 285–290
50. Ceci A (1888) Klinischer Beitrag zur operativen Behandlung der Patellarfracturen. D Z. Chir, 27: 245–71
51. Cesari (1892) Metallnaht bei Kniescheibenquerbruch (Gazz. degli ospitali 1891 (76)) Zentralbl Chir 3 19: 72
52. Chaput (1891) Fracture ancienne de la rotule avec extension conservée gene de la flexion. (Bull Mém. Soc Chir Paris 17: 453) Zentralbl Chir 18: 776
53. Chaput (1891) Fracture ancienne de la rotule. Bull Mém. Soc. Chirurgiens Paris: 607–608
54. Chauvel (1884) De la suture osseuse dans les cas de fracture transversale de la rotule avec écartement. (Bull.Mém. Soc. Chir. Paris 809) Zentralbl Chir 23: 377
55. Cole WH, Zollinger RM (1963) Textbook of surgery, 8th edn. Appleton, New York.
56. Cooper E (1861) Treatment of fractured patella by Malgaigne's Hooks. San Francisco Med Press: 13–16
57. Coste (1900) Zur Therapie der Patellafrakturen. Langenbecks Arch Klin Chir 60(4): 837–869
58. Crickx A (1896) Le massage et la suture osseuse dans les fractures de la rotule.(Lamertin, Bruxelles, (1896): 101) Zentralbl Chir 23: 913–914
59. Curtis MJ (1990) Internal fixation for fractures of the patella. J Bone Joint Surg (Br) 72: 280–282
60. Dennis (1887) The treatment of fracture of the patella by metallic suture. (New York Med, Journ 18: 374 ff,) Zentralbl Chir, 14: 111–113
61. Dick W, Henche HR, Morscher E (1975) Der Knorpelschaden nach Patellafraktur. Arch orthop Unfallchir 81: 65–76

62. Dieffenbach (1846) Neue sichere Heilmethode des falschen Gelenkes oder der Pseudarthrose. Caspers Wochenschrift für die gesamte Heilkunde, 46: 729–734 u. 47: 746–765

63. Doebbelin (1898) Zur Behandlung der Kniescheibenbrüche. D Z Chir 49: 461–478

64. Duplay S (1887) Traitemant des fractures transversales de la rotule à l'aide d'une griffe spéciale. (Arch Gén. 1887) Zentralbl Chir 14: 563

65. Edwards B, Johnell O, Redlund-Johnell I (1989) Patellar fractures. A 30-year follow-up. Acta Orthop Scand 60(6): 712–714

66. Fichtner G (1981) Laufende wissenschaftshistorische Dissertationen (LWD), Nr. 1. Institut für Geschichte der Medizin, Tübingen

67. Fichtner G (1987) Index wissenschaftshistorischer Dissertationen (IWD) / Laufende wissenschaftshistorische Dissertationen (LWD) Nr. 2: 1981–1986. Institut für Geschichte der Medizin, Tübingen

68. Fichtner G (1992) Index wissenschaftshistorischer Dissertationen (IWD/LWD) Nr. 3: 1987–1992. Verzeichnis abgeschlossener und in Bearbeitung befindlicher Dissertationen auf dem Gebiet der Geschichte der Medizin, der Pharmazie, der Naturwissenschaften und der Technik. edition diskord, Tübingen

69. Fischer E (1910) Apparat zur konservativen, ambulanten Behandlung der Patella-Olekranon- und Kalkaneusfrakturen. Wien Klin Wochenschr 40: 1409–1414

70. Fischer I (Hrsg) (1962) Biographisches Lexikon der hervorragenden Ärzte der letzten fünfzig Jahre, 2. und 3. unveränd. Aufl. Bd 1–2. Urban & Schwarzenberg, München Berlin

71. Fletcher-Horne J (1890) The Treatment of Fracture of the Patella by Mayo Robson's Method. Lancet, p 125

72. Forgon M (1959) Die Behandlung querer Kniescheibenbrüche mit Kompression der Fragmente. Chirurg 8: 362–365

73. Fowler G (1886) Offene Komminutivfraktur der Patella, Drahtsutur, Nekrosis des oberen Fragmentes endliche Genesung. (Ann Surg (1885): 246) Zentralbl Chir 13 (33): 576

74. Freuler F, Brunner C, Rüter A (1975) Spätresultate bei operierten Patellafrakturen. Hefte Unfallheilkd 120: 68–75

75. Fuller FC (1886) Naht einer Patellafraktur. (N Y Med, Rec 1885) Zentralbl Chir 12: 231–232

76. Garré C, Borchard A (1921) Lehrbuch der Chirurgie, 3.Aufl. Vogel, Leipzig, S 561–564

77. Garré C, Borchard A (1935) Lehrbuch der Chirurgie, 8.Aufl. neu bearb. von Borchard A, Stich R Vogel, Leipzig, S. 612–615

78. Gelinsky (1912) Zur Nachbehandlung von Patellarfrakturen mit totaler Zerreißung des Streckapparates. Zentralbl Chir (43)39: 1473–1479

79. Gemmel H (1879) Zur Ätiologie der Patellabrüche. Allg. Med. Central-Zeitung 843–844

80. Grant (1877) Case of transverse fracture of the patella. (Edinb.Med.J. (1876) Vol II: 317) Zentralbl Chir 4: 109

81. Grosch G (1984) Kurze Geschichte der Krankengymnastik. In Cotta H, Heipertz W, Hüter-Becker A, Rompe G (Hrsg) Grundlagen der Krankengymnastik, Bd 2, Kap 5, Thieme, Stuttgart-New York, S 225–247

82. Grynfellt X (1876) Des fractures transversales simples de la rotule. Zentralbl Chir 3: 272

83. Gurlt E (1898) Geschichte der Chirurgie und ihrer Ausübung, Bd 3. Berlin, S. 585 (reprographischer Nachdruck Olms, Hildesheim, 1964)

84. Haberling W, Vierodt H (1962) Biographisches Lexikon der hervorragenden Ärzte aller Zeiten und Völker. Urban & Schwarzenberg, München Berlin (Ergänzungsband zu [105]

85. Hachez-Leblanc M (1958) Ostéosynthèse de rotule et cerclage fonctionel. Acta Orthop Belg 24 (2): 107–113

86. Hackenbruch (1894) Zur Behandlung der queren Kniescheibenbrüche durch die Knochennaht. Bruns Beitr Klin Chir 12 (2): 409–438

87. Haider AY (1977) Geschichte der Osteosynthese. Inaug-Diss, FU Berlin

88. Hamilton FH (1875) A practical treatise on fractures and dislocations. Lea, Philadelphia. pp 461–472

89. Hamilton FH (1880) Fracture of the Patella. A study of 127 cases. (Bermingham, New York (1880): 106) Zentralbl Chir 7 (41): 668–670

90. Hassenpflug J (1989) Arterielle Gefäßversorgung der Patella, dargestellt durch Injektion und sequentielle Mazeration. In: Das Patellofemoralgelenk beim künstlichen Kniegelenkersatz Springer, Berlin-Heidelberg New York Tokyo S. 59–74

91. Hehne HJ (1990) Biomechanics of the Patellofemoral Joint and Its Clinical Relevance. Clin Orthop 258: 73–85

92. Heim U, Pfeiffer K (1988) Periphere Osteosynthesen unter Verwendung des Kleinfragment-Instrumentariums der AO. 3. Aufl. Springer, Berlin, Heidelberg New York Tokyo

93. Heine C von (1877) Über op. Behandl. der Pseudarthrose. Sechster Congr. d. Ges. f. Chir. Verh Dtsch Ges Chir I: 134–346

94. Heineck AP (1909) The modern operative treatment of fractures of the patella. Surg Gynecol Obstet 9: 177–248

95. Heineke W (1884) Compendium der chirurgischen Operations- und Verbandslehre mit Berücksichtigung der Orthopädie, 3. Aufl. Besold, Erlangen, S 820–823

96. Heister L (1752) Chirurgie. 4. Thl. I. Buch 2, cap. 9 ,Nürnberg, S 197–199

97. Helfer O, Kaboth B (1968) Männer der Medizin-Illustrierte, Kurzbiographien, de Gruyter, Berlin

98. Helferich H (1914) Atlas und Grundriß der traumatischen Frakturen und Luxationen. Lehmann's medizinische Handatlanten, 9. Aufl. Bd. VIII. Lehmann, München, S. 343–354

99. Hellner H (1964) Verletzungen der unteren Extremität. In: Hellner H, Nissen R, Voßschulte K (Hrsg) Lehrbuch der Chirurgie,4. Aufl. Thieme, Stuttgart, S. 1129–1130

100. Henckel JF (1802) Henckels Anweisung zum verbesserten chirurgischen Verbande (Herausgegeben von Johann Christian Stark). Berlin

101. Henckel JF (1830) Henckels Anleitung zum chirurgischen Verband. Wien, S 374–385 (überarb. durch Stark J C, Dieffenbach J F)

102. Herold G, Hess M, Kohler V (1990) Die Patellektomie – unsere Erfahrungen und Ergebnisse. Hefte Unfallheilkd 212: 150

103. Hesselbach AK (1845) Handbuch der chirurgischen Verbandlehre für praktische Aerzte und Wundärzte. Mauke, Jena, S 853–976

104. Heusner L (1897) Über subkutane Naht bei Kniescheibenbrüchen. Verh Dtsch Ges Chir 24, (28): 139–143

105. Hirsch A (Hrsg) (1962) Biographisches Lexikon der hervorragenden Ärzte aller Zeiten und Völker, 3. unveränd. Aufl, Bd 1–5. Urban & Schwarzenberg, München Berlin

106. Hoffa A (1904) Lehrbuch der Frakturen und Luxationen, 4. Aufl. Enke, Stuttgart , S 455–474

107. Hoffmann A (1908) Zur Technik der Patellarnaht. Dtsch, Z. Chir. 91: 623–627

108. Hohmann G, Hackenbrock M, Lindemann K (1961) Handbuch der Orthopädie (IV/1). Thieme, Stuttgart

109. Holz U, Thielemann F (1990) Biomechanik, Operationstechnik und Ergebnisse der Patellarfrakturen. Hefte Unfallheilkd 212: 142–148

110. Horst B (1993) Spätergebnisse und operative Therapie von Patellafrakturen, Inaug. Diss., FU Berlin

111. Howe O (1878) Fracture of the patella. Zentralbl Chir 5: 168

112. Hubel P (1987) Spätergebnisse nach Patellafrakturen, Inaug. Diss., Eberhard-Karls-Universität Tübingen

113. Hübner A (1948) Frakturen und Luxationen. Springer, Berlin Göttingen Heidelberg, S 176–181

114. Index catalogue of the library of the surgeon-generals office, U.S.Army, (1881) First Series. Authors and subjects. Government Printing Office, Washington, D.C.

115. Jalaguier A (1884) Les nouveaux traitement des fractures de la rotule. Arch Général Méd: 463–483

116. Jaskulka R., Ittner G, Raffezeder U (1989) Die chirurgische Versorgung dislozierter Patellafrakturen – Therapie und Ergebnisse. Unfallchirurgie 15: 253–260

117. Jaskulka R, Chrysopoulos A, Ittner G (1990) Zur konservativen Therapie der Patellafraktur. Hefte Unfallheilkd 212: 152–153

118. Jonasch E (1965) Unfallchirurgische Operationen: Indikation, Technik, Fehler. De Gruyter, Berlin, S 87–89

119. Jourowski (1878) Beiträge zur Behandlung der Kniescheibenbrüche. (Inaug. Diss., Straßburg) Zentralbl Chir 5 (42): 708

120. Kästner H (1924) Kniescheibenbrüche, ihre Behandlung und Vorhersage. Ergeb. Chir Orthop. 17: 240–307

121. Kausch W (1907) Zur Frage und Technik der Patellarnaht. Zentralbl Chir 34 (19): 530–534

122. Keefe J (1896) A case of subcutaneous suture of a fractured patella. (Boston Med Surg J 1895, 82: 10) Zentralbl Chir 23: 919

123. Keller EA (1958) Zur Frage der partiellen oder totalen Patellektomie. Monatsschr Unfallheilkd. 6: 172–7

124. Kirschner M (1922) Zur Technik der Knochennaht. Langenbecks Arch Klin Chir, 121: 646–647, 680–684 (Sonderabdruck aus Bd. 121 Kongreßbericht)

125. Kirschner M, Ellmer G (1929) Frakturen. Klemperer G, Klemperer F (Hrsg) Neue Deutsche Klinik Urban & Schwarzenberg, Berlin Wien, S 445

126. Kittredge T (1891) A case of fracture of the patella with a new method of wiring. Boston Med Surg J (weitergeführt als N Engl J Med) 75: 544

127. Klapp R (1920) Die Operationen an den unteren Extremitäten. In: Bier A, Braun H, Kümmell H (Hrsg) Chirurgische Operationslehre, 3. Aufl., Bd 5 Barth, Leipzig. S 538–546

128. Klapp R (1933) Die Operationen an der unteren Extremität. In: Sauerbruch F, Schmieden V (Hrsg) Bier, Braun, Kümmell Chirurgische Operationslehre, 6.Aufl. Bd 5. Barth, Leipzig, S 415–423

129. Knoop M, Keck H (1990) Monofile absorbiere Nahtmaterialien. Zentralbl Chir 115: 1339–1342

130. Kocher T (1880) Zur Behandlung der Patellafraktur. Zentralbl Chir. 7: 321–326

131. König F (1897) Zur Entstehungsgeschichte der Verletzungen des Streckapparates vom Kniegelenk. (Deutsche Militärärztliche Zeitschrift 4) Zentralbl Chir 24 (37): 985–986

132. König F (1905) Über die Berechtigung frühzeitiger Eingriffe bei subkutanen Knochenbrüchen. Langenbecks Arch Klin Chir 76 3: 737–777
133. König F (1931) Operative Chirurgie der Knochenbrüche. Springer, Berlin, S 163–167
134. Korsch (1892) Zwei Fälle von Kniescheibenbrüchen. Freie Vereinigung der Chirurgen Berlins, 11. Juni 1892. Zentralbl Chir 21 (33): 675
135. Körte W (1893) Beschreibung eines Präparates von veralteter Kniescheibenfraktur nebst Bemerkungen über die Behandlung des frischen Kniescheibenbruches. Dtsch. Med. Wochenschr. 28: 661–665
136. Kreck HC, Thomann K-D (1987) „Gesundheit maschinell herstellen" – die Behandlungsprinzipien von Gustaf Jonas Wilhelm Zander. Z Orthop 125: 593–599
137. Labitzke R (1975) Die laterale Zuggurtung. Arch Orthop Unfallchir 81: 193–198
138. Labitzke R (1980) Operationstechnik und Behandlungsergebnisse nach lateraler Zuggurtung an Patella und Olecranon. Unfallheilkd. 83: 450–456
139. Labitzke R (1982) Drahtseile und interossäre Druckverteilungshülsen in der Chirurgie. Chirurg 53: 741–743
140. Landwehr H (1907) Heilungsergebnisse von Patellarfrakturen. Münch Med Wochenschr 54 (1): 668–670
141. Lange M (1951) Orthopädisch-chirurgische Operationslehre. Bergmann, München. S 624–626
142. Lange M (1962) Orthopädisch-chirurgische Operationslehre. 2. Aufl. Bergmann, München. S 706–710
143. Lange M (1967) Lehrbuch der Orthopädie und Traumatologie, Bd 3. Enke, Stuttgart. S 348, 369–377
144. Lanz T von, Wachsmuth W (1972) Praktische Anatomie, 2. Aufl. Bd 1/4. Springer, Berlin, Heidelberg, New York, S 253 ff.
145. Lauterbach H, Kinzl L (1991) Behandlung einer offenen Patellarefraktur mit dem Minifixateur externe. Chirurg 62: 432–433
146. Lea H C (Hrsg) (1883) Wiring the fractured patella. The medical news and abstract. Philadelphia, pp 603–604
147. Lefort L (1875) Note sur un appareil pour la fracture transversale de la rotulé (Bulletin général de therapie, Vol 87) Zentralbl Chir 2: 428
148. Lejars F (1906) Dringliche Operationen. 3. deutsche Aufl. Fischer, Jena, (übersetzt von Strehl H) S. 1017–1021
149. Levack B, Flannagan JP, Hobbs S (1985) Results of surgical treatment of patellar fractures. J Bone Joint Surg (Br) 67: 416–419
150. LeVay D (1989) The History of orthopaedics. Parthenon, New York, p 558
151. Levy W (1929) Beitrag zur Behandlung der Unterschenkel- und Patellarfrakturen. Dtsch Z Chir 215: 85–99
152. Lewisohn R (1907) Zur Frage der Naht bei Patellafrakturen. Münch Med Wochenschr 54 (1): 182
153. Lichtenauer (1900a) Über Kniescheibenbrüche und ihre Behandlung. Dtsch Z Chir 55: 165–170
154. Lichtenauer (1900b) Über die Behandlung der Kniescheibenbrüche mit permanenter Gewichtsextension. Dtsch Z Chir 56: 446
155. Lindenstromberg K (1987) Patellafrakturen – Therapiemöglichkeiten und Ergebnisse. Inaug. Diss., Universität Hamburg
156. Lippert H (1990) Lehrbuch Anatomie, 2. Aufl. Urban & Schwarzenberg, München Wien Baltimore. S 724, 726–729
157. Lister J (1877) A new operation for fracture of the patella. Br Med J Vol. II, 15.Dec: 850
158. Lister J (1878) A new operation for fracture of the patella. Zentralbl Chir 5: 214
159. Lister J (1883) An adress on the treatment of fracture of the patella. Br Med J Nov 3: 855–860
160. Lister J (1908) Treatment of Fractures of the Patella of long standing. Br Med J: 849
161. Lobpreis JA (1832) Kurze Abhandlung über die Brüche der unteren Extremitäten mit bes. Anmerkungen über den Verband beim Bruch der Kniescheibe und des Oberschenkelschaftes. Ulrich, Wien, S 56–63
162. Lotke P, Ecker M (1981) Transverse Fractures of the Patella. Clin Orthop 158: 180–184
163. Lucas-Championnière JMM (1891) Traitement des fractures de la rotule. Bull Mém Soc Chirurgiens Paris 679–680
164. Lücke A (1883) Über die traumatische Insuffizienz des M. quadriceps femoris und verwandte Affectionen an Schulter und Hüfte. Dtsch Z Chir 14: 140–156
165. Ma Y-Z, Zhang Y-F, Qu K-F, Yeh Y-C (1984) Treatment of fractures of the patella with percutaneous suture. Clin Orthop 191: 235–241
166. Macdonald (1898) The treatment of fracture of the patella by immediate suture. (Med. News 1898, July 30.)Zentralbl Chir 25 (52): 1298
167. MacEwen W (1887) On the pathology of transverse fractures of the patella and the olecranon. Ann Surg: 177–200

168. Madlener MJ, Paas HR (1930) Über Patellafrakturen und ihre Folgezustände, unter besonderer Berücksichtigung der Arthritis deformans. Langenbecks Arch Klin Chir 156: 445–462
169. Magerl F (1975) Das patello-femorale Gelenk. Ursachen, Formen und Begleitverletzungen der Patellafraktur. Hefte Unfallheilkd 120: 45–59
170. Magnus G (1931) Die Verletzungen der Knochen und Gelenke der Gliedmaßen. In: Wullstein L, Küttner H (Hrsg) Lehrbuch der Chirurgie, 9. Aufl. Fischer, Jena, S 299–301 (bearb. von Anschütz W)
171. Malgaigne JF (1850) Die Knochenbrüche und Verrenkungen, Bd 1: Knochenbrüche. Rieger, Stuttgart, S 724–762 (übers. von Burger C G)
172. Marcy H (1876) Fracture of the patella and treatment by a new method. (Bost, Med Surg J 2: 633) Ref. Zentralbl Chir 3 (44): 710
173. Marschner G (1955) Die operative Behandlung der Patellafraktur mit einem modifizierten Kutislappen. Zentralbl Chir 80: 1081–1086
174. Matti H (1937) Über die Behandlung der Navicularefraktur und der Refraktura patellae durch Plombierung mit Spongiosa. Zentralbl Chir 64 (41): 2353–2359
175. Maydl K (1882) Ueber subcutane Muskel- und Sehnenzerreissungen, sowie Rissfrakturen mit Berücksichtigung der analogen, durch directe Gewalt entstandenen offenen Verletzungen. Dtsch Z Chir (1882) 17: 306 ff u. (1883) 18: 35–109
176. McGill FA (1875) The treatment of fractures of the patella and the olecranon by the expectant method. Zentralbl Chir 2: 283
177. Meade RH (1968) An introduction to the history of general surgery. Saunders, Philadelphia London Toronto
178. Meenen NM, Dallek M, Langendorf H-U (1992) Patellafrakturen eine historische und aktuelle Übersicht – Vortrag auf der Unfallmedizinischen Tagung im Congress Centrum Hamburg am 28. und 29. Februar 1992 in Hamburg. Schriftenreihe: Unfallmedizinische Tagungen der Landesverbände der gewerblichen Berufsgenossenschaften 79: 133–146
179. Mikulicz J von (1902) A contribution to the treatment of fractured patella. Br Med J: 1828–1831
180. Mikus E, Pötzsch P (1976) Frakturbehandlung mit Drahtzuggurtungsosteosynthese. Zentralbl Chir 101: 883–885
181. Moreau R (1875) Essai sur les fractures tranversales simples de la rotules.(Thèse, Paris, 1874) Zentralbl Chir 2: 220
182. Mörl F (1968) Lehrbuch der Unfallchirurgie. Volk und Gesundheit, Berlin
183. Moschinski D, Kleinschmidt F, Klein H (1978) Ergebnisse der operativen Behandlung des Kniescheibenbruches. Unfallheilkunde 81: 14–19
184. Moseley HF (1959) Fractures and other disorders of the lower extremity. In: Moseley HF (ed) Textbook of surgery, Mosby, St. Louis, p 1168
185. Müller G (1892) Zur Behandlung der queren Kniescheibenbrüche mittels Naht. (Inaug. Diss., Königsberg, 1889) Zentralbl Chir 19: 414
186. Müller ME, Allgöwer M, Willenegger H (1963) Technik der operativen Frakturbehandlung. Springer, Berlin-Göttingen-Heidelberg. S 43–44, 218–222
187. Müller M, Allgöwer M, Schneider R, Willenegger H (1992) Manual der Osteosynthese – AO-Technik 3. Aufl., Springer, Berlin Heidelberg New York Tokyo S 1–3, 44–45, 226–228, 565–568
188. Myles (1889) New Method of Extra-articular Suture of the Patella. Br. Med. J. (16.März): 596
189. Neuburger M, Pagel J (1902) Handbuch der Geschichte der Medizin. Fischer, Jena (begründet von Puschmann T)
190. Neumann H-S, Winckler S, Strobel M (1993) Langzeitergebnisse nach operativer Versorgung von Patellafrakturen. Unfallchirurg 96: 305–310
191. Nordmann O (1938) Praktikum der Chirurgie; ein Leitfaden für Studenten und Ärzte, 4. Aufl. Urban & Schwarzenberg, Berlin Wien, S 346–348
192. Nordmann O (1952) Praktikum der Chirurgie; ein Leitfaden für Studenten und Ärzte, Urban & Schwarzenberg, München, (vollständig neubearbeitet von Hellner H), 7. Aufl. S 337–339
193. Nummi J (1971) Fractures of the patella. Ann Chir Gynaecol (Suppl) 60: 179
194. Oehlecker F (1905) Resultate blutiger und unblutiger Behandlung von Patellafracturen. Langenbecks Arch Klin Chir 77: 750–782
195. Orator V (1962) Grundlinien zum Chirurgiestudium, 18. u. 19. Aufl., Bd. 3. Barth, München, (neu bearbeitet von Köle W, S 189–192
196. Pandey AK, Pandey S, Pandey P (1991) Results of partial patellectomy. Arch Orthop Trauma Surg 110(5): 246–249
197. Pape B (1879) Die Behandlung der transversalen Patellarfracturen. Inaug. Diss., Berlin
198. Paré A (1601) Wundt-Artzney, Lib. XIV, cap. 22 Fischer, Frankfurt (deutsch von Uffenbach P)
199. Paschold K (1958) Über Patellarfrakturen und ihre Behandlungsergebnisse unter Berücksichtigung der Arthrosis deformans. Zentralbl Chir 83(31): 1532–1541

200. Patteson RG (1900) On suture of fractured patella by an improved method. Zentralbl Chir 27(20): 529
201. Pauwels F (1935) Der Schenkelhalsbruch: ein mechanisches Problem. Enke, Stuttgart, (Beilage Z Orthop Chir 63: 9)
202. Pauwels F (1951) Über die Bedeutung der Bauprinzipien des Stütz-und Bewegungsapparates für die Beanspruchung der Röhrenknochen. Acta Anat 12: 207–227
203. Pauwels F (1958) Manuskript der Aschoff-Vorlesung am 24. Juni 1958, anläßlich der Verleihung der Ehrendoktorwürde durch die Universität Freiburg. (Freundlicherweise zur Verfügung gestellt durch Frau Dr. med. R. Weigmann (Aachen)- Anmerk. d.Verf.)
204. Pauwels F (1965) Über die Bedeutung einer Zuggurtung für die Beanspruchung des Röhrenknochens und ihre Verwendung zur Druckosteosynthese. Verh Dtsch Ges Orthop 52: 231–257
205. Pauwels F (1966) Überraschende Erfolge durch die Anwendung einer Zuggurtung bei der Patellarfraktur. Langenbecks Arch Klin Chir 316: 221–224
206. Payr E (1917) Einfaches und schonendes Verfahren zur beliebig breiten Eröffnung des Kniegelenkes. Zentralbl Chir 44(41): 921–926
207. Peltier LF (1990) Fractures – A history and iconography of their treatment. Norman, San Francisco, pp 114–167
208. Petracic B (1983) Funktionelle konservative Knochenbruchbehandlung. Thieme, Stuttgart New York, S 10, 145
209. Pfeil Schneider (1880) Zur antiseptischen Knochennaht bei geschlossenem Querbruch der Kniescheibe. Langenbecks Arch Klin Chir 26,(2): 287–313
210. Phemister DB (1916) Fascia transplantation in the treatment of old fractures of the patella. (Ann Surg 6, 1915) Zentralbl Chir 43: 416
211. Pribram OB (1924) Zur operativen Behandlung der Patellarfrakturen. Zentralbl Chir 50: 1398
212. Purmann MG (1692) Großer und ganz neu gewundener Lorbeer-Kranz, Tl.III, cap. 21. M Rohrlachs, Liegnitz, gedruckt von JC Brandenburgern, Leipzig, S 472–473
213. Quénu M (1903) Fractures de la rotule. De la suture transversale de la rotule et de l'hémi-cerclage. Bull Mém Soc Chirurgiens Paris 29: 242–249
214. Ranneft (1887) Een gevol van beenaad bij onderhnidsche, dwarsche brenk van de knieschyf en opmerkingen naar aanleeding daarvan.(Nederl Tijdrschr Geneeskunde 21) Zentralbl Chir 14(47): 871
215. Rehn E (1958) Die Operationen am Kniegelenk. In: Fischer AW, Gohbrandt E, Sauerbruch F (Hrsg) Bier-Braun-Kümmell Chirurgische Operationslehre, 7. Aufl, BdVI. Barth, Leipzig, S 530–539
216. Reichel (1903) Chirurgie des Kniegelenkes und Unterschenkels. In: Bergmann E von, Bruns P von, Mikulicz J von (Hrsg) Handbuch der praktischen Chirurgie, 2. Aufl, Bd4, Kap5. Enke, Stuttgart, S 680–693
217. Reichel (1907) Chirurgie des Kniegelenkes und Unterschenkels. In: Bergmann E von, Bruns P von (Hrsg) Handbuch der praktischen Chirurgie, 3. Aufl, Bd5, Kap5. Enke, Stuttgart, S 693–707
218. Renz WT (1860) Beitrag zur Behandlung der Brüche des Oberschenkels und der Kniescheibe. Inaug. Diss., Tübingen
219. Richter AL (1833) Lehrbuch von den Brüchen und Verrenkungen der Knochen. Enslin, Berlin, S 248–260
220. Riebel H (1981) Patellafrakturen – Therapie und Ergebnisse. Inaug. Diss., Universität Hamburg
221. Riedel B (1904) Über Catgut bei frischen und bei veralteten Patellafracturen. Langenbecks Arch Klin Chir 74: 232–241
222. Riedel B (1914) Über die subkutane Katgut-Patellarnaht im Felde. (Feldärztliche Beilage Nr. 19) Münch Med Wochenschr 50: 2385–2388
223. Ritter G (1975) Therapie der Patellafraktur. Biomechanik, Operation und Nachbehandlung. Hefte Unfallheilkd 120: 61–67
224. Roberts (1877) Modification of Malgaignes hooks. (Philadelphia Med Times 248: 400) Zentralbl Chir 4(50): 840
225. Roberts (1905) Die Behandlung der Querbrüche der Kniescheibe. Therapeutische Mittheilungen. Zentralbl Chir 32(30): 421
226. Robson M (1889) New Method of Extra-articular suture of the patella. Brit Med J: 743
227. Robson M (1892) Referat über Robson's Behandlung der Patellafrakturen. Dtsch Med Wochenschr 8: 303
228. Roelen (1878) Querbruch der Patella. Zentralbl Chir 5: 867
229. Rogge D, Oestern H-J, Gossé F (1985) Die Patellafraktur – Therapie und Ergebnisse. Orthopäde 14: 266–280
230. Rossi B (1901) La frattura della rotula. (Clinica chirurgica (6, 7; 1900) Zentralbl Chir 28: 1060
231. Rostock P (1943) Lehrbuch der speziellen Chirurgie, 2. Aufl. Barth, Leipzig. S 550–552
232. Rostock P (1957), Lehrbuch der speziellen Chirurgie, 3. Aufl. De Gruyter, Berlin, S 556–557 (neu bearb. von Bramann C von)

233. Roux J (1939) Betrachtungen über die Excision der gebrochenen Kniescheibe. Ist die Kniescheibe überflüssig? Muß man die gebrochene Kniescheibe exzidieren?. (Rev Méd Suisse 12) Zentralbl Chir 68: 1461

234. Rüter A, Burri C (1975) Patellafrakturen. Diskussion und Empfehlungen. Hefte Unfallheilkd 120: 91–98

235. Sailer FX, Gierhake FW (1973) Chirurgie historisch gesehen. Anfang – Entwicklung – Differenzierung. Dustri, Deisenhofen, S 34–40

236. Salter RB (1987) Idee und Wesen chirurgischer Forschung dargestellt am Beispiel des biologischen Prinzips der kontinuierlichen passiven Bewegung. Friedrich Pauwels Gedächtnisvorlesung. Z Orthop 125: 587–592

237. Salter R B, Simmonds DF, Malcolm BW, Rumble EJ, Macmichael D Clemente ND (1980) The biological effect of continous passive motion on the healing of full-thickness defects in articular cartilage. J Bone Joint Surg (Am) 62: 1232–1251

238. Sandrock W (1914) Beitrag zur Frage der offenen Patellarnaht mit Nachuntersuchungen. Dtsch Z Chir 129: 536–582

239. Scapinelli R (1967) Blood supply of the human patella. Its relation to ischaemic necrosis after fracture. J Bone Joint Surg(Br) 49(3): 563–570

240. Schäfer A (1906) Beitrag zur Technik der Kniescheibennaht. Münch Med Wochenschr 53(1): 351–352

241. Schanz A (1903) Eine neue Operation zur Behandlung veralteter Kniescheibenbrüche. Münch Med Wochenschr 30: 1293

242. Scharizer E (1964) Die Entwicklung der modernen Unfallchirurgie. Hefte Unfallheilkd 79: 3 ff

243. Schauwecker F (1972) Osteosynthesepraxis – Ein Atlas zur Unfallchirurgie. Thieme, Stuttgart, S 150–157

244. Schax M, Letsch R, Gruthölter H, Schmitt-Neuerburg KP (1990) Indikation, Technik und Ergebnisse der konservativen und operativen Behandlung bei 126 Patellafrakturen. Hefte Unfallheilkd 212: 149

245. Schede M (1877) Zur Behandlung der Querbrüche der Patella und des Olecranon. Zentralbl Chir 4(42): 657

246. Schilling H (1965) Verletzungen im Bereich des Kniegelenkes. In: Böttger C, Gerlach J, Gieseler H (Hrsg) Traumatologie in der chirurgischen Praxis. Werner Wachsmuth zum 65. Geburtstag. Springer, Berlin S 649–652

247. Schmidt E (1959) Über die Anwendung der Druckosteosynthese bei Kniescheibenbrüchen. Zentralbl Chir 84(5): 178–182

248. Schmidt G (1903) Über die Entstehung und Behandlung der Kniescheibenbrüche mit besonderer Berücksichtigung der Dauererfolge. Bruns Beitr Klin Chir 39: 711–803

249. Schultze F (1913) Die Behandlung der Patellarfraktur, eine neue Methode zur Rekonstruktion des Streckapparates. Z Orthop Chir 31: 567–590

250. Sebisch E (1987) Zur Problematik der operativ versorgten Patellafrakturen mit Berücksichtigung des Krankengutes der Chirurgischen Klinik Innenstadt und Chirurgischen Poliklinik der Ludwig-Maximilians-Universität München, Inaug. Diss., Ludwig-Maximilians-Universität München

251. Seligo W (1971) Fractures of the patella. Treatment and results. Reconstr Surg Trauma tol 12: 84–102

252. Seubert (1915) Beitrag zur Verwendung der Fascia lata bei Eingriffen wegen der Fraktur der Patella. Zentralbl Chir 42: 411

253. Severino MA (1646) De efficaci medicina, Lib. III, Part. II, cap.9. Joannis Beyeri, Francofurti, p 141

254. Smillie IS (1954) Dashboard fracture of patella. Brit Med J 2: 203–205

255. Smith H (1878) Case of ununited fracture of the patella. (Lancet 2: 144) Zentralbl Chir 5: 768

256. Sonnenburg (1888) Naht bei veralteten Patellafrakturen. Zentralbl Chir 15: 65

257. Sonntag E (1923) Grundriß der gesamten Chirurgie, 2. Aufl. Springer, Berlin

258. Sonntag E (1947) Die Chirurgie des praktischen Arztes, 4. Aufl. Thieme, Stuttgart S 410–412

259. Sperner G, Wanitschek P (1989) Therapieformen und Behandlungsergebnisse der Patellafraktur. Unfallchirurgie 15(5): 247–252

260. Sperner G, Wanitschek P, Bebedetto K, Glötzer W (1990) Spätergebnisse bei Patellafrakturen. Akt Traumatol 20: 24–28

261. Stankiewicz (1887) Beitrag zur Behandlung der Frakturen der Patella und des Olekranon mit Knochennaht. (Medycyna 1) Zentralbl Chir 14(34): 639

262. Stark JC (Hrsg) (1802) Henckels Anweisung zum verbesserten chirurgischen Verbande, Berlin

263. Steinmann F (1919) Lehrbuch der funktionellen Behandlung der Knochenbrüche und Gelenkverletzungen. Enke, Stuttgart, S 203–210

264. Stimson AL (1885) A Fork for Fracture of the Patella. NY Med J (Jan 3rd): 23

265. Stimson AL (1910) A Treatise on fractures, 6. Aufl. Philadelphia, S 379–394

266. Strobel M, Stedtfeld HW (1991) Diagnostik des Kniegelenkes, 2. Aufl. Springer, Berlin, S 63, 70, 96–97, 190–192

267. Sultan G (1910) Grundriß und Atlas der speziellen Chirurgie. Lehmanns medizinische Handatlanten, Bd 37–2. Lehmann, München, S 512–513

268. Tabari W (1973) Die Lehre von den Knochenbrüchen bei Ibn Sina. Med. Dissertation, Universität Heidelberg

269. Tenderich (1900) Ein weiterer Vorschlag zur Behandlung veralteter ungeheilter Patellarbrüche. (Dtsch Z Chir 54: 573) Zentralbl Chir 27(47): 1191

270. Terbrüggen D, Müller J, Dieterich H (1975) Patellapolresektion (Indikation, Technik und Ergebnisse). Hefte Unfallheilkd 120: 80–84

271. Thiem C (1905) Über die Größe der Unfallfolgen bei der blutigen und unblutigen Behandlung der einfachen (subcutanen) Querbrüche der Kniescheibe. Langenbecks Arch Klin Chir 77(3): 730–749

272. Thienger K (1902) Zur operativen Behandlung frischer subkutaner Patellafrakturen durch offene Knochennaht. Bruns Beitr Klin Chir 3: 601–617

273. Thorwald J (1965) Geschichte der Chirurgie. Steingruben, Stuttgart

274. Tillmanns H (1894) Lehrbuch der allgemeinen und speciellen Chirurgie, 3. Aufl, Bd 2,2. Veit, Leipzig, S 684–689

275. Trendelenburg F (1878) Vorstellung eines Falles von veraltetem Querbruch der Patella durch Anlegung von Silbernähten geheilt. 7. Kongreß der Deutschen Gesellschaft für Chirurgie. Verh Dtsch Ges Chir, S 89

276. Trendelenburg F (1905) Die Erfolge der Knochennaht bei Kniescheibenbrüchen. Therapie der Gegenwart 46: 17–19

277. Trendelenburg F (1923) Die ersten 25 Jahre der Deutschen Gesellschaft für Chirurgie. Springer, Berlin, S 1–2, 27–30, 375

278. Treves (1886) The treatment of fractures of the patella. Zentralbl Chir 13: 835–836

279. Trinkler NP (1900) Zur Chirurgie der queren Kniescheibenbrüche. (Annalen der russischen Chirurgie 1899(6)) Zentralbl Chir 27(5): 471

280. Tscherne H (1968) Die stabile Osteosynthese bei Kniescheibenbrüchen. Zentralbl Chir 93(37): 1276–1281

281. Uhde CWF (1878) Fractura patellae, Eisendrahtnaht. Dtsch Med Wochenschr 4(17): 215–217

282. Vallus M (1900) Traitement des fractures de la rotule par la suture de la capsule. (Revue de Chir. 1899(10)) Zentralbl Chir 27(5): 136

283. Vidal J (1983) External Fixation. Yesterday, today, and tomorrow. Clin Orthop 180: 7–14

284. Villiger KJ (1970) Partielle Patellektomie. Chirurg 41: 236–237

285. Volkmann R (1868) Virchow und Hirschs Jahresbericht für 1868 2: 364

286. Volkmann R (1877) In: Heine (1877) Über die operative Behandlung der Pseudarthrose. 6. Kongreß der Gesellschaft für Chirurgie. Verh Dtsch Ges Chir 1: 134

287. Volkmann R (1880) Die Sehnennaht bei Querbrüchen der Kniescheibe. Zentralbl Chir 7: 385–388

288. Wachsmuth W (1956) Die Operationen an den unteren Extremitäten. In: Kirschner M (Hrsg) Allgemeine und spezielle Operationslehre, BdX/2. Springer, Berlin Göttingen Heidelberg, S 288–291

289. Wagner V (1887) Ueber Massagebehandlung querer subcutaner Patellarfracturen. Wien Med Presse 35: 1199–1201

290. Wagner W (1886) Chirurgische Mittheilungen. (Breslauer Ärztl Z 2 u. 3) Zentralbl Chir S. 724

291. Wahl M (1883) Naht einer Patellafraktur. Dtsch Med Wochenschr 18: 262–265; 19: 281–284; 20: 297–299

292. Walther W, Jaeger M, Radius J (1838) Handwörterbuch der gesamten Chirurgie und Augenheilkunde, Bd3. Weygand, Leipzig, S 329–339

293. Ward E (1883) Cases of Fracture of the Patella Treated by Suture. Br Med J 1: 1118

294. Weber BG (1964) Grundlagen und Möglichkeiten der Zuggurtungsosteosynthese. Chirurg 35(2): 81–86

295. Weber BG, Vasey H (1963) Osteosynthese bei Olekranonfrakturen. Z Unfallmed Berufskr 56: 108–113

296. Weber MJ, Sanecki CJ, McLeod P, Nelson CL, Thompson SA (1980) Efficacy of Various Forms of Fixation of Transverse Fractures of the Patella. J Bone Joint Surg (Am) 62(2): 215–220

297. Weigmann RM (1989) Friedrich Pauwels – Leben und Werk Med. Dissertation, Med. Fakultät der TH Aachen

298. Wenzl H, Krüger P (1971) Transossäre Drahtnaht und Zuggurtung: Ideale Osteosynthese der Patellafraktur. Monatsschr Unfallheilkd 74: 169–175

299. Wilms M (1919) Die Verletzungen der Knochen und Gelenke der Extremität In: Wullstein L, Wilms M (Hrsg) Lehrbuch der Chirurgie, 6. Aufl, Bd 3. Fischer, Jena S 312–316

300. Winkelbauer A (1930) Die Operation an den Knochen und Gelenken. In: Kirschner M (Hrsg) Die Chirurgie Urban & Schwarzenberg, Berlin, Bd 2/2. S 1975–1978

301. Wissing JC, Werken C (1991) Die Zuggurtungsosteosynthese aus resorbierbarem Material. Unfall-chirurg 94: 45–46
302. Witt AN, Rettig H, Schlegel KF (1985) Orthopädie in Praxis und Klinik, 2. Aufl. Thieme, Stuttgart
303. Wolff J (1891) Über ein neues Operationsverfahren bei veraltetem, mit Diastase geheiltem Quer-bruch der Patella. Dtsch Med Wochenschr 20: 682–683
304. Wolff J (1901) Zur Behandlung der Patellabrüche. Münch Med Wochenschr 1: 765
305. Ziegler J-P, Regazzoni P (1991) Behandlungsresultate nach Patellafrakturen. Helv Chir Acta 58: 949–952
306. Ziegner H (1922) Vademekum der speziellen Chirurgie und Orthopädie für Ärzte, 8. Aufl. Vogel, Leipzig, S 34–35
307. Zieren HU, Holzmüller WA, Rosenberger J, Rehm KE (1991) Sind Patellazuggurtungen mit resor-bierbaren Materialien möglich? Unfallchirurg 94: 634–639
308. Zilch H (1990) Kniegelenk In: Häring R, Zilch H (Hrsg.) Diagnose und Differentialdiagnose in der Chirurgie. VCH, Weinheim, S 241–243
309. Zimmermann LM, Veith I (1967) Great ideas in the history of surgery. Dover, New York

Biographische Nachschlagewerke, Bibliographien

Baillie L (Hrsg) (1993) American Biographical Index Bd 1–4. Saur, London Melbourne München New York

Bank D, Esposito A (Hrsg) (1990) British Biographical Index Bd 1–4. Saur, London Melbourne München New York

Bayle ALJ, Thillaye A (1885) Biographie médicale par ordre chronologique d'apres D. Leclerc, vols 1–2. Paris, (Reprint: BM Israel, Amsterdam 1967)

Bibliography of the History of Medicine/ National Library of Medicine (1990) Number 25 (1985–1989) Bethesda, Md.: U.S. Dept. of Health, Education and Welfare, Public Health Service, Washington, D.C.

Comrie JD (1932) History of scottish medicine, 2nd edn, vols 1–2. Baillière, Tindall & Cox, London

Degner HAL (1928) Unsere Zeitgenossen – Wer ist's? Degener, Berlin

Dwyer H, Dwyer B (Hrsg) (1993) Index Biographique Français, Bd 1–2. Saur, London Melbourne München New York

D'Amat R, Limouzin-Lamothe R (1967) Dictionnaire de Biographie Française, Bd 11. Librairie Letouzey et Ané, Paris

Fischer I (Hrsg) (1962) Biographisches Lexikon der hervorragenden Ärzte der letzten fünfzig Jahre 2. Und 3. unveränd. Aufl, Bd 1–2. Urban & Schwarzenberg, München Berlin

Haberling W, Vierodt H (1962) Biographisches Lexikon der hervorragenden Ärzte aller Zeiten und Völker. Urban & Schwarzenberg, München Berlin, (Ergänzungsband zu [105])

Helfer O, Kaboth B (1968) Männer der Medizin-Illustrierte, Kurzbiographien. De Gruyter, Berlin

Hirsch A (Hrsg) (1962) Biographisches Lexikon der hervorragenden Ärzte aller Zeiten und Völker unveränd. Aufl, Bd 1–5. Urban & Schwarzenberg, München Berlin

Index catalogue of the library of the surgeon-generals office, U.S. Army, First Series (1881), Second Series (1896), Third Series (1918), Fourth Series (1936), Government Printing Office, Washington, D.C.

Johnson A (Hrsg) (1928–1936) Dictionary of American Biography, vols 1–20. Scribner s Sons, New York

Junghanns H (Hrsg) (1980) Chirurgenverzeichnis im Einvernehmen mit der Dt. Ges. für Chirurgie, 6. Aufl. Springer, Berlin Heidelberg New York

Killian H (1980) Meister der Chirurgie und die Chirurgieschulen im gesamten deutschen Sprachraum, 2. neubearb. Aufl. Thieme, Stuttgart

Koch H-A, Gorzny W (Hrsg) (1986) Deutscher biographischer Index Bd 1–4. Saur, München London New York Oxford (bearb. von Koch H-A, Koch U, Koller A)

Molhuysen PC, Blok PJ, Kossmann F (1930) Nieuw Nederlandsch biografsch woordenboek, Bd 1–10. Sijthoffs Uitgevers-Maatjchappij, Leiden

Oberschelp R (Hrsg) (1983) Gesamtverzeichnis des deutschsprachigen Schrifttums (GV) 1911–1965, bearb. unter der Leitung von Gorzny W, Microfiche-Ausgabe. Saur, München, 150 vols on 400 diazofiches in 1 cardboard

Oberschelp R (Hrsg) (1986) Gesamtverzeichnis des deutschsprachigen Schrifttums (GV) 1700–1910, bearb. unter der Leitung von Schmuck H, Gorzny W, Microfiche-Ausgabe. Saur, München, 160 vols on 795 diazofiches in 2 cardboards

Pagel J (Hrsg) (1901) Biographisches Lexikon hervorragender Ärzte des 19. Jahrhunderts. Urban & Schwarzenberg, Berlin Wien (Reprint d. Original-Ausgabe – Leipzig, Zentralantiquariat der DDR 1989)

Portrait Catalog of the Library of the New York Academy of Medicine (1960), vols 1–5. Hall Boston

Prevost M, D'Amat R, Morembert H (1979) Dictionnaire de Biographie Française, vol 14. Librairie Letouzey et Ané, Paris

Prevost M, D'Amat R, Morembert H (1994) Dictionnaire de Biographie Française, vol 18. Librairie Letouzey et Ané, Paris

Sournia J-C, Poulet J, Martiny M (1980) Illustrierte Geschichte der Medizin, vols 1–9. Andreas & Andreas, Salzburg (aus dem Französischen übertragen v. M. Hesse)
Subject catalogue of the History of Medicine (1980) Wellcome Institute for the History of Medicine and Related Sciences, Biographical Section, vols 14–18. Kraus-Thomson, London
Weigmann RM (1989) Friedrich Pauwels – Leben und Werk. Med. Dissertation, Med. Fakultät der TH Aachen

Danksagung

Herrn Professor K.H. Jungbluth danken wir für seine Ermunterung, gewachsene Methoden in der Medizin nicht aus dem Auge zu verlieren und Neuigkeiten kritisch auf ihre Originalität zu überprüfen.

Frau Professor U. Weisser, Institut für Geschichte der Medizin, Universität Hamburg hat das Manuskripts intensiv durchgearbeitet. Ihre umfassende konstruktive Kritik war uns eine große Hilfe bei der Fertigstellung dieser Arbeit.

Dank gilt auch Herrn Dr. U. Thorns aus der Abteilung für Anatomie der Medizinischen Hochschule Hannover.

Herr Prof. B. Kummer, Zentrum für Anatomie an der Universität Köln, ein enger Mitarbeiter Pauwels, hat die Arbeit freundlicherweise hinsichtlich der biomechanischen Aspekte durchgesehen und viele persönliche Anmerkungen beigetragen.

Für die finanzielle Förderung der Veröffentlichung bedanken wir uns bei Aesculap, Tuttlingen; DePuy, Sulzbach; Howmedica-Leibinger, Freiburg; Howmedica, Kiel; Johnson&Johnson, Codman, Hamburg; Krauth und Timmermann, Hamburg; Link, Hamburg; Synthes, Bochum.

Für schriftliche und mündliche Auskünfte, Übersetzung lateinischer Texte und die Zurverfügungstellung von Literatur danken wir besonders:

Herrn Dr. W. Baumann, Aachen; Herrn Prof. F. Behrens, New Jersey Medical School, Newark, USA; Herrn Dr. U. Benzenhöfer, Institut für Geschichte der Medizin, Medizinische Hochschule Hannover; Frau Dr. F. von Ey, Paris; Herrn Dr. P. Maquet, Ywaille, Belgien; Herrn Dr. A. Müller, Hannover; Herrn Prof. Perren, AO International, Davos; Herrn Dr. R. Treptow, Gifhorn; Herrn Prof. J. Vidal, Montpellier; Frau Dr. R.-M. Weigmann, Aachen.

Den geduldigen Mitarbeitern folgender Bibliotheken sind wir zu aufrichtigem Dank verpflichtet:

1. Ärztekammer Hamburg, Bibliothek des Ärztlichen Vereins, Von-Melle-Park 3, Hamburg
2. Bayerische Staatsbibliothek, Ludwigstr. 16, München
3. Bibliothèque nationale, 58, rue Richelieu, 75084 Paris
4. Herzog-August-Bibliothek, Lessingplatz 1, Wolfenbüttel
5. Medizinische Hochschule Hannover, Hochschulbibliothek, Konstanty-Gutschow-Str. 8, Hannover
6. National Library of Medicine, 8600 Rockville Pike, Bethesda, MD 20894

7. New York Public Library, 111 Amsterdam Av., New York, NY 10023
8. New York University, Library, Washington Square S, New York, NY 10012-1091
9. Niedersächsische Landesbibliothek, Waterloostr. 8, Hannover
10. Niedersächsische Staats- und Universitätsbibliothek, Platz der Göttinger Sieben 1, Göttingen
11. Royal College of Physicians and Surgeons, 234 Saint Vincent St., Glasgow G25RJ
12. Senckenbergische Bibliothek, Universitätsbibliothek für Naturwissenschaften und alte Medizin, Bockenheimer Landstr. 134-138, Frankfurt
13. Technische Universität Braunschweig, Universitätsbibliothek, Pockelstr. 13, Braunschweig
14. Universität Ulm, Universitätsbibliothek, Schloßbau 38, Ulm
15. Universitätskrankenhaus Eppendorf, Ärztliche Zentralbibliothek, Martinistr. 52, Hamburg
16. Université de Lyon, Bibliothèque Universitaire, Section santé, 8, av Rockefeller, 69373 Lyon
17. University of California-San Francisco, Library, Parnassus Av., San Francisco, CA 94143
18. University of Edinburgh, Erskine Medical Library, George Sq., Edinburgh EH89XE
19. Zentralbibliothek der Medizin, Zentrale medizinische Fachbibliothek für Deutschland, Joseph Stelzmann-Str. 9, Köln

Personenverzeichnis

Mikulicz-Radecki, Johann von (1850–1905), Professor für Chirurgie, Krakau, Königsberg, Breslau
Mörl, Franz (*1899), Professor für Chirurgie, Halle
Mosengeil, Carl von (1840–1900), Extraordinarius für Chirurgie, Bonn
Mosetig-Moorhof, Albert von (1831–1907), Professor für Chirurgie, Wien
Müller, Maurice Edmond (*1918), Professor für Chirurgie, Orthopäde, Bern, Begründer der Arbeitsge-
    meinschaft für Osteosynthesefragen

Nordmann, Otto (1878–1946), Professor für Chirurgie, Berlin
Nußbaum, Johann Nepomuk (1829–1890), Chirurg, München

Orator, Viktor (1894–1954), Professor für Chirurgie, Wien

Paré, Ambroise (ca. 1510–1590), „Vater der französischen Chirurgie"
Pasteur, Louis (1822–1895), Bakteriologe, Professor für Chemie und Physik, Paris
Patteson, Robert Glasgow (1862–1900), Chirurg, Dublin, London
Pauwels, Friedrich (1885–1980), Professor für Orthopädie, Aachen
Payr, Erwin (1871–1946), Professor für Chirurgie, Greifswald, Leipzig
Phemister, Dallas Burton (1882–1951), Professor für Chirurgie, Chicago
Pibrac, Gilles Bertrand P. (1693–1771), Chirurg, Paris
Pozzi, Samuel-Jean (1846–1918), Chirurg und Gynäkologe, Paris
Purmann, Matthäus Gottfried (1648–1721), bedeutender deutscher Chirurg seiner Zeit

Quénu, Edouard-André-Victor-Alfred (1852–1933), Professor der chirurgischen Pathologie und der kli-
    nischen Chirurgie, Paris

Rehn, Eduard (1880–1972), Professor für Chirurgie, Jena, Düsseldorf, Bonn, Freiburg
Reichel, Paul (1859–1934), Chirurg, Chemnitz
Riedel, Bernhard (1846–1916), Professor für Chirurgie, Aachen, Jena
Roberts, John Bingham (1852–1924), Professor für Chirurgie und Anatomie, Philadelphia
Robson, Arthur William Mayo (*1853), Professor für Chirurgie, Leeds
Rose, Edmund (1836–1914), Professor für Chirurgie, Berlin
Rosenbach, Julius Friedrich (1842–1923), Professor für Chirurgie, Göttingen
Rostock, Paul (1892–1956), Professor für Chirurgie, Berlin

Schede, Max (1844–1902), Professor für Chirurgie, Hamburg, Bonn
Schimmelbusch, Curt (1860–1895), Assistent bei Bardenheuer, Köln und Bergman, Berlin, experimen-
    teller Begründer der aseptischen Wundbehandlung
Schönbauer, Leopold (1888–1963), Professor für Chirurgie, Wien
Schuchardt, Karl A. (1856–1901), Professor für Chirurgie, Stettin, Breslau
Schultze, Ferdinand (1859–1924), Chirurg, Duisburg
Semmelweis, Ignaz (1818–1865), Gynäkologe, Wien, Budapest
Severino, Marco Aurelio (1580–1656), Professor für Medizin, Chirurgie und Anatomie, Neapel
Simpson, William Kelly (1855–1914), Professor für Chirurgie, New York
Smith, Henry (1823–1894), Professor für Chirurgie, London
Sonnenburg, Eduard (1848–1915), Professor für Chirurgie, Berlin
Sonntag, Erich (*1881), Professor für Chirurgie, Leipzig
Soranos von Ephesos, griechischer Arzt der 1. Hälfte des 2. Jahrhunderts n.Chr., bedeutende Arbeiten
    zur Pathologie und Gynäkologie
Spence, James (1812–1882), Professor für Chirurgie, Edinburgh
Stankiewicz, Wladyslaw (1838–1929), Chirurg, Warschau
Stark, Johann Christian II. (1769–1837), Professor für Chirurgie und Geburtshilfe, Jena
Steinmann, Fritz (1872–1932), Professor für Chirurgie, Bern
Stimson, Lewis Atterbury (1844–1917), Professor für Chirurgie, New York

Theden, Johann Christian Anton (1714–1797), 1. königlicher Generalchirurg, Berlin
Thiem, Carl (1850–1917), Professor für Chirurgie, Gynäkologe, Cottbus
Thiersch, Karl (1822–1895), Professor für Chirurgie, Erlangen, München, Leipzig
Tilanus, Christian Bernhard (1796–1883), Professor für Chirurgie, Amsterdam
Tillmann, Hermann (1844–1927), Professor für Chirurgie, Leipzig
Trélat, Ulysse (1828–1890), Professor für Chirurgie, Paris
Trendelenburg, Friedrich (1844–1924), Professor für Chirurgie, Rostock, Bonn, Leipzig
Treves, Frederick (1853–1923), Professor für Chirurgie, London

Uhde, Karl Wilhelm Ferdinand (*1813), Chirurg, Braunschweig

Verneuil, Aristide Auguste Stanislas (*1823), Chirurg, Paris
Volkmann, Richard von (1830–1889), Professor für Chirurgie, Halle

Wachsmuth, Werner (*1900) Professor für Chirurgie, Würzburg
Wahl, Moritz (*1835), Chirurg, Essen
Willenegger, Hans (*1910), Professor für Chirurgie, Bern, Mitbegründer der AO
Winkelbauer, Adolf (1890–1943), Professor für Chirurgie, Graz
Witzel, Friedrich O. (1859–1925), Professor für Chirurgie, Düsseldorf
Wolf, Julius (1836–1902), orthopädischer Chirurg, Berlin
Wullstein, Ludwig (1864–1930), Professor für Chirurgie, Halle

Zander, Gustav Wilhelm (1835–1920), Begründer der schwedischen Heilgymnastik

Sachverzeichnis

Springer
und
Umwelt

Als internationaler wissenschaftlicher Verlag sind wir uns unserer besonderen Verpflichtung der Umwelt gegenüber bewußt und beziehen umweltorientierte Grundsätze in Unternehmensentscheidungen mit ein. Von unseren Geschäftspartnern (Druckereien, Papierfabriken, Verpackungsherstellern usw.) verlangen wir, daß sie sowohl beim Herstellungsprozess selbst als auch beim Einsatz der zur Verwendung kommenden Materialien ökologische Gesichtspunkte berücksichtigen. Das für dieses Buch verwendete Papier ist aus chlorfrei bzw. chlorarm hergestelltem Zellstoff gefertigt und im pH-Wert neutral.

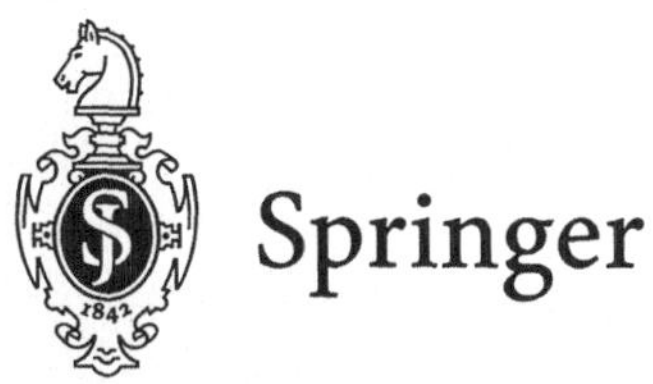